한눈에 보는
이비인후과학
두경부외과학

Ear, Nose and Throat and Head and Neck Surgery AN ILLUSTRATED COLOR TEXT THIRD EDITION

저자

R. S. DHILLON FRCS
Hon. Professor, Middlesex University, London
Consultant ENT, Head and Neck Surgeon
Northwick Park Hospital and Clinical Research Centre
Middlesex, London, UK

C. A. EAST FRCS
Consultant ENT, Head and Neck Surgeon
The Royal National Throat, Nose and Ear Hospital
Institute of Laryngology and Otology
The Royal Free Hampstead NHS Trust, London, UK

역자

서울대학교 의과대학 이비인후과 교수 이 재 서

한눈에 보는 이비인후과학 · 두경부외과학

Ear, Nose and Throat and Head and Neck Surgery

AN ILLUSTRATED COLOUR TEXT 3rd Edition

첫째판 1쇄 인쇄 | 2010년 4월 15일
첫째판 1쇄 발행 | 2010년 4월 22일

지 은 이 R. S. Dhillon, C. A. East
옮 긴 이 이재서
발 행 인 장주연
편집디자인 이해인
표지디자인 이지선
발 행 처 군자출판사
등 록 제 4-139호(1991. 6. 24)

본 사 (110-717) 서울특별시 종로구 인의동 112-1 동원회관 BD 6층
Tel. (02) 762-9194/5 Fax. (02) 764-0209
대 구 지 점 Tel. (053) 428-2748 Fax. (053) 428-2749
광 주 지 점 Tel. (062) 228-0252 Fax. (062) 228-0251
부 산 지 점 Tel. (051) 893-8989 Fax. (051) 893-8986

This edition of ***Ear, Nose and Throat and Head and Neck Surgery-An Illustrated Colour Text 3rd Edition*** by **R. S. Dhillon, C. A. East** is published by arrangement with Elsevier Limited.

Original Edition ISBN : 978-0-443-07311-3
Translated Edition ISBN : 978-89-6278-241-7
Publication Date in Korea : 2010.04.22

Translated by KoonJa Publishing Inc.
Printed in Korea

www.koonja.co.kr

* 파본은 교환하여 드립니다.
* 검인은 저자와의 합의로 생략합니다.

ISBN 978-89-6278-241-7

정가 23,000원

역자

이 재 서

학 력

1986. 2 : 서울대학교 의과대학 졸업
1997. 2 : 서울대학교 의학박사

경 력

1990. 5 ~ 1994. 2 : 서울대학교 병원 이비인후과 전공의(레지던트)
1995. 3 ~ 현재 : 서울대학교 의과대학 이비인후과 교수
1996. 12 ~ 1997. 2 : 일본 미에대학 visiting scholar
2000. 3 ~ 2002. 2 : UCSD visiting scholar

수 상

1997. 4 : 미국 비과학회 Cottle's Award(최우수상)
1997. 10 : 대한이비인후과학회 석당학술상
2008. 3 : 대한비과학회 최우수학술상

학회활동

2002. 11 ~ 2009. 2 : 대한 비과학회 이사
2003. 11 ~ 2007. 11 : 대한 천식 및 알레르기학회 이사
2008. 1 ~ 2009. 12 : 대한이비인후과학회 총무이사
2009. 11 ~ 현재 : 대한수면학회 부회장
2013 : 세계이비인후과학회 조직위원회, Co-chair of Scientific Committee,
Ad-Hoc of Rhinology, Allergy, and Facial Plastic

2013 세계이비인후과학회 : 조직위원
Co-chair of Scientific Committee,
Ad-Hoc of Rhinology, Allergy, and Facial Plastic Surgery

학술지 편집위원 : Clinical and Experimental Otorhinolaryngology;
Allergy, Asthma & Immunology Research

차례

이과

기초 개념

해부와 생리

구조적으로 귀는 외이, 중이, 내이 세 부분으로 나뉜다(그림 1).

외이

외이는 이개, 외이도, 고막으로 이루어진다. 외이도의 바깥 부분은 연골, 안쪽은 뼈로 이루어져 있고 모두 피부로 덮여있다. 바깥 부분의 피부에는 모낭과 피지샘이 존재하나 안쪽 깊은 부위의 피부에는 이러한 구조가 발달되어 있지 않다. 외이도 피부는 안쪽 깊은 부위에서 바깥쪽으로 이동하는데 뼈-연골 이행 부위에 도달해서야 비로소 상피가 탈락하게 된다. 이러한 정상 구조는 면봉의 과도한 사용으로 인해 방해받게 된다. 고막은 중이의 상태를 확인하는 창의 역할을 하며 이완부와 긴장부로 구성된다. 고막의 주요 표지자는 추골병이다(그림 2).

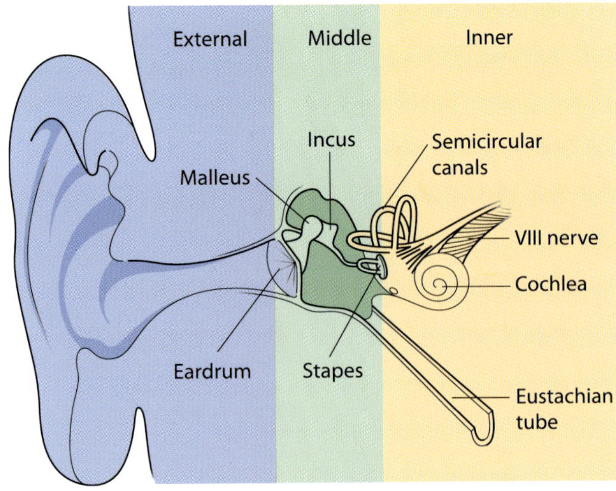

그림 1. **귀의 해부학.** 귀는 외이, 중이, 내이로 나누어 진다.

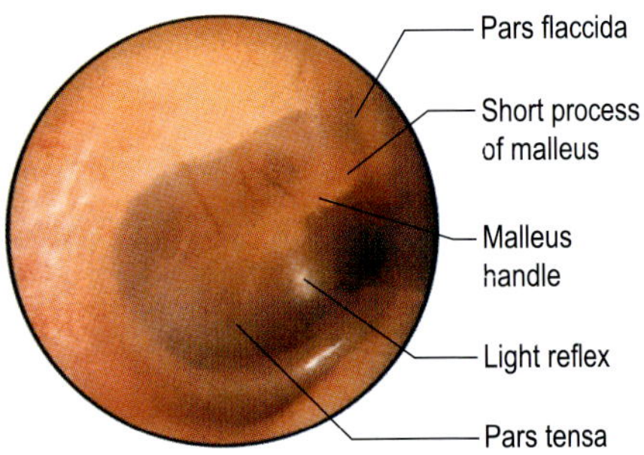

그림 2. **정상 고막.**

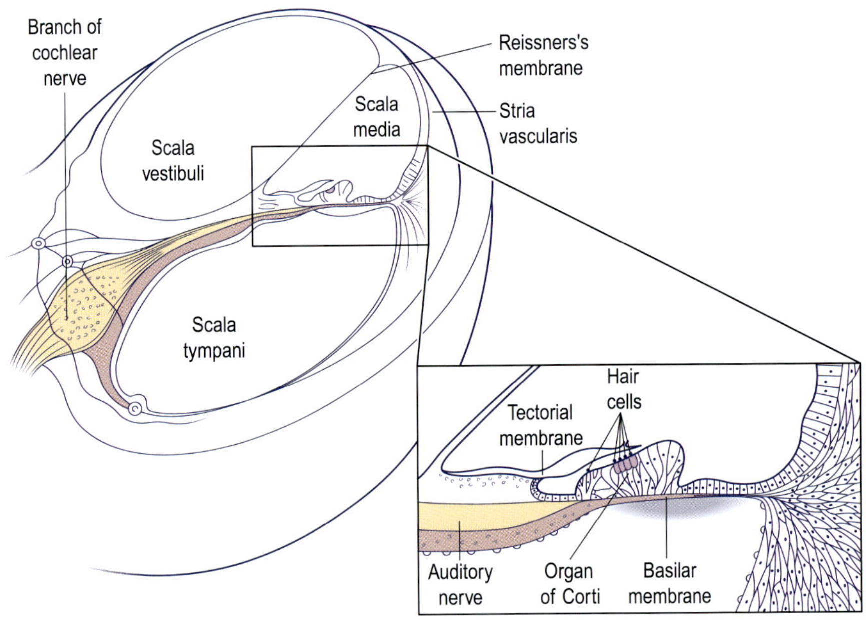

그림 3. **달팽이관의 단면.** 코르티기관 내의 유모세포는 소리의 기계적 에너지를 전기자극으로 바꾸어 준다.

중이

중이는 이관을 통하여 비인두와 연결되어 있는 공기가 채워진 공간이다. 중이는 외부의 공기 매체를 통하여 들어온 소리에너지가 와우 내의 액체 매체로 효과적으로 전달될 수 있도록 하는 저항 조율 기구로의 역할을 한다. 유양 함기세포를 포함한 중이 공간은 측두엽, 소뇌, 경정맥구, 내이 미로와 밀접하게 연관되어 있다. 중이내에는 소리자극에 의한 고막의 진동을 와우 내로 연결하는 역할을 하는 3개의 이소골이 있다. 또한 두 개의 근육과 안면신경이 지나간다.

내이

내이는 와우, 전정, 반고리관으로 구성된 막미로와 이를 둘러싼 골미로로 구성되어 있다. 막미로는 외림프로 둘러싸여 있고 등골 족판과 정원창 막에 의해 중이와 분리되어 있다. 막미로 자체는 내림프로 채워져 있으며, 와우는 청력에 관련된 기관으로 청신경으로 뇌간과 연결되어 있다.

정상적인 청력은 이소골을 통해 고막으로부터 와우로 전달되는 소리자극의 정도에 달려 있다. 와우 내의 기저막의 전위와 유모세포의 움직임이 8번 신경에 조직화된 전기적인 전위차를 만들고 이것은 대뇌 피질에서 소리로 인지된다. 전정과 반고리관은 말초 평형기관을 형성한다. 이들은 소뇌, 눈과 연결되어 자세를 유지하고 적절한 전정안구반사운동을 유발한다.

증상 및 증후

증상

귀 증상에 대한 병력 청취는 간단하되 철저히 해야 한다. 표 1에는 반드시 확인해야 할 중요 사항에 대한 가이드라인이 제시되어 있다. 자세한 이과적 증상들은 뒤에 자세히 논의 될 것이지만, 주요 증상을 확인하고 측별 구분을 하는 것이 중요하다.

증후

적절한 조명 없이는 만족할 만한 검진을 수행하기 어렵다. 건전지에 의해 적절한 빛이 외이도로 조명되는 공기이경검사는 보다 밝은 시야에서 고막의 운동성을 검사할 수 있다

표 1. 이과적 증상의 병력청취의 핵심	
귀증상	**코증상**
난청 – 발병시기, 진행속도	비폐색, 비루 등
이통	**약물복용력**
이루	이독성 약물(예. 아미노글리코사이드 항생제)
이명	
평형기능장애	**가족력**
	난청
소음 노출 병력	
이전의 귀 수술 유무	

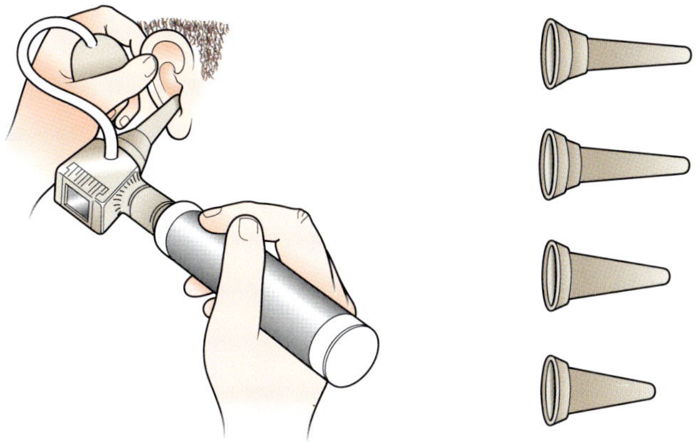

그림 4. **이경의 삽입.** 이경은 연필처럼 잡고 이개를 후상방으로 당기며 관찰한다.

(그림 4). 이개에 반흔, 상처 등이 있는지 살펴본다. 이경을 삽입하기 전에 이개를 후 상방으로 당겨 외이도가 수직이 되게 한다(그림 4).

고막을 관찰하기 전에 먼저 외이도의 상태를 살핀다. 외이도를 막은 상태로 공기이경에 부착된 공기 주머니로 가볍게 외이도에 압력을 주입하면 중이가 공기로 차있는 정상상태에서는 고막의 움직임을 관찰할 수 있다. 이것은 고막이 천공되었는지 아니면 얇고 투명한 막으로 되어있는지를 감별하는데 도움이 된다. 비인두에 있는 이관의 입구를 관찰하는 것을 포함하여 완전한 검사가 되도록 한다.

청력의 임상적 검사

난청이라는 수치스러움과 잠재적 난청에 대한 부정적 시각을 극복하기 위해 환자에게 호의적인 접근이 필요하다. 청력을 알기 위해 검사하는 속삭임소리와 음성 검사는 조용한 방에서 환자 옆에 음압측정장치를 둔 채 귀 옆에서 시행해야만 의미가 있고 아래의 음차 검사가 더 유용하다.

음차 검사

음차 검사는 전도성 난청과 감각신경성난청을 구분하는 검사이나 소아에서는 제한이 있다. 보통 512 Hz 음차를 사용하여 슬개골이나 팔꿈치에 가볍게 부딪혀 진동시킨다.

린네 검사

린네 검사는 골도 검사 와 기도 검사로 구성된다. 검사자는 음차를 가볍게 진동시킨 후 외이도 가까이 가져갔다가 유양 돌기 부위로 옮겨 간다. 그림 5에서와 같이 피검사자는 어느 곳의 음차의 소리가 더욱 크게 들리는지 말한다.

소리는 정상적으로 공기전도가 골전도 보다 좋다(린네 양성). 외이도 질환이나 전음성 난청이 있을 경우 반대로 된다(린네 음성).

웨버 검사

웨버 검사는 린네 검사 보다 민감하다. 음차를 이마에 대고 소리가 양측 귀로 전달되게 한다. 전음성 난청이 있는 귀에서 더욱 크게 들린다. 감각 신경성 난청이 있는 귀는 반대측 귀에서 크게 들린다. 그림 5에서 보듯이 음차 검사 해석을 통하여 난청의 종류를 알 수 있다. 위음성 린네 반응을 피하기 위해 반대측 귀를 차폐를 한다.

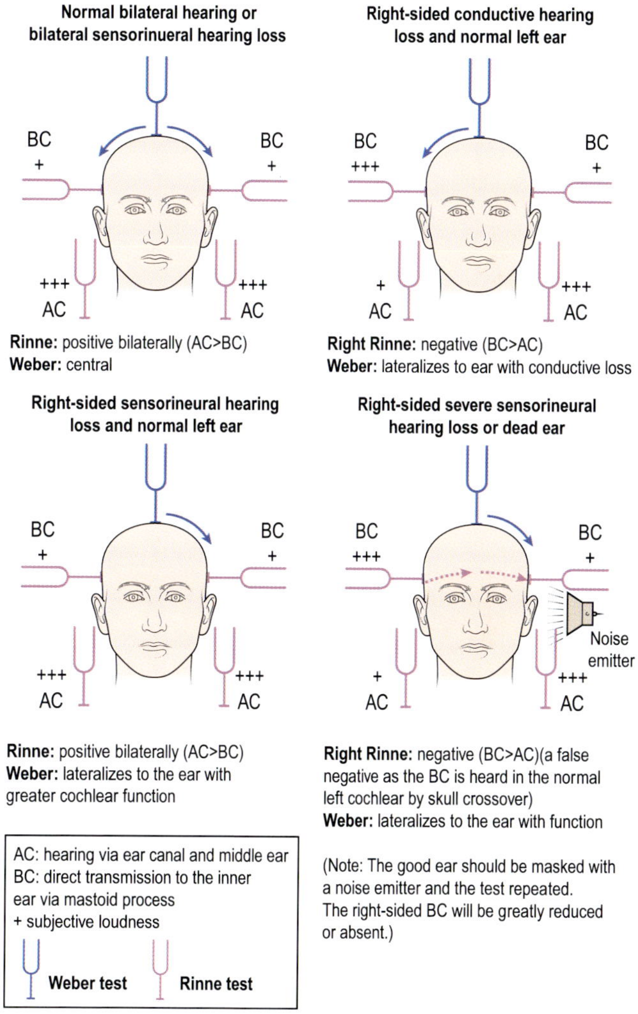

그림 5. **음차검사의 판독.** 외이도를 귀지가 막고 있는 경우에는 의미가 없다.

핵심 포인트

- 환자의 이과적 증상을 정확히 청취한다.
- 비인두 병변이 이차적 이과 질환을 유발할 수 있으므로, 이 부위를 항상 검진한다.
- 심한 일측성 감각신경성 난청이 있는 경우 린네 위음성이 나올 수 있음을 숙지한다.
- 사이(死耳, dead ear)는 모든 수술 전에 미리 인지되어야 한다.

청력 검사와 전정기능 검사, 방사선 검사

청력 검사기기가 개발되기 전까지 청력은 전적으로 검사자의 음성과 음차를 이용하여 검사하였다. 근래의 청력 검사는 고도의 정밀한 전자 청력 장비를 가지고 방음실에서 시행한다. 모든 검사는 환자의 협조를 필요로 한다. 환자의 반응을 필요로 하는 검사를 주관적인 검사라고 하며 그렇지 않은 검사를 객관적 검사라고 한다.

청력 검사

주관적 검사

순음 청력 검사는 청력 수치를 기록하는 표준적인 수단으로 헤드폰을 사용하여 양측 귀의 기도 청력과 골도 청력을 각각 검사한다. 결과는 그래프로 표현하게 되며 0 dB은 젊은 성인에서 평균 정상 기준치이다(그림 1).

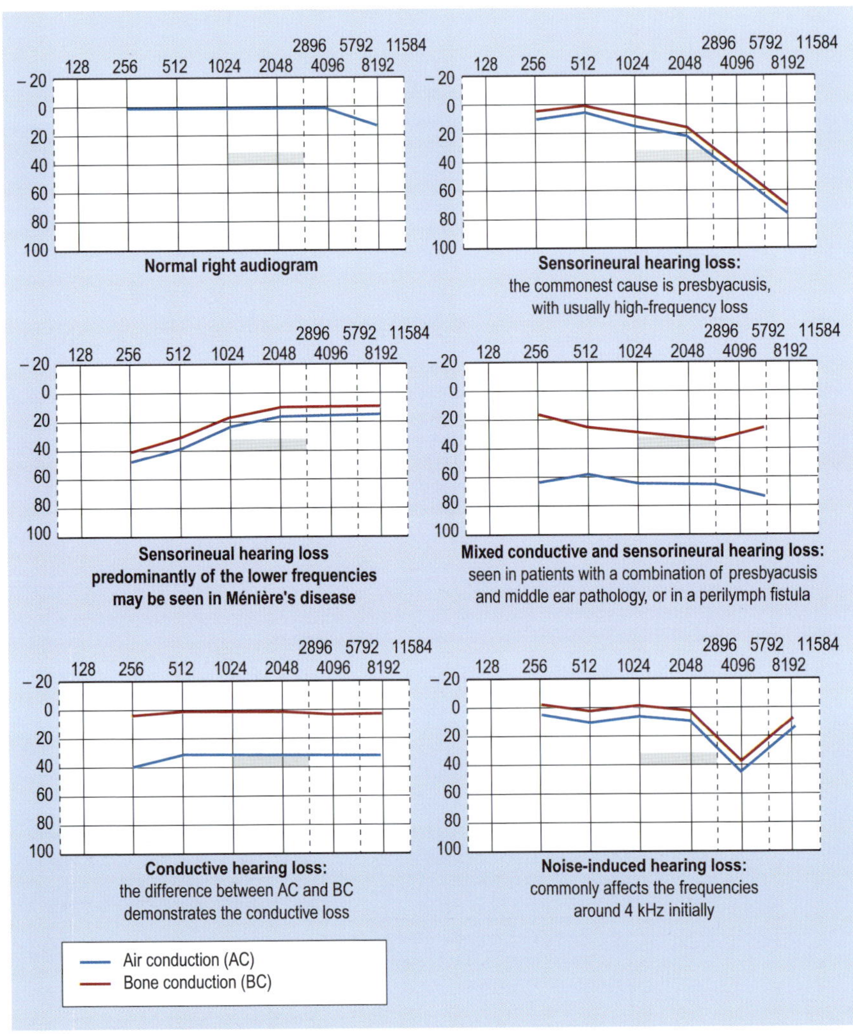

그림 1. **우측귀의 전형적인 순음청력도.** 청력의 정도는 수직축에 표시되며 주파수(Hz)는 수평축에 표시된다. 기도 청력검사는 헤드폰을 이용하여 측정하며 골도 청력검사는 유양돌기에 골진동기를 부착하여 측정한다.

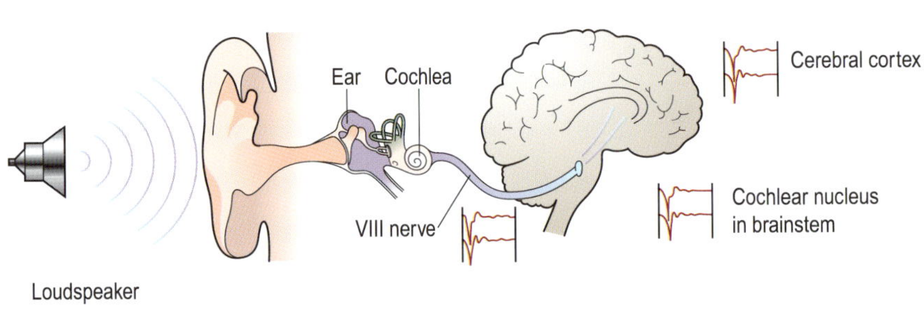

그림 2. 소리자극에 의해 유발된 반응이 청각전도경로의 특정위치(예. 청신경, 뇌간, 대뇌피질)에서 반응하는 것을 측정할 수 있다.

어음 청력 검사는 좀더 정교한 검사로 발성학적으로 비슷한 단어들을 여러 소리 강도로 들려주고 정확한 답의 개수를 퍼센트로 표현하는 것이다. 이검사는 보청기 검사시에 유용하다.

객관적 검사

임피던스 청력 검사는 중이내 질환을 진단하고 감각신경성 난청을 검사하는데 있어 매우 유용하다. 외이도에 다양한 압력을 준 후, 반사 되는 소리의 강도로 고막의 순응도를 계산한다. 이것은 소아에서 중이 삼출물 여부와 이관 기능을 평가하는 선별 검사로 유용하다. 또한 중이내 음 전달 과정의 이상이나 등골근 반사를 측정하는 데에도 유용하다.

뇌간 청성 유발반응검사는 와우에 소리 자극을 주고 8번 신경과 뇌간, 청각 피질에서 유발된 전위를 피부 도자에서 기록하는 또 다른 객관적인 검사이다. 이 검사는 아기, 장애인, 또는 꾀병을 부리는 환자에서 객관적 청력을 측정하고자 할 때 유용하다. 이음향 방사는 신생아 감각 신경성 난청의 선별검사에서 유용하다.

소아에서 청력 측정하기

출생 시부터 6개월까지의 유아에겐 뇌간 청성 유발반응검사가 가장 표준적인 청력 검사이다. 6개월부터 18개월까지의 소아는 소음이 있는 쪽으로 돌아볼 수 있는데 이런 놀람 반응 검사는 모든 소아에게 시행되는 기초적 선별검사이다. 2세부터는 주변 환경음을 이용한 다양한 조건 또는 협조 검사를 시행 할 수 있으며 3-4세 이후엔 헤드폰을 사용하여 각각의 귀를 독립적으로 검사할 수 있다.

전정 기능 검사

전정 기관은 난형낭, 구형낭과 반고리관으로 이루어져 있다. 각각의 전정기관은 머리의 위치, 각속도 및 선속도에 관한 정보를 뇌로 전달한다. 이러한 정보는 관절, 근, 피부, 안구로부터 입력되는 일반적 고유 수용 감각 중의 하나이다. 평형 이상은 이러한 고유 수용체로부터 비정상적인 정보의 입력으로 인한 결과이거나 또는 탈수초화나 허혈로 인한 중추 신경과의 연결 이상으로 발생한다. 편측 미로의 파괴나 자극은 안진, 움직인다는 착각(어지러움증), 오심을 유발한다. 말초 전정병증과 관련된 안진은 주기적으로 빠른 성분과 느린 성분을 가진 수평성의 안진이며 일반적으로 안진의 방향은 빠른 성분을 의미한다. 수평성의 방향이 아닌 안진은 중추성 전정 질환과 관련되어 있다.

검사

말초 전정 기관의 기능을 알아 보는 검사에는 여러 종류가 있다.

- 두위 검사(positional test)
- 누공 검사(fistula test)
- 냉온 자극 검사(caloric test)
- 회전 검사 및 전기 안진도 검사 (rotation and electronystagmography)
- 동적자세 검사

두위 검사

수평 의자에 똑바로 앉은 자세에서 환자의 머리를 한 방향으로 돌린 상태로 수평선보다 아래로 머리가 떨어지도록 상체를 수평하게 눕힌다(그림 3). 현훈이 시작하는 시기와 안진을 관찰한다. 안진이 관찰된다면 안진이 멈춘 후에 다시 상체를 올려야 한다. 각 방향에서 시행하며 중추성과 말초성 병변을 구분하는데 도움을 줄 수 있다.

누공 검사

현훈이 있는 환자에서 이경 검사상 중이 질환이 있을 때 시행되는 검사이다. 공기주머니가 있는 이경을 이용하거나 이주를 단순하게 눌러주는 방식으로 냉온 자극 검사와 같은 효과를 얻을 수 있다. 안진이 동반되는(동반되지 않을 수도 있다) 어지러운 느낌, 현훈 등은 중이와 전정 미로와의 비정상적인 통로가 있음을 시사하는 소견이다.

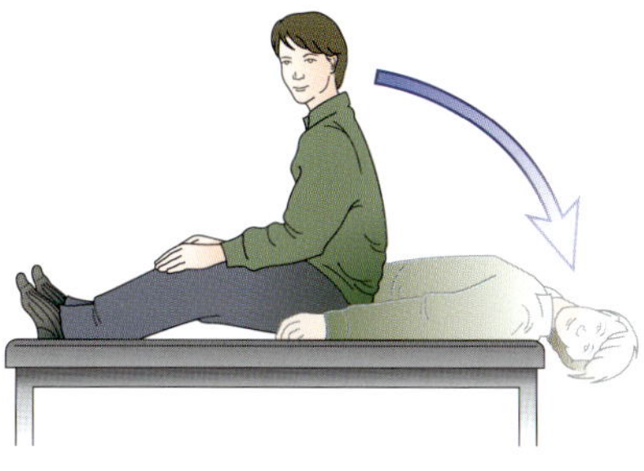

그림 3. **어지럼증 환자에서 체위검사.**

냉온 자극 검사

30도의 찬물과 44도의 따뜻한 물로 외이를 관류시키면 미로가 흥분되고 정상인의 귀에 안진을 유발한다. 찬물은 검사귀의 반대측으로, 따뜻한 물은 동측으로의 안진을 유발한다(COWS-Cold Opposite, Warm Same). 이 검사는 양측이나 일측 미로의 전정기능의 저하를 알 수 있게 해준다.

회전 검사 및 전기 안진도 검사

회전 검사는 안구 근육 주변의 표면 전도에서 안진을 관찰함으로써 각속도에 대한 전정기능의 반응을 평가한다. 전기 안진도 검사는 전기 안진기를 가지고 안구회전이나 움직임, 안구 고정 및 안진 억제 등을 측정하며 이를 통해 뇌간 전정핵의 병변이나 중추 기구에 대한 정보를 알 수 있다.

동적 자세 검사(Posturography)

이 검사는 평형을 유지하기 위한 시각능력과 고유수용감각의 능력을 각각 측정하는 것이 가능하며 이를 통해 현훈의 원인에 대한 더욱 정밀한 검사가 가능하다.

방사선 검사

측두골 검사는 전산화 단층 촬영과 자기공명영상 촬영으로 이루어 진다. 단순 방사선 촬영은 전체적인 영상만 제공하여 해석에 어려움이 있다. 급성 유양 돌기염 때는 유양 함기 세포가 흐릿하게 구름 낀 영상처럼 보인다. 중이내 악성 종양의 경우 골 미란과 같은 변화가 단순 방사선 촬영상 나타날 수 있다. 근래의 CT 및 MRI 는 청신경 종양, 만성 중이염 및 합병증에 대해 정보를 줄 수 있어 더욱 널리 사용되고 있다. MRI 는 특히 정맥구 종양의 범위나 청신경을 가시화하는데 유용하다.

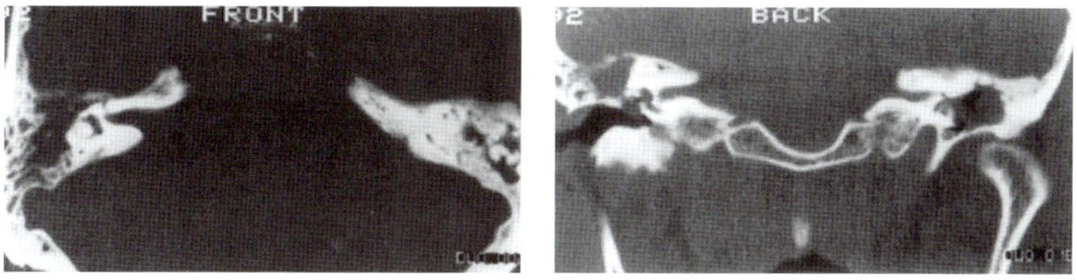

(a) (b)

그림 4. **측두골의 축면, 관상면 전산화 단층촬영.** 중이 진주종에 의한 좌측 측반고리관의 미란으로 어지럼증이 발생함. 유돌봉소는 혼탁해져 있다.

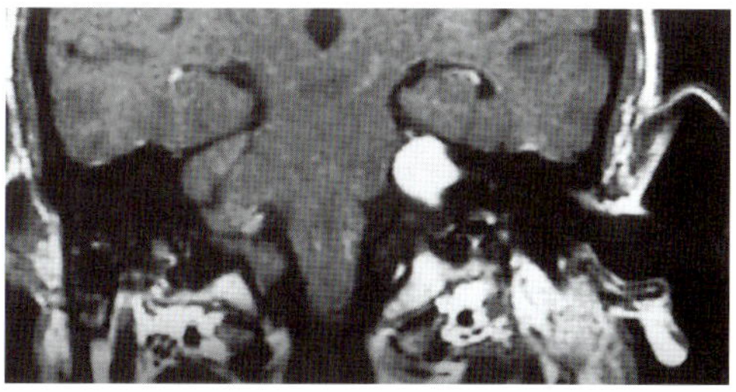

그림 5. **큰 청신경초종에 의한 초기 뇌간 압박.** 가도리니움(gadolinium) 조영증강영상에서 잘 조영되는 종양이 보인다.

핵심 포인트

- 올바로 시행한 순음청력검사는 청력 역치를 측정하는 가장 신뢰할 만한 방법이다.
- 전기 반응 청력검사는 매우 어린 소아 및 주관적 청력 검사에 반응할 수 없는 경우에 필요할 수 있다.
- 임피던스 청력검사는 삼출성 중이염의 존재 여부를 평가할 때 매우 유용하다.
- 누공 검사에 양성 반응을 보이는 만성 중이 질환 환자는 이과 전문의에게 신속히 의뢰하여야 한다.

난청 – 일반적 개요 및 소아에서의 원인

일반적 개요

청력 손실은 전음성, 감각 신경성 혹은 혼합성으로 나타날 수 있다. 외이 혹은 중이의 어떠한 병변도 전음성 난청을 일으킬 수 있다. 감각 신경성 난청은 와우나 8번 신경의 손상으로부터 나타날 수 있다. 청력 손실 정도는 청력 검사상 데시벨로 수치화되어 표현한다.

표 1은 난청의 흔한 증상들을 나타낸다. 전음성 난청의 대부분은 병력 청취, 이경 검사, 음차 검사와 청력 검사로 원인을 알 수 있는 반면 감각 신경성 난청의 원인은 알기 어려운 경우가 대부분이다. 정확한 감별진단을 위해 표 2에 제시된 사항을 반드시 환자로부터 확인하여야 한다. 일반적으로 전음성 난청은 수술이 가능한 경우가 있지만 감각신경성 난청은 대부분 코르티 기관의 유모세포의 소실로 일어나게 되고 유모세포는 재생이 어려워 이러한 난청은 대개 영구적이다. 감각 신경성 난청은 고주파를 담당하는 유모세포가 손상에 취약하기 때문에 대개 고주파의 난청을 보인다.

표 1. 난청의 원인

원인	전음성 난청	감각신경성 난청
선천성	선천성 이폐쇄증, 이소골 기형	출생 전 : 유전성 난청, 선천성 풍진
후천성	외이 : 이구전색, 외이도염, 외이도 이물 중이 : 삼출성 중이염, 만성 중이염 이경화증, 외상성 고막천공	출생 전후기 : 저산소증, 신생아 황달 외상 : 소음, 두부외상, 수술 염증성 : 만성 중이염, 뇌막염, 홍역, 볼거리, 매독 퇴행성 : 노인성 난청 이독성 : 아미노글리코사이드 항생제, 항암제 종양 : 청신경초종 특발성 : 메니에르병, 돌발성 난청

표 2. 난청환자의 병력청취의 핵심

난청의 발생시기와 진행속도
통증 혹은 이루
이명
평형장애
심한 소음 노출병력
약물복용력 – 이독성 약제
가족력

표 4. 소아난청의 병력청취

전반적인 발달과 난청 발생 시점
처음으로 단어를 말한 나이
어휘 사용 정도
말의 이해정도 : 아이가 당신의 말을 이해하나요?
주의 지속 시간, 집중력
사회적 환경과 사회적 상호작용
난청의 가족력

소아에서의 난청

난청은 연령에 상관없이 의사소통의 장애를 가져오는데 특히 선천성 난청은 환아가 사회적 관계를 형성하는데 있어 큰 장애가 되기 때문에 조기 발견 및 관리가 중요하다. 중증 선천성 감각 신경성 난청은 1000명당 1명꼴로 나타난다. 이들 중 반 이상이 유전성 난청을 가지고 있고(그림 1), 나머지들은 후천적 원인으로 나타난다. 소아의 경우, 경도의 전음성 혹은 감각 신경성 난청도 학습장애를 보일 수 있다. 표 3에 제시된 위험 그룹에 속하는 신생아는 반드시 청력 검사를 위해 이비인후과 의사에게 의뢰되어야 하고 종종 언어 치료사와 난청 전문 교사와 함께하는 협력 진료 체제가 필요할 수 있다. 이를 통해 난청에 대한 치료가 조기에 이루어진다면 후에 소아가 정상 학교로 진학할 수 있는 기회를 얻을 수 있다. 유전성 난청이 확인된다면 후에 태어날 아이의 난청의 위험에 대한 조언이 필요하다. 부모로부터의 병력 청취 시 표 4에 제시된 항목에 대한 상세한 답이 필요하다. 대부분 난청은 중이 질환과 연관되어 있으나 감각 신경성 난청도 함께 존재할 수 있다. 심각한 난청으로 진단된 소아들은 가능한 빨리 보청기를 처방 받아야 한다. 보청기 착용을 위해서는 대부분 처음 2년 동안은 많은 인내가 필요하며 정상적인 언어 발달을 위해 보청기를 하고 있는 동안 교사, 의사, 청각사의 주의 면밀한 주기적인 관찰 및 검사가 필요하다.

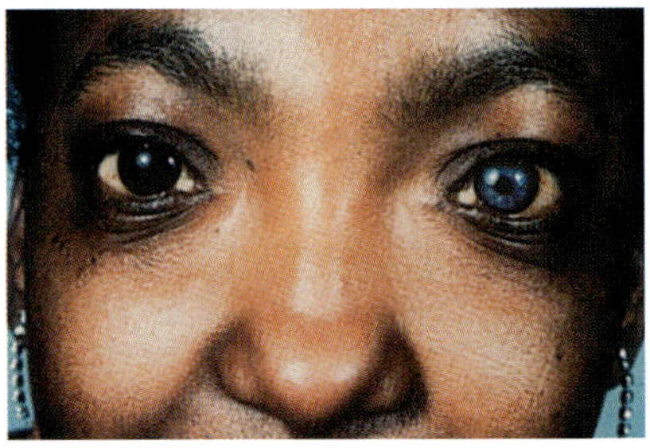

그림 1. **왈덴버그증후군(Waardenburg's syndrome).** 감각신경성 난청을 유발하는 유전성 질환. 다른 양상으로 홍채얼룩증(홍채의 색이 같지 않은 것), 넓은 비교, 흰 앞머리 등이 있다.

표 3. 소아난청의 위험군

출생시 문제점 – 미숙아 – 심한 출생시 저체중 – 뇌실내 출혈 – 신생아 황달 – 아미노글리코사이드 항생제 사용력
신생아 청력선별검사에서 이상소견을 보인경우
부모가 난청을 의심할 때
언어 발달 지연
부모, 형제 중 난청이 있는 경우

삼출성 중이염

삼출성 중이염은 소아에서 전음성 난청의 가장 흔한 원인이다. 정확한 이환율은 알려지지 않았지만 60%에 이르는 소아가 태어난 지 1년만에 무증상의 삼출성 중이염을 가지는 것으로 조사 되었다. 2–6세의 소아가 가장 이환 되기 쉬운 나이며 30% 의 소아가 질병에 이환된다. 11세가 되면 이환율은 2%로 감소한다. 이 질환은 또한 계절적 변동이 있어 북반구의 경우 상기도염이 걸리기 쉬운 8월부터 3월까지 더 잘 발생한다. 중이내 삼출물은 장액성, 점액성 혹은

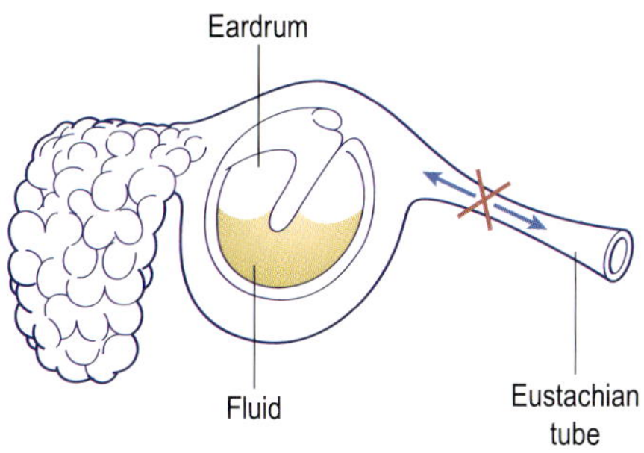

그림 2. **이관기능부전이 중이환기장애를 유발한다.** 이는 여러 원인에 의해 발생하며 삼출성 중이염을 일으킬 수 있다.

진한 풀과 같은 형태일 수 있으며 원인은 이관의 기능 저하로 인한 중이 환기 기능 장애이다(그림 2). 고막 내 삼출물이 12주 이상 존재 할 때 만성 삼출성 중이염으로 진단 한다.

임상적 양상

삼출성 중이염이 있는 소아들은 난청과 반복되는 이통을 호소한다. 구개열이나 다운 증후군의 환아는 더 높은 이환율을 가진다. 삼출성 중이염의 고막 소견은 그림 3에서 보는 것처럼 특징적이다. 일반적으로 전음성 난청이 발생되며 40 dB까지 청력소실이 있을 수 있다. 고실도는 평평한 직선으로 나타나며 이는 고막 운동성이 없음을 의미한다.

치료

삼출성 중이염에 효과적이라고 확립된 약물치료 치료법은 없다. 항생제로 잠시 호전되는 모습을 보일 수 있지만 효과가 지속되지는 않고 이러한 치료는 권장되지 않는다. 비수축제도 비효율적이다. 삼출이 계속된다면 청력 회복을 위해 수술이 필요하다. 아데노이드 제거술이 삼출성 중이염의 이환율을 감소 시킨다. 고막 절개술, 환기관 삽입술, 천자를 통한 삼출물 제거를 해주면 청력의 즉각적인 회복을 기대할 수 있다. 환기관은 12개월 정도 유지되지만, 환기관이 빠지고 난 후 재발성 혹은 반복되는 삼출성 중이염이 있을 경우 재 삽입이 필요할 수 있다. 환기관이 빠진 후 고막에 고막경화로 인한 하얀 반점과 같은 것을 쉽게 관찰할 수 있다. 이 반점으로 인해 청력이 감소되지는 않는다.

만성적인 이관의 기능 저하는 만성적인 중이내 삼출물을 유발하거나 고막을 얇게 만든다. 때로는 고막이 말려 들어가 이소골에 붙게 되고 함입낭을 형성하게 된다. 이를 예방하기 위해 장기간 환기관 삽입이 필요할 수 있다.

환기관 삽입 이후 이루

환기관 삽입 이후 염증이 생겨 점액성의 이루가 나올 수 있다. 이런 경우 드레싱 및 항균 점이액을 이용하여 치료한다. 이주를 마사지 해주면 점이액이 환기관 구멍 안으로 들어가는 것을 용이하게 해준다. 항균 점이액은 전문의의 감독 하에 사용해야 한다. 상기도염 이후 발생한 이루는 경구 항생제가 필요할 수 있다. 지속되는 이루의 경우 환기관을 제거해야 할 경우가 있으며 환기관을 삽입하고 있더라도 수영을 금할 이유는 없다. 환기관으로 인한 감염은 흔하지 않고 쉽게 치료되기 때문이다.

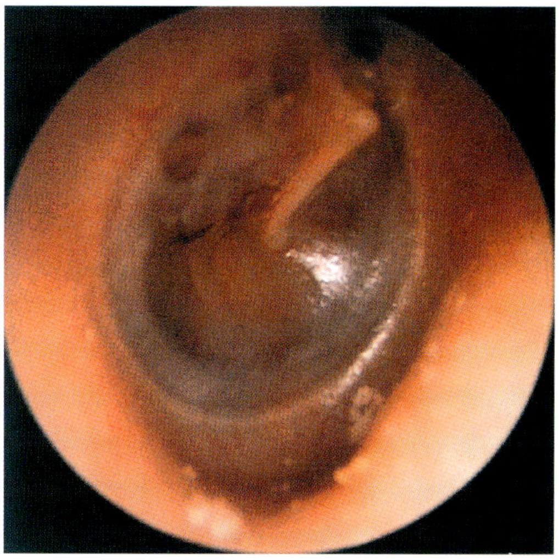

그림 3. **삼출성 중이염의 이경소견.** 고막함몰로 추골의 단돌기와 자루가 돌출되어 보이며 중이 삼출액으로 고막이 약간 황색으로 보인다.

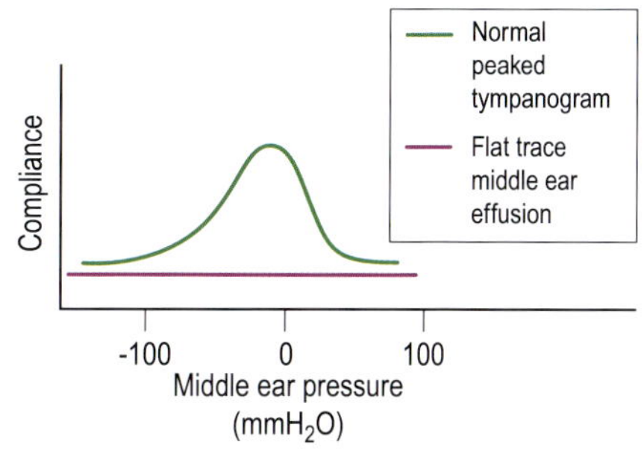

그림 4. **고막운동성계측.** 중이삼출액 유무를 확인하는 훌륭한 방법이다. 삼출성 중이염에서는 탄성의 변화가 없다.

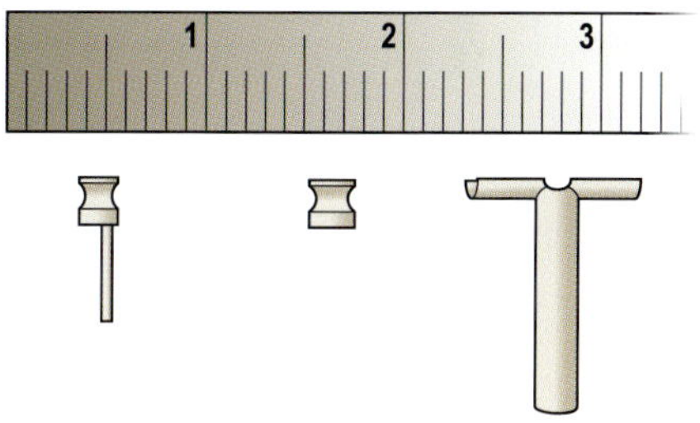

그림 5. **환기관의 종류.** 삽입이 편리하고 조기탈출을 막기 위해 다양한 모양으로 만들어 지고 있다.

핵심 포인트

- 소아의 난청은 회화 및 언어 습득을 극대화하기 위하여 조기 발견이 필요하다.
- 생후 7–8개월에의 선별 검사는 필수적이다. 검사 실패 시 조기에 의뢰하여야 한다.
- 신생아에서는 이음향 방사 검사를 통한 선별 검사가 추천된다.
- 삼출성 중이염은 흔하며, 공기이경검사로 진단할 수 있다.
- 삼출성 중이염은 이통으로 발현될 수 있으며, 난청이 의심될 때 까지는 증상이 없을 수 있다.
- 지속되는 삼출성 중이염에는 환기관 삽입이 필요하다.
- 환기관의 감염으로 인한 이루는 대개 국소적 치료로 해결된다.

성인에서 난청의 원인

성인에서의 난청의 가장 흔한 원인은 이구 전색, 노인성 난청이나 이외 이과적 문제와 관련된 많은 난청의 원인이 있다.

전음성 난청

성인에서 전음성 난청은 외이도, 고막, 중이내의 병변 때문이다.

외이

이구의 생성은 인종과 개개인에 따라 다르다. 귀 속을 보지 않고 면봉으로 이구 제거를 하는 것은 이구 전색을 유발시키므로 조심해야 하고 귀를 세척하거나 끝이 뭉툭한 후크로 제거하는 것이 좋다. 미리 과산화수소 혹은 중탄산나트륨 이구 연화제를 하루에 세번 정도 사용한다. 드물게 피부상피 탈락의 과도한 축적과 외이도의 가장 깊은 곳의 이구가 외이도에 미란을 일으킬 수 있다. 이것이 폐쇄각화증(keratosis obturans) 이며 이를 제거하기 위해서는 마취가 필요하다.

외이도는 골종에 의해 좁아 질 수 있는데 이것은 케라틴 축적을 일으킬 수 있다(그림 1). 골종은 수영을 주로 하는 사람에게 생기며 외이도염이나 청력 손실이 나타나지 않으면 치료는 필요없다.

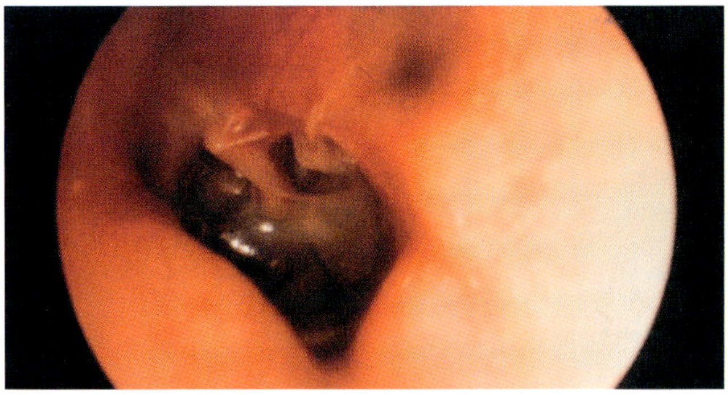

그림 1. **다발성 골종이 외이도 협착을 유발할 수 있다.** 이것은 외이도의 골연골 경계부에 위치한다.

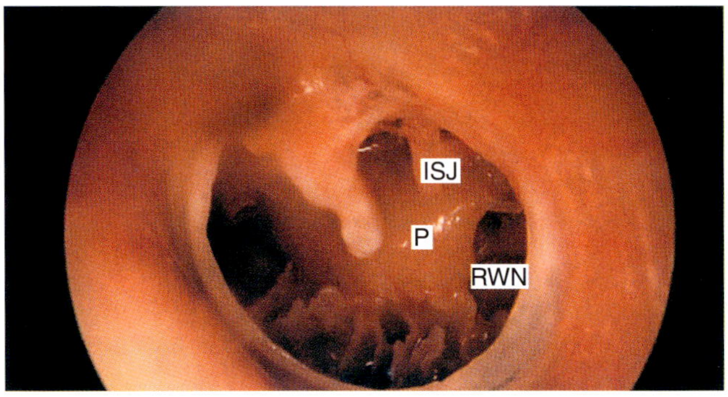

그림 2. **좌측고막의 큰 천공.** 난원창와, 침등골관절, 고실갑각이 잘 보여지고 있다.

고막과 중이내의 병변

천공: 외상이나 급, 만성 중이염에 의해 생길 수 있다(그림 2). 난청의 정도는 천공의 위치와 중이내 병변의 범위에 따라 다르다. 측두골내 병변이 없는 단순 만성 중이염에 의한 천공은 측두근막을 이용한 고실 성형술로 재건 될 수 있다. 이소골의 단절도 수술적 치료에 의해 해결될 수 있다. 외상에 의한 천공은 귀를 건조하게 유지시키면 자연적으로 치료될 수 있다.

성인의 경우에도 소아보다는 드물지만 삼출성 중이염으로 고생할 수 있다. 이 경우 축농증, 이관을 막고 있는 비인강 종양 등에 대한 검사가 필요하다(그림 2, 7쪽).

이경화증

이경화증은 내이를 싸고 있는 캡슐에 새로운 뼈가 생성되는 질환으로 등골 족판을 고정 시킨다. 난청은 특징적으로 젊은 성인에서 나타나며 이경 소견 상 정상이며 대개 전음성 난청으로 나타난다. 임신 시 증상이 더욱 심해지는 것으로 보아 호르몬의 변화와 관계가 있을 것이란 추측이 가능하다. 가족력이 종종 있고, 이명이 있을 수 있다. 수술로 청력을 회복할 수 있지만 비록 가능성이 적더라도 심각한 청력의 소

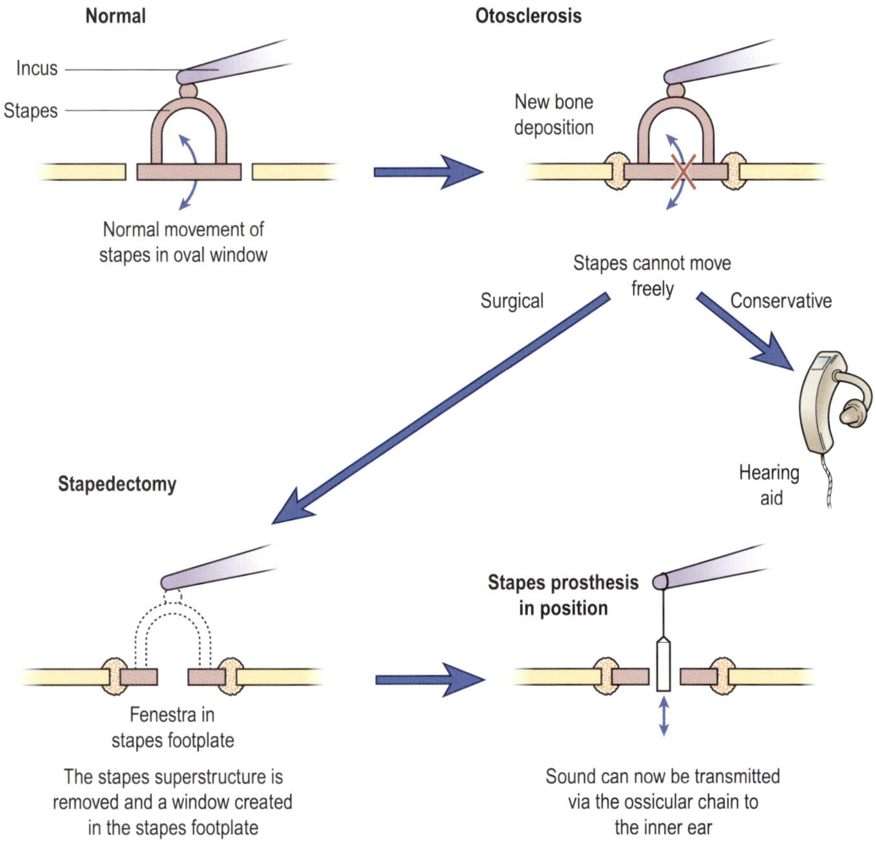

그림 3. **이경화증의 병리와 치료.**

실이 발생할 수 있다. 보청기를 사용하는 것도 한 방법이나 환자들이 거부하는 경우가 많다.

감각 신경성 난청

노인성 난청(흔한 원인)

노인성 난청은 나이가 듦에 따라 와우 내의 유모세포의 점진적 소실로 발생한다. 1년에 대개 1%의 세포가 감소하고, 내이의 고주파 영역이 제일 먼저 영향을 받는다(그림 4). 대개 60-65세 경에 인지되며 청력 소실 정도나 시작되는 나이는 다양하다.

노인성 난청 환자들은 일상적인 소리의 인지 능력이 떨어지지만 일부 환자는 크게 이야기하면 오히려 힘들어하는 등의 약간의 소음의 증가에도 괴로워하는 누가 현상과 소리는 들리는데 이해를 하지 못하는 어음청취력의 장애를 보이기 때문에 효과적인 보청기의 증폭이 어려운 경우가 있다. 노인성 난청에 의한 청력 소실은 예방법이 없다. 사회 활동에 제약이 있다면 보청기를 처방한다. 디지털 보청기로 개인별 난청의 종류에 따라 조절하여 주고, 양측 보청기의 사용이 편측보다 효과가 좋다.

돌발성(특발성) 난청(드문 원인)

이전의 정상적인 귀에서도 달팽이의 손상이 일어날수 있는데 이런 경우 환자는 갑자기 청력 손실을 느끼거나 빠르게 진행하는 청력 손실을 호소한다. 이명이나 현훈도 발생 가능하다. 원인은 바이러스 감염이나 혈관성 허혈로 여겨지며 치료는 대개 경험적 치료에 의존하며 시대에 따라 변하고 있다. 현재는 항바이러스 제제와 스테로이드의 사용이 주요 치료가 되고 있다. 연속적 청력 검사에서 고주파의 청력이 보존되는 것은 좋은 예후를 시사한다.

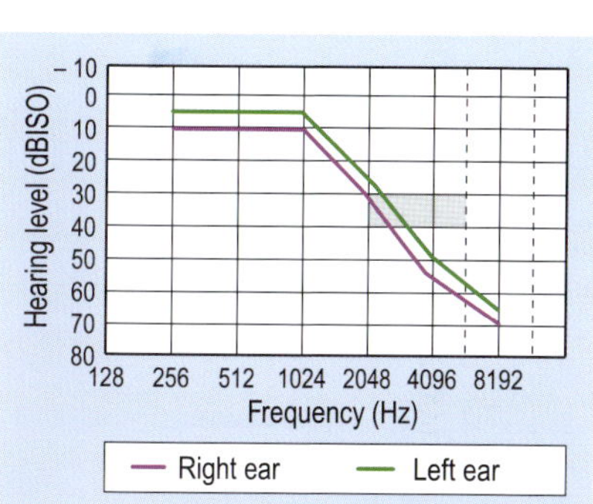

그림 4. **노인성난청의 전형적인 청력도.** 스키 슬로프 양상의 고음역 난청. 저음역은 정상범위내에 남는 경우가 많다.

소음 노출(흔한 원인)

음향 외상은 갑작스런 소음 노출 혹은 공장과 같은 곳에서 지속적인 소음 노출이 있을 때 발생한다. 90 dB 이상의 소리는 귀마개를 착용하여 귀를 보호해야 한다. 노출 직후에 잠시 동안 청력 역치의 이동으로 이명과 함께 귀가 울려 들리는 현상이 발생한다. 소음에 계속 노출되면 영구적인 역치의 이동이 있게 되고 4 kHz의 고주파부터 영향을 받는다. 치료는 회피요법이며 보청기로 효과를 얻을 수 있다. 소음에 노출되는 상황에선 적절한 귀마개를 이용하여야 하며, 직업성 소음성 난청에 대한 적절한 보상체계도 필요하다.

외림프 누공(드문 원인)

미로창(난원창 혹은 정원창)의 파열은 외림프의 유출과 감각신경성 난청을 일으킨다. 가벼운 평형 장애 혹은 진성 현훈도 발생할 수 있다. 파열은 무거운 것을 들을 때처럼 두개내 압력이 올라가는 경우 일어날 수 있다. 등골 절제술 이후에도 발생 가능하다. 청력의 저하가 있는 환자에서는 시험적 고실 개방술을 통하여 중이내 병변을 확인해야 전농이 되는 것을 피할 수 있다. 미로 창의 파열 부위는 지방 조직으로 봉할 수 있다.

염증성 병변(드문 원인)

홍역, 이하선염, 수막염, 매독은 달팽이 손상의 원인이 될 수 있으며 영구적 난청의 원인이 될 수 있다. 만성 중이 질환도 어느 정도는 감각 신경성 난청과 관련이 있다.

이독성 난청

내이에서는 약물에 대해 민감하게 많은 대사 과정들이 활발하게 진행된다. 와우와 전정은 개별적으로 혹은 동시에 영향을 받아 난청이나 평형 장애를 일으킬 수 있다. 전신적인 아미노글리코사이드의 사용이나 항세포 약제같은 신독성이 있는 약제도 귀에 영향을 준다. 살리실산과 퀴닌 계열의 이독성은 가역적이다.

청신경 종양

청신경 종양은 드물지만 치료 가능하다. 가장 흔한 증상은 진행성의 이명을 동반한 편측 난청이다. Gadolinium MRI 촬영이 진단을 위해 필요하고 현재까지의 치료 방법은 경과 관찰, 수술적 제거 혹은 정위적 방사선 요법이다.

청각 이상

정상 청력 역치를 가졌음에도 불구하고 몇몇의 환자들은 시끄러운 환경에서 잘 안 들린다고 불평한다. 이것은 와우의 이상으로 생각된다.

비 기질적 난청

어떤 환자들은 정신과적인 문제나 보상을 위해 거짓으로 안 들린다고 하는 경우가 있다. 이런 경우 병력이나 연속적인 주관적 청력 검사가 임상과 잘 맞지 않는다. 청성 뇌간 반응 검사를 통해 비기질적 난청을 가려낼 수 있다.

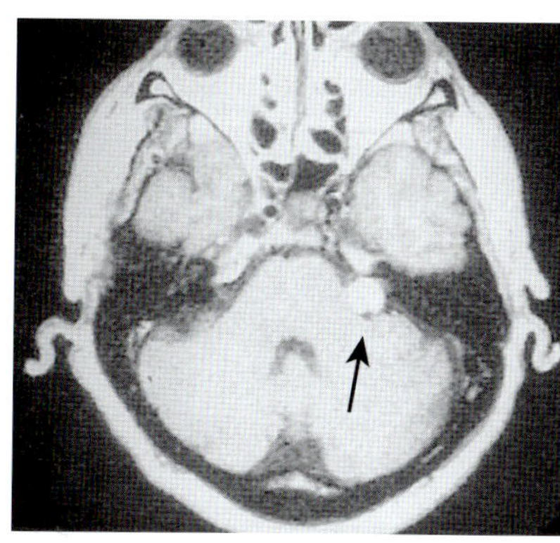

그림 5. 가도리니움 조영증강 후 축면 자기공명 영상에서 보이는 청신경초종.

핵심 포인트

- 성인에서 난청의 가장 흔한 원인은 이구 전색 및 노인성 난청이다.
- 대부분의 전음성 난청의 원인은 이경 검사로 식별 가능하다.
- 성인의 삼출성 중이염은 드물며, 따라서 비인두의 종양을 감별해야 한다.
- 이경화증에서 고막은 정상 소견을 보인다.
- 진행성 일측성 감각신경성 난청은 청신경초종을 감별하기 위해 철저히 검사해야 한다.

보청기

청력 손실은 환자의 일상 생활에서 사회, 일, 교육적인 측면을 방해하는 큰 장애물이 된다. 500-2000 Hz 의 회화음역에서 35 dB 의 청력 손실은 큰 문제를 일으킨다. 다행히 대부분의 난청 환자들이 한 가지 혹은 그 이상의 가능한 치료법을 사용하여 도움을 받을 수 있다(표 1).

표 1. **청력 보조 방법**
전자장치(보청기)의 도움
환경적인 도움
구순법/수화
와우이식
난청환자를 위한 조직, 단체

전자 보청기

전자 보청기는 수화기, 증폭기, 마이크로폰으로 구성되어 있다. 소리 조절이 가능하고, 주변 소음을 제거한 소리를 제공하기 위해 전자자기 유도파를 사용하는 T setting으로 조율되어 있다.

그림 1에 다양한 보청기의 종류들이 나타나 있다. 대부분의 환자들이 귀 뒤 보청기를 사용하지만 고도 난청환자들은 BW(몸에 착용하는) 보청기로만 도움을 받을 수 있다. 환자들이 원한다면 그들이 바라는 형태로 보청기를 만드는 것도 가능하다. 양측 귀에 보청기를 사용하는 것이 많은 환자들에서 선호된다. 문장 이해력이 반드시 좋아지지는 않지만 보청기의 증폭 효과로 리듬과 구절들을 더 잘 인식 할 수 있는 장점이 있음을 환자들에게 설명하는 것이 중요하다.

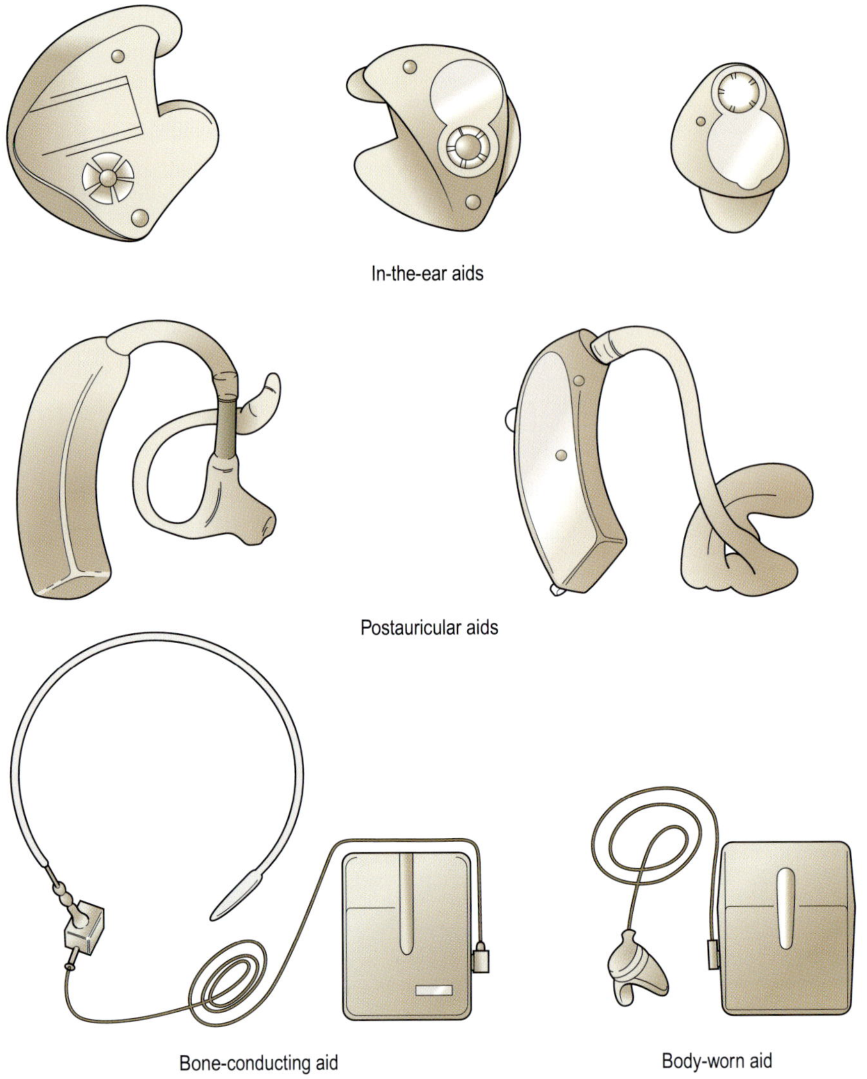

그림 1. **보청기의 선택.** 환자의 청력, 수작업의 기민함 등을 고려하여 보청기의 종류를 결정한다.

전자 보청기의 문제점

보청기로부터 최대의 이익을 얻기 위해 환자들이 훈련하는 것이 중요하다. 많은 환자들은 보청기가 평소처럼 정상 청력을 만들지 못하는 것에 대해 실망스러워 한다. 전음성 난청의 환자들은 감각 신경성 난청의 환자보다 보청기로부터 얻는 이득이 많다. 감각 신경성 난청 환자들은 큰 소리가 불편할 정도로 너무 크게 들리는 누가 현상으로 보청기의 증폭이 오히려 괴로울 수 있다. 전자 보청기와 관련한 문제점들은 표 2에 나열하였다. 아마도 가장 흔한 문제점은 음향피드백일 것이다. 이것은 친근한 고주파의 휘파람 소리이며 높은 범위의 증폭이 필요한 환자와 외이도와 맞지 않는 부적절한 귀 몰드를 가진 환자에서 잘 나타난다.

몰드에 알러지 반응을 보이는 경우, 지속적 이루가 나타난다. 알러지 반응이 없는 소재로 대체가 가능하나 크게 도움이 안될 경우가 있고 지속적인 보청기 삽입은 외이도염이나 유양동의 감염으로 인한 이루를 만든다. 이런 환자는 헤어 밴드형 골도 보청기로 도움을 받을 수 있으나 미용적인 문제로 선호되지는 않는다. 최근에는 BAHA 보청기라고 하는 측두골에 고정시키는 골도 보청기가 있다. 외부 자극기는 피부나 피하 밑에 측두골에 부착되어 외부 소리에 의해 진동하도록 설계되어 있다(그림 2, 3, 24쪽). 이러한 종류의 보청기는 통상적인 기도 보청기의 피드백 현상에 의한 고통 및 주변 소음의 감소 이득이 있다.

표 2. **보청기의 흔한 문제점**

문제점	원인
되먹임 현상	꼭 맞지 않는 보청기
이루	감염, 보청기에 대한 알레르기 반응
작동장애	배터리 문제, 튜브폐쇄

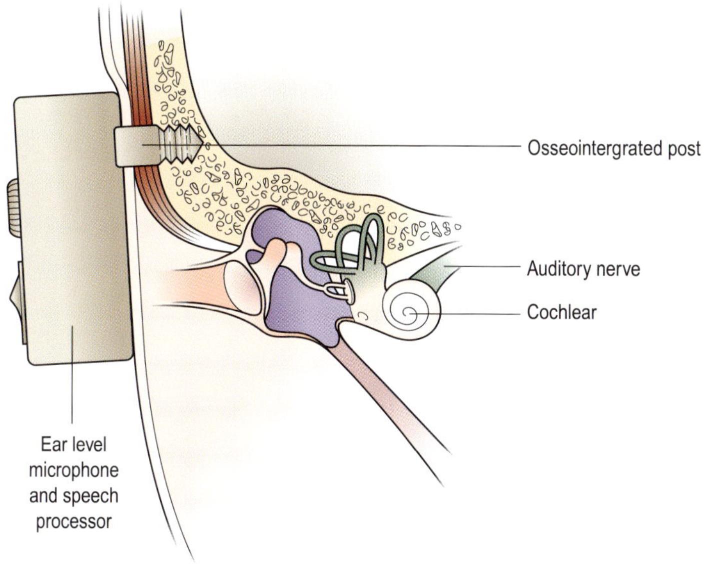

그림 2. **골융합성 보청기.** 일반적인 보청기에 비해 문제점을 가지고 있어 많이 사용되지는 않는다.

인공 와우

인공 와우는 청신경은 정상이나 와우가 기능을 못하는 경우 사용하는 기구이다. 보청기로 도움을 받을 수 없는 양측 감각 신경성 난청이 있는 경우 적응 대상이 된다. 와우내에 전극을 삽입하여 신경을 자극하게 된다(그림 4). 프로세서가 소리를 전기신호로 바꾸어 와우내에 삽입된 전극에 전달하고 이를 통해 청각 신경이 자극되어 주파수와 운율에 대한 단서를 제공하게 된다. 최근에는 기기의 발달로 중증의 난청 환자도 인공와우이식 후 충분한 재활치료를 통하여 일상적인 의사소통이 가능하게 되었다.

환경 보조기

일상 생활에서 난청 환자에게 도움이 될 만한 많은 상품들이 있다. 대문 종을 부저(buzzer)나 번쩍거리는 불빛으로 바꾸어 주고, 전화기를 소리 조절을 할 수 있도록 고안하거나 보청기에 T 유도장치를 함께 이용하여 도움이 되도록 한다.

수화와 순화

많은 난청 환자들은 순화(lipreading) 능력을 발달시켜 많은 이득을 얻을 수 있다. 이것은 중증 혹은 진행성 난청 환자들에게 필수적이며 난청 센터에서 이를 위한 특별 수업을 진행하기도 한다. 난청 환자들은 대화 상대자가 적절한 조건에 있을 때 순화에 큰 도움을 얻는다(그림 3).

중증 난청 소아에서 잔청의 증폭을 통해 정상적인 말귀 언어 발달이 향상 될 수 있다. 이러한 순화 방법은 수화보다 선호되는데 그 이유는 수화의 경우 반복적 연습이 필요하며 상대방도 수화에 대한 기술을 가져야만 서로 의사 소통이 되기 때문이다.

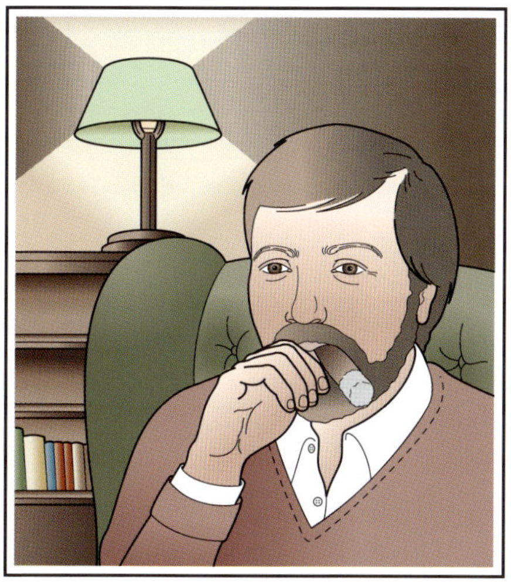

- 어두운 조명
- 그림자 속에 앉는 것
- 손으로 얼굴과 입술을 가리는 것
- 담배, 시가, 파이프를 입에 물고 대화하는 것
- 수염을 기르는 것

그림 3. **구순법으로 난청인과 대화하기 위해서는 위에 열거한 상황을 피해야 한다.**

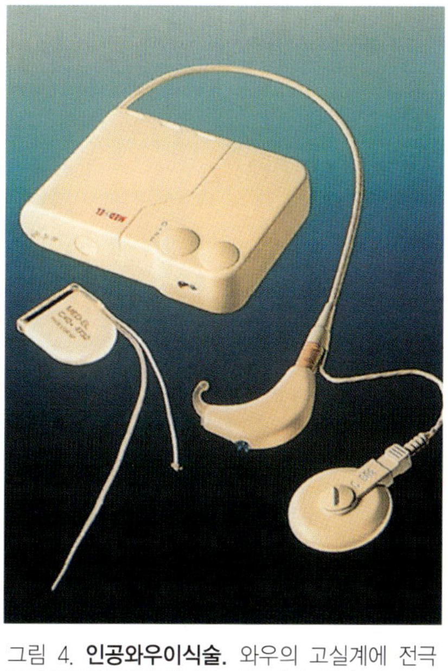

그림 4. **인공와우이식술.** 와우의 고실계에 전극을 삽입하여 와우신경을 자극하게 된다.

핵심 포인트

- 보청기는 정상적인 청력으로 소리를 듣게 하는 것이 아니다.
- 적절한 보청기의 선택과 올바른 사용만으로도 난청환자들은 이득을 얻을 수 있다.
- 주변 환경을 보청기 역할을 하도록 만드는 것은 매우 유용하다.
- 구순술은 일찍 시작하는 것이 좋다.
- 전농인에게 최적의 듣는 조건을 만들어주는 것으로 구순술을 할 수 있도록 도와줄 수 있다.
- 수화는 양측이 모두 수화기술을 보유하고 있을 때 대화가 가능하다.
- 와우이식은 소수의 양측 전농 환자들에게만 적절한 치료로서 언어를 재생할 수는 없다.

이통

이통은 성인과 소아 모두에 흔한 증상이다. 이개, 외이도, 고막의 관찰을 통해 이통의 원인을 알 수 있지만 만일 귀가 정상이라면 중이와 외이의 감각을 담당하는 여러 가지 뇌신경과 연관되어 통증이 나타날 수 있다.

이통과 관련된 이과적 원인

급성 외이도염

급성 외이도염은 습진성 외이도 피부를 가진 사람과 면봉으로 귀를 자주 후비는 사람에서 흔하다. 축축하고 습한 환경은 외이 감염의 선행 조건이 된다. 가려움부터 극심한 통증까지 증상은 다양하다. 연쇄상구균(*Streptococci*), 포도상구균(*Staphylococci*), 녹농균(*Pseulococci*), 진균(*Fungi*)이 흔한 감염균이다. 이주의 압박이나 이개의 기저부 측을 만지면 통증이 발생한다. 병의 초기에는 외이도의 발적이 있고 통증이 생기며 분비물이 나온다. 병이 진행될수록 외이도의 부종과 분비물의 축적으로 난청이 발생할 수 있다. 치료는 그림 1에 나타내었다. 외이도는 점이액을 이용하여 간편히 드레싱을 할 수 있다. 분비물은 배양 검사를 실시한다. 항균제(스테로이드 함유)의 오랜 사용은 아스페르길루스(*Aspergillus*)와 같은 이차적인 진균 감염을 촉진시킨다. 감염이 치료된 이후 면봉을 이용하여 1% 하이드로코티존 크림을 외이도에 발라주면 가려움증을 조절할 수 있다.

이절

이절은 외이도 모낭의 감염이다. 열감을 동반한 극심한 찌르는 듯한 통증이 농양이 터지기 전에 발생한다. 마취 하에 검진 및 배농이 필요하다.

악성 외이도염

악성 외이도염은 외이도염의 악화로 생긴다. '악성'은 잘못된 명명이다. 주 병태생리는 녹농균에 의한 측두골로 퍼지는 양상의 골수염이다. 고령의 당뇨 환자와 같이 면역이 결핍된 환자에서 발생하는 경향이 있다. 많은 양의 육아 조직이 외이도에 생성된다. 감염은 중이와 하부 뇌신경을 따라 퍼진다. CT와 동위원소 스캔으로 골수염의 범위에 대한 정보를 얻을 수 있다(그림 2). 치료는 국소 소독 치료, 고농도의 항균제의 투여 및 항녹농균 제제를 외이도에 점이하는 것이다. 대증적인 치료에도 불구하고 병이 진행하는 환자에서는 수술적 치료가 필요할 수 있다.

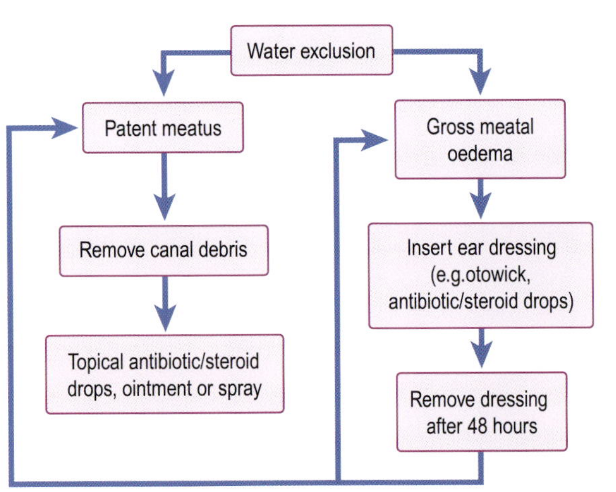

그림 1. **급성외이도염의 치료.** 경구용 진통제와 항생제를 이용하여 치료.

수포성 고막염

수포성 고막염은 고막과 외이도의 심부에 수포가 형성되고 심한 통증이 동반되는 국소화된 형태의 외이도염이다. 바이러스 감염에 의한 것이라고 생각되는데 일반적으로 대증 치료를 하게 된다.

연골막염

연골막염은 심한 외이도염 이후 혹은 외상에 의해 생길 수 있다. 감염된 연골은 충혈되고 붓게 되며, 이개에는 통증이 있다. 부종은 얼굴로 퍼지며 이주 앞에 림프절이 커지게 된다. 연골의 영구적인 손상과 미용상의 변형을 방지하기 위해 국소 세정제와 전신 항생제의 사용이 필요하다.

급성 중이염

급성 중이염은 소아에서 심한 이통의 흔한 원인이다. 상기도염이 이관을 따라 상행하게 되면서 중이의 염증이 발생한다. 중이내 염증성 삼출물이 나오고, 이관이 막히게 되면서 고막은 안으로 말려

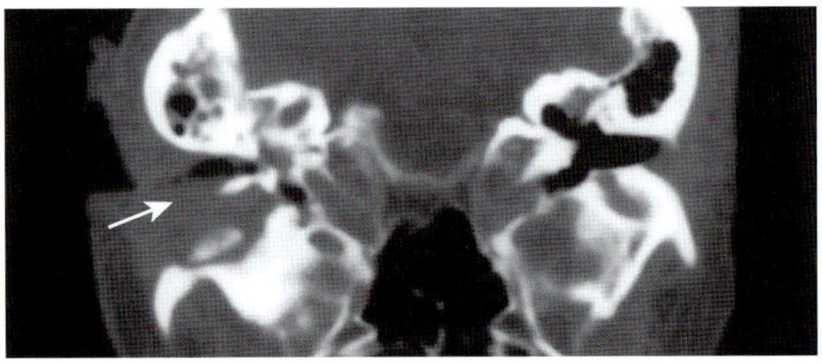

그림 2. **악성외이도염에 의한 측두골의 심한 파괴를 보이는 환자.** 안면신경이 자주 이환되며 이외의 하부뇌신경들은(설인신경, 미주신경, 설하신경) 골수염이 진행되어야 이환된다.

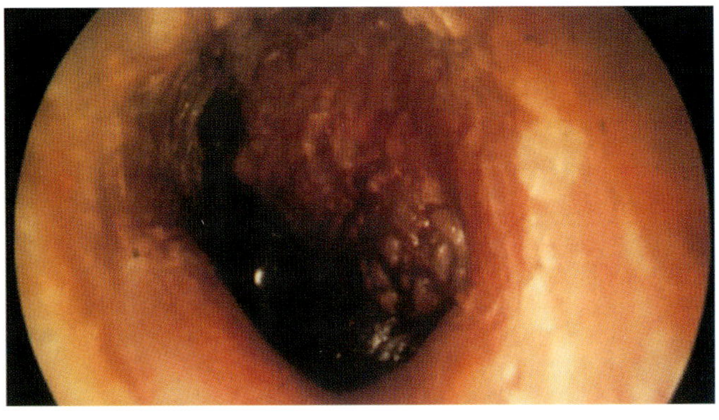

그림 3. **급성 중이염은 소아 이통의 흔한 원인이다.** 진행하는 경우 중이내 농양 형성으로 인한 압력증가에 의해 고막이 팽륜되며 천공될 수 있다.

들어간다. 중이내의 압력이 심한 통증을 일으키고 고막은 충혈되며 팽륜된다(그림 3). 이 시기의 환자들은 발열과 빈맥으로 불편감을 느끼게 된다. 고막 파열이 생기면 피가 섞인 이루가 나오면서 통증이 경감된다. 대개 바이러스가 원인인 경우가 많으므로 급성 중이염에서 항생제 치료를 하는 것은 아직 논란이 있다.

24-48시간 후 자연적인 치료가 되지 않으면 헤모필루스(*Hemophilus*)와 연쇄상구균을 겨냥한 광범위 항생제를 사용한다. 항생제 사용 전에 진통제와 비강 수축제를 사용할 수 있다. 귀의 분비물은 깨끗하게 청소하고 건조하게 유지시킨다. 대개는 잘 치유되지만 드물게 중이 삼출물이 지속될 수 있다. 성인에서 한 달 이상 난청이 지속되는 경우는 드물다. 소아에서는 한 번 이상의 급성 중이염으로 고생하는 경우가 흔하다. 만일 중이내 삼출물이 계속 된다면 고막 절개술과 환기관 삽입 혹은 아데노이드 절제술이 적응될 수 있다. 저용량(125mg 정도)의 페니실린을 밤에 6주간 복용하는 것도 하나의 치료법이 될 수 있다. 소아에서 홍역과 같은 감염과 함께 급성 중이염이 오는 경우 고막의 자연 치유가 힘들어 큰 천공이 남을 수 있다.

중이염의 합병증은 부적절한 치료나 치료에 대한 순응도가 낮을 경우 발생할 수 있다. 급성 중이염에서 유양동 함기 세포의 염증도 종종 일어나며 이것은 항생제로 잘 조절 될 수 있다. 그러나 유양동의 화농은 (급성 유양돌기염) 심각하고 치명적일 수 있다(그림 1, 16쪽).

급성 기압 손상

비행기가 하강하는 동안 급성 기압손상이 일어 날 수 있는데 심한 이통과 때때로 고막의 파열 및 피가 섞인 이루가 발생할 수 있다.

램지헌트 증후군

대상포진으로 안면신경절이 침범 당한 경우 심한 통증과 외이도 및 이개에 수포를 만들며 종종 안면신경 마비를 동반한다(그림 3, 19쪽). 수포가 일찍 발견된 경우, 팜시클로버(*famciclovir*) 혹은 아시클로버(*acyclovir*)와 같은 항 바이러스 제제의 사용이 안면신경의 영구적 손상을 예방할 수 있다.

이종양

이종양이 있는 환자에서 이통은 연골막염 혹은 종양에 의한 신경 침범에 의한다.

이통과 관련한 비이과적 원인

귀는 삼차신경, 설인두, 미주신경 등의 뇌신경과 제 2, 제 3 경부 신경의 후분지에 의해 풍부한 감각신경 지배를 받고 있다. 이개, 외이, 고막이 정상이라면 이통은 연관통으로 생각된다. 따라서 이러한 신경에 의해 지배되는 영역들을 검진하는 것이 중요하다(그림 4).

소아에서 연관통

소아에서는 편도선염에 의한 연관통을 흔히 볼 수 있다. 편도선 절제술 후 5-7일 정도 후에 연관통이 흔하다. 하지만 급성 중이염을 배제하기 위해 귀 검진을 시행해야 한다. 소아에서 치과적인 원인도 흔하다. 설탕이 많이 든 음식은 충치의 유병률을 높인다. 이가 나는 시기도 연관통의 원인이 된다. 상기도염은 이관의 비정상 기능으로 연관통을 야기하는 흔한 원인이 된다.

성인에서 연관통

치과적 병리소견이 연관통의 흔한 원인이 되는데 잠복되어 있는 어금니가 국소적 통증 및 연관통을 일으킨다. 악관절의 구조적 및 기능적 이상이 연관통의 흔한 원인이 된다. 부정 교합이나 치아 손실과 같은 치과적 이상으로 인해 악관절 근육의 발작적인 수축이 악화될 수 있다. 악관절을 만지면 통증이 유발되며 특히 입을 벌릴 때 통증이 있다. 치료는 근육의 수축을 방지하고 치과적 문제를 교정해 주는 것이다.

경부 강직증도 노인에서 연관통을 일으킬 수 있다. 이것은 귀 주변과 귀 뒤에 광범위한 통증을 일으킨다. 경부 움직임의 범위가 제한적임에도 약간의 움직임에도 귀 통증이 발생한다. 물리 치료 및 소염제, 진통제를 처방한다.

종양으로 인한 연관통을 놓치지 않는 것이 중요하다. 상기도나 식도의 암이 원인이 될 수 있다. 모든 곳을 시진해야 하며 종괴가 있는지 경부도 만져 봐야 한다.

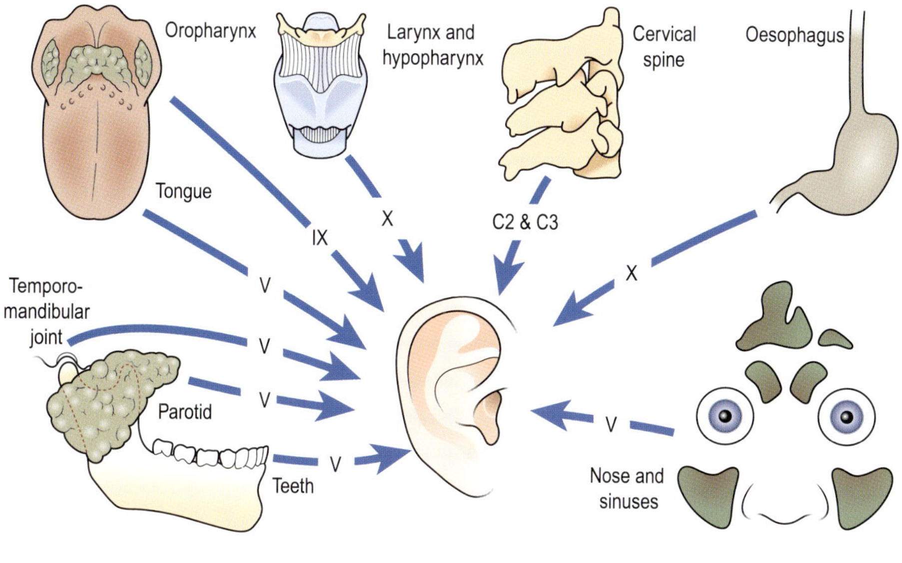

그림 4. **이과적 원인이 아닌 이통(연관통).** 귀의 신경지배와 같은 신경의 지배를 받는 부위의 병변은 이통을 유발할 수 있다. 모든 경우의 연관통에서 이 부위들은 검사되어야 한다.

핵심 포인트

- 이통은 이과적 혹은 비이과적인 원인에 의해 발생할 수 있다. 만약 귀가 정상이라면 귀주변 외에 다른 부위도 살펴보아야 한다.
- 소아에서는 급성 중이염, 삼출성 중이염 그리고 중이내 음압에 의해 가장 흔하게 이통이 발생한다.
- 성인에서는 악관절과 경추가 연관통의 흔한 발생부위이다.
- 상부 위장관의 신생물이 성인에서의 연관통의 원인이 될 수 있음을 주지하여야 한다.

이루

이루는 외이도의 질환으로 발생할 수 있으나 중이 감염과 관련되어 더욱 흔히 일어난다. 이루가 있는 환자는 어느 정도의 난청을 동반하나(6쪽) 대부분은 통증이 없다. 연한 이구를 이루로 오인하는 경우도 있지만 중증의 중이 질환을 가진 환자가 매일 계속되는 이루를 간과하는 경우도 있다. 이루의 특징적 양상이 원인에 대한 단서를 제공한다.

외이도 질환에 의한 이루

급성 외이도염

외이도의 급성 감염은 이미 언급되었다(12쪽). 비록 통증이 주요한 증상이기는 하나 이루도 흔한 증상이다(그림 1). 건선, 지루성 피부염, 습진 등의 전신 피부 상태가 외이도염을 일으키는 경우도 종종 볼 수 있다. 점이액으로 치료한 후의 조기 재발은 소독 치료가 적절치 않았거나 외이도의 이차적인 진균 발생에 기인한다(그림 2). 염증이 있을 때 1% 하이드로코티존 크림을 이용한 외이도의 습진치료가 중요하다.

만성 외이도염

만성 외이도염은 대개 양측성이고 통증이 없으며 재발하는 경향이 있다. 외이 피부는 영구적으로 두꺼워지며 외상에 취약해진다. 모든 외이도 분비물은 제거해야 하며 피부는 건조하게 유지해야 한다. 급성 염증이 없는 한 항생제의 사용은 추천되지 않는다. 실제로 만성 외이도염은 알레르기 반응 혹은 진균 감염을 조장하기도 한다.

이절

이절(12쪽)은 급성 외이도염의 중증 형태이며 지속되는 찌르는 듯한 통증과 함께 농양이 파열되면 장액농성의 이루를 생성한다. 환자는 검진 및 배농을 위해 마취를 필요로 하며 치료는 급성 외이도염과 같다.

중이 질환으로 인한 이루

만성 중이염은 크게 두 가지로 나누어지는데 두 종류 모두 이루, 난청 그리고 고막의 손상을 유발한다. 한 종류는 점막 병변이며 다른 하나는 골 손실을 일으키며 심각한 합병증을 일으킨다. 이통은 흔하지 않다.

만성 화농성 중이염(이관 고실 질환)

급성 중이염에서 고막의 파열은 피가 섞인 점액 농성의 이루를 생성 한다. 고막은 대개 빠르게 재생되나 염증이 지속되면 고막의 피부는 천공의 경계에서 재생에 실패하여 영구적인 천공을 생성한다. 물이 중이내로 들어가거나 상기도염이 발생할 경우 계속적이고 반복적인 점액성의 이루가 발생할 수 있다. 반복적인 급성 중이염은 고막의 긴장부에 천공을 일으키나 섬유륜은 천공에 포함되지 않는다. 이들은 중증 질환과 연관되는 경우는 드물어 안정된 천공으로 여겨진다(그림 3, 4). 이루가 있는 천공의 초기 치료는 국소 스테로이드 점이액의 사용과 국소 소독 치료이다. 귀를 건조시키고 고막과 중이 점막에 대한 정확한 평가가 이루어져야 한다. 만일 천공이 계속 된다면 환자는 활동성 혹은 비활동성의 급성 화농성 중이염이 있음을 의미한다. 아미노글리코사이드를 포함한 항균 점이액은 이독성이 있기 때문에 더 이상 추천되지는 않는다. 오플록사신(*ofloxacin*)과 사이프로플록사신(*ciprofloxacin*)을 함유한 점안액은 이독성이 없고 효과적이지만 귀 질환에 대한 사용

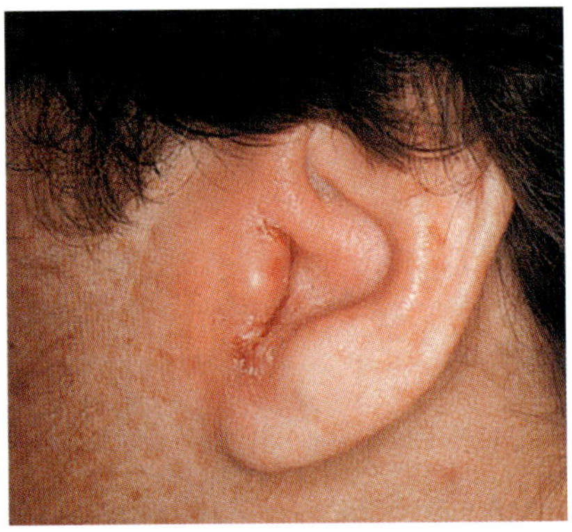

그림 1. **급성 외이도염. 심한 종창으로 외이도가 폐쇄됨.** 이개나 이절을 만지면 통증이 유발되며 저작시 턱관절의 운동으로 외이도의 연골부가 움직이게 되어 불편감이 발생한다.

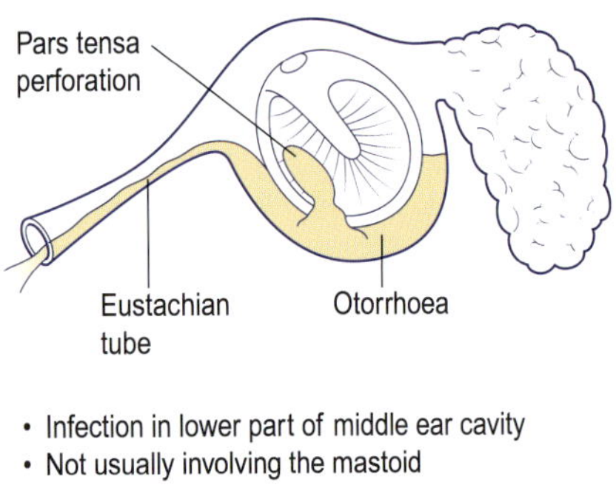

그림 3. **만성화농성 중이염(귀인두관 고실오목 질환).** 고막의 긴장부의 천공이 동반되며 활동성 감염 시 다량의 점액성 이루가 있으며 이관의 기능이상이 있는 경우 악화된다(예. 급성비염).

표 1. 원인에 따른 이루의 양상	
이루 양상	**가능한 원인**
수양성	외이도 습진, 뇌척수액 이루(드묾)
화농성	급성 외이도염, 이절
점액성	천공을 동반한 만성 화농성 중이염
점액농성/혈성	외상, 급성 중이염, 악성종양(드묾)
악취를 동반하는 경우	진주종성 중이염

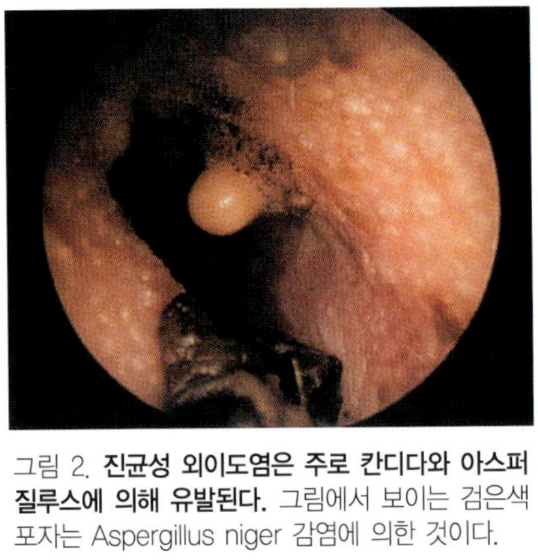

그림 2. **진균성 외이도염은 주로 칸디다와 아스퍼질루스에 의해 유발된다.** 그림에서 보이는 검은색 포자는 Aspergillus niger 감염에 의한 것이다.

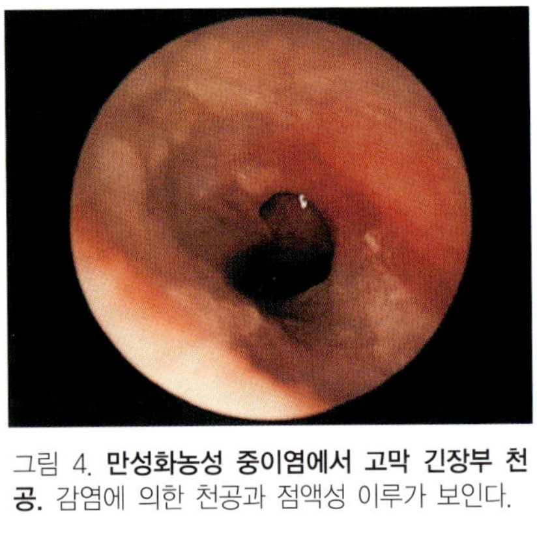

그림 4. **만성화농성 중이염에서 고막 긴장부 천공.** 감염에 의한 천공과 점액성 이루가 보인다.

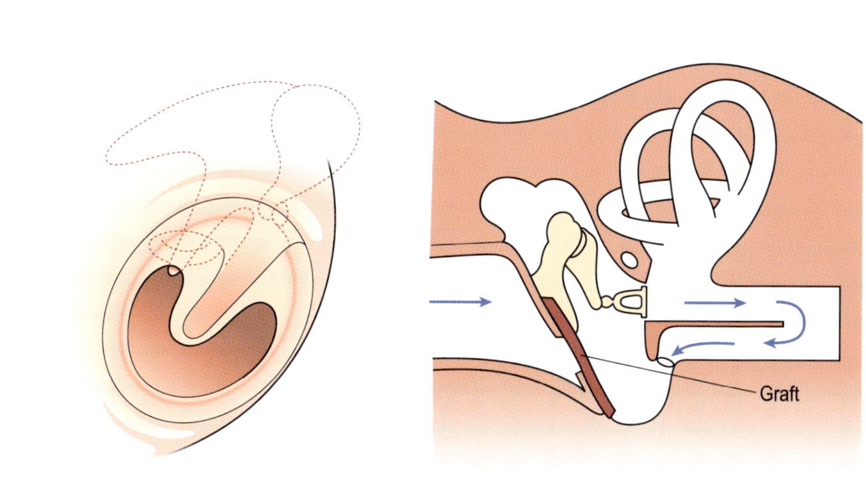

(a) (b)
그림 5. **이소골 연쇄는 정상인 단순 고막 천공 (a). 천공 치료를 위한 underlay 고막이식 (b).**

이 허가되지 않은 경우도 있다. 귀로 인한 큰 문제가 없는 환자들은 보청기로 난청만 조절된다면 더 이상의 치료는 필요 없다. 반복적인 이루나 정기적으로 수영하는 사람, 청력의 개선을 원하는 사람에서는 수술을 권유해 볼 수 있다. 고막 이식 재료는 대개 환자 본인의 측두근막을 사용한다.

만성 화농성 중이염(상고실 질환)

오래된 이관 기능 부전은 상고실 부위 고막의 천공을 일으키며 때로 섬유륜을 포함하기도 하고 고막이 안쪽으로 말려 들어가게 한다(그림 6, 7). 이들은 진주종과 관련되기도 한다. 진주종은 파괴적이고 때로 위중한 합병증이 생겨서 치명적이 될 수 있다.

이루의 양은 적지만 기본적인 골염으로 인해 침습적이다. 골 파괴는 중두개저 혹은 후두개저를 따라 나타나지만 종종 두개내 합병증이 일어나기 전까지 발견하지 못할 수 있다. 상고실 질환에서 난청은 심한 편이고 심각한 위험성으로 인해 수술이 권장된다. 청력을 보존하고 병변을 제거하기 위해, 중이와 유양동의 수술을 한다(유양동 삭개술 16쪽). 대개 외이도 후벽을 제거하고 유양동을 제거하여 외이도에서 관찰할 수 있고 필요에 따라 청소가 가능한 공간을 만든다. 수술 후 점막 분비물을 최소화하고 청력의 개선을 위해 고막의 결손을 재건하여 준다.

분비물이 나오는 유양동

많은 환자들이 수술로 형성된 유양동에서 지속적 혹은 재발성 이루가 있다. 여러 가지 원인에 의해 수술 후 이루가 발생하나 대개 쉽게 치료된다(표 2). 조절되지 않는 중이 혹은 유양동의 감염은 수 년이상 지속될 수 있으며 악성으로 변할 수 있다. 점액 농성의 이루가 혈성 이루로 변할 때 악성종양을 의심해 볼 수 있으며 진행성의 이통과 안면마비가 동반 될 수 있다.

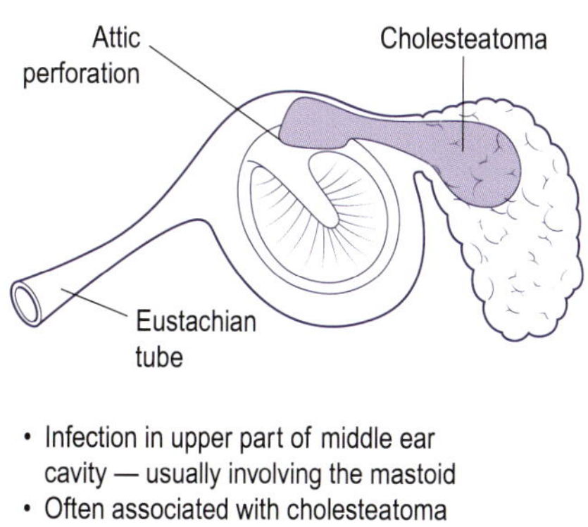

그림 6. **만성 화농성 중이염(상고실 꼭지돌기 질환).** 이 질환은 변연부 천공과 연관되며 종종 상고실에서 발생한다(고막 이완부). 이루는 보통 많지 않고 악취가 난다.

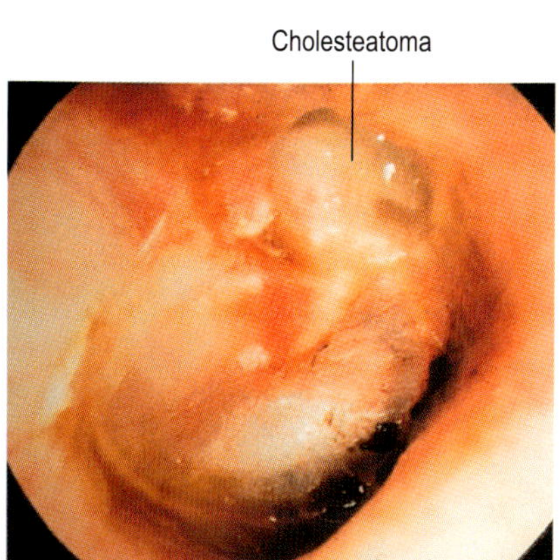

그림 7. **상고실에서 관찰되는 상고실꼭지돌기의 변형을 일으킨 만성 화농성 중이염.** 분비물과 백색 케라틴 파편들이 상고실 천공을 통해 관찰된다.

측두골 골절

두정부나 측두부의 심한 외상은 측두골 골절을 야기한다. 중이내에 피가 고이게 되고 이소골 단절 및 고막 천공으로 인해 전음성 난청이 발생한다. 와우를 가로지르는 횡골절이 발생한 경우에는 감각신경성 난청도 가능하다. 뇌척수액 이루가 발생할 수 있으나 대개 자연 치유 된다. 전신 항생제 사용이 권장된다.

표 2. **지속적인 이루가 관찰되는 유양동강의 원인 및 치료**

원인	치료
작은 외부로의 배출구	배출구의 확장
감염	국소 세척과 국소 항생제 및 스테로이드 점이액
잔존 진주종	유양동 재수술
국소 점이액에 대한 알레르기	점이액 중단
높은 후외이도벽	후외이도 낮추는 수술
신생물	수술 +/– 방사선 치료

핵심 포인트

- 이루가 관찰될 경우 세심하게 조사해야 한다. 양상이나 냄새를 통해 진단을 내릴 수도 있다.
- 이루가 있는 환자들의 경우 고막의 상태에 대해 반드시 평가해야 한다.
- 국소 소독 치료 및 국소 항생제 치료를 통한 보존적 치료는 이관고실 질환 형태의 만성 화농성 중이염에서 효과적이다.
- 유양동 삭개술은 진주종을 동반하는 상고실 질환 형태의 만성 화농성 중이염에서 필요할 수 있다.
- 만성적인 이루의 양상 변화를 주지해야 한다. 특히 이통이 수반되는 경우 종양을 암시할 수 있다.

중이 감염의 합병증

약물 치료 및 항생제의 사용으로 급성 중이염에 의한 합병증의 빈도는 감소하였다. 유양돌기염은 소아에서 가장 흔한 합병증이다. 그러나 만성 중이 질환은 치명적인 두개내 합병증을 일으킬 수 있다.

표 1. 중이감염의 합병증

유형	합병증
두개외	급성 유양돌기염
	안면마비
	미로염
두개내	뇌수막염
	농양
	– 경막외
	– 경막하
	– 측두부
	– 소뇌
	측동 혈전증

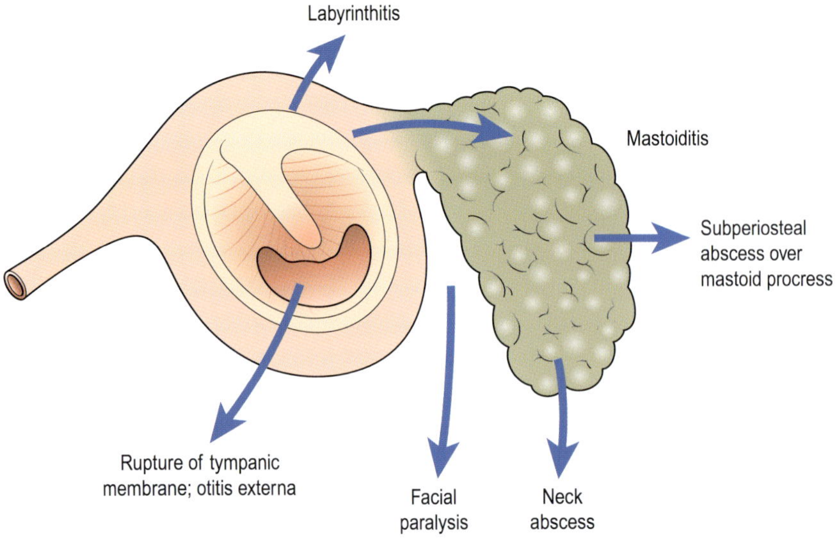

그림 1. **중이감염의 두개외 합병증.**

두개외 합병증

급성 유양돌기염

유양돌기염은 급성 중이염 이후 발생하며 대개 소아에서 볼 수 있다. 유양동의 염증은 심한 통증을 유발하나 대개 유양돌기 주변에 국소화된다. 중이염에 의한 고막 천공은 초기 통증을 경감시키지만 점점 통증이 증가하고 발열과 빈맥이 생기게 되면 염증이 유양동으로 번져 나가고 있음을 의미한다(그림 1). 초기 이학적 소견으로 외이도 후벽의 부종 및 현수화, 유양동과 관골 부위의 부종을 포함한다. 결국 이개는 골막하 농양으로 바깥 외하방으로 밀려나게 되고 고막은 부풀어 오르거나 농성 이루가 나온다. 약물 요법이 불충분할 경우 급성중이염에서 유양돌기염으로 진행하게 되나 때로 일부 환자는 급성으로 유양돌기염으로 진행한다. 초기에 정맥 주사 항생제의 사용으로 염증을 조절할 수 있다. 질병의 완전한 관해와 정상 청력으로의 회복을 위해 충분한 치료가 필요하다. 치료에 반응이 없거나 골막하 농양이 발생한 경우 피질골 유양 돌기 절제술을 시행하게 된다.

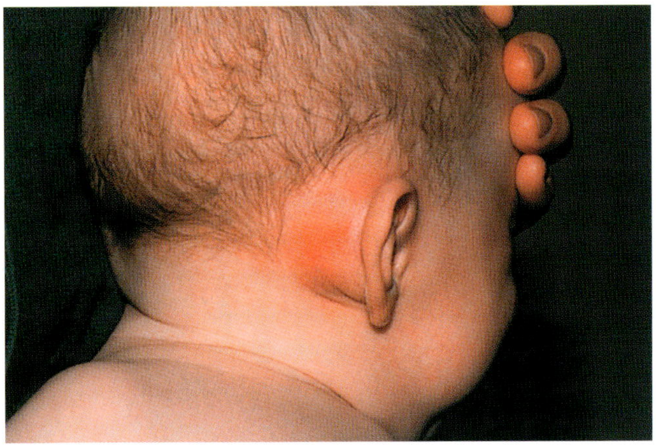

그림 2. **급성 중이염이 급성 유양돌기염으로 진행되면서 골막하 농양이 발생한 소아.** 후이개구(postauricular sulcus)의 소실과 귓바퀴가 하외측으로 변형되었는지 확인할 것.

안면마비

중이내에 위치한 안면신경관에 결손이 존재하면 급성 염증은 안면신경의 일시적인 마비를 일으키게 되며 마비는 중이내 염증이 조절 되면 회복된다. 만성 중이염이 있던 환자에서 안면신경 마비가 생기면 유양동의 시험적 개방이 필요하다.

미로염

미로염은 급성 및 만성 중이염에서 발생할 수 있다. 미로염의 증상은 어지럼증과 구토, 오심, 평형 장애 등이 있고 감각신경성 난청이 발생할 수 있다. 환자는 병변이 있는 귀를 위쪽으로 하여 눕도록 한다(이러한 자세가 현기증을 감소시킨다). 뇌막염 방지를 위해 고농도의 정맥 주사 항생제를 사용한다. 농양이 형성된 경우에는 수술이 필요하다.

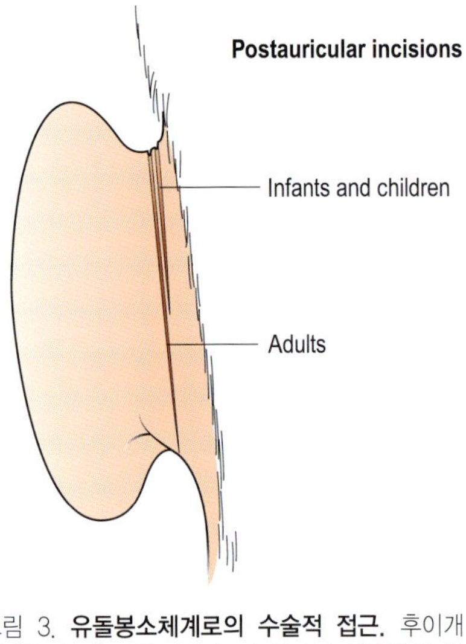

그림 3. **유돌봉소체계로의 수술적 접근.** 후이개 절개를 통해 이루어진다. 소아에서 유돌첨의 발달미숙으로 안면신경 보호가 되지 않아 절개선은 아래방향으로 확장되면 안된다.

두개내 합병증

뇌막염

뇌막염은 미로를 통한 감염, 횡정맥동, 중이에서 직접 파급된 감염으로 유발된다. 수막 구균성 뇌막염이 흔하다. 환자는 발열, 두통과 같은 초기 증상에서 정신 착란, 불안정, 경부 강직 등의 후기 증상이 나타나게 된다. 진단은 뇌척수액 천자로 하며 두개내 농양 생성 여부를 관찰하기 위해 CT 촬영이 필요하다. 수술을 고려하기 전에 정맥 주사 항생제로 감염을 조절해야 한다. 반복성의 세균성 뇌막염은 귀와 부비동에서 감염의 원인을 찾고 뇌척수액 유출 여부를 진단하기 위해 이비인후과 검진이 필요하다.

두개내 농양

두개내 농양은 사망률이 높다(그림 4). 중두개저 혹은 후두개저의 경막외 농양은 중이 감염의 직접적인 파급으로 유발된다. 경막판에 미란이 발생하면 경막에 육아조직과 농양이 형성된다.

측두엽 농양

급성 혹은 만성 중이 질환의 합병증으로 측두엽 농양이 발생 할 수 있다(그림 5). 환자는 난청, 이루, 뇌염(두통, 발열, 오한, 구토) 등의 병력이 있으며, 수주간의 잠복기를 거치는 동안 이 증상은 조절되어 사라진다. 이즈음 환자는 시야의 변화, 마비, 발작, 경련 등 농양의 증후나 두개 뇌압 상승의 증상으로 다시 병원에 내원한다. CT, MRI 등의 검사가 필요하며 모든 뇌염 환자는 고농도의 정맥 주사 항생제를 사용하여야 한다. 두개 천자를 통한 배농이 필요하며 반복 천자가 요구되는 경우도 있다.

소뇌 농양

소뇌 농양은 흔하지 않으나 유양돌기염의 치료 이후 나타날 수 있다. 안진, 운동실조, 두통 등의 동측 소뇌 증상이 있을 경우 응급 CT 촬영(그림 6) 및 수술적 배농이 요구된다.

횡정맥동 혈전증

이것은 유양동 내의 화농의 파급으로 생성되며 응고된 혈전이 쌓여서 결국 혈관을 막게 된다. 발열 혹은 오한이 있을 수 있으나 이전에 항생제를 사용한 경우 나타나지 않을 수도 있다. 진단은 유양동 절제술을 하면서 이루어지는 경우가 종종 있다.

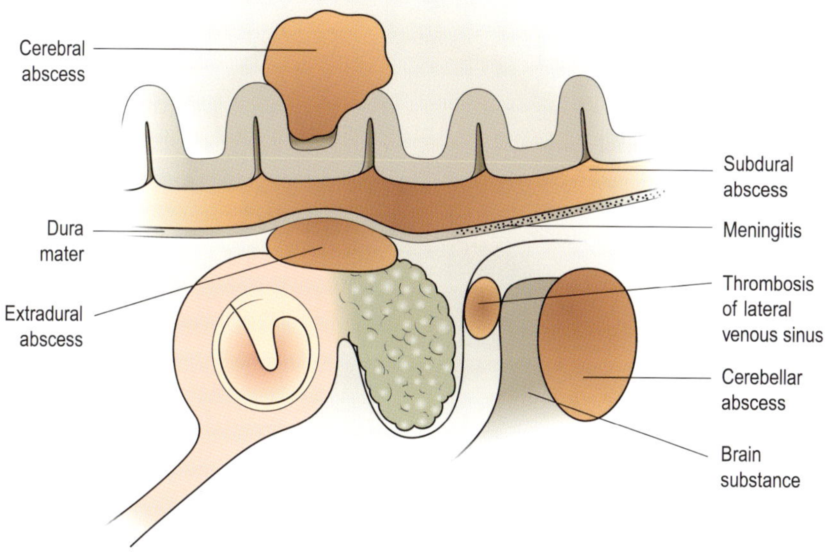

그림 4. **중이감염의 두개내 합병증.**

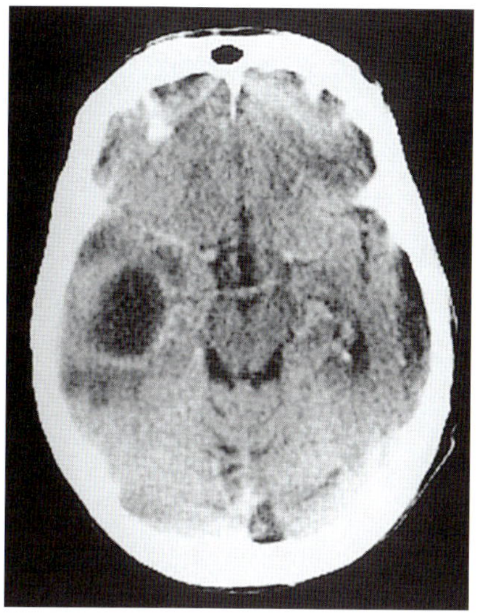

그림 5. **측두엽 농양.** 이 질환은 중이강의 지붕(고실개)을 통해 상부로 중이질환이 확장되면서 발생할 수 있다.

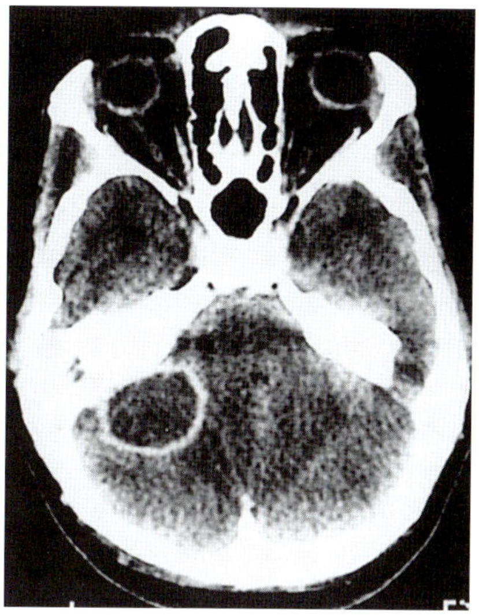

그림 6. **전산화 단층촬영상 관찰되는 소뇌농양.**

핵심 포인트

- 급성 유양돌기염은 급성 중이염의 가장 흔한 합병증이다.
- 두개내 합병증이 있는 모든 환자는 이과적 검진이 필수적이다.
- 두개내 합병증은 이과적 증상이 없이 발생할 수 있다.
- 두개내 합병증의 치료는 기저 중이염의 치료보다 선행되어야 한다.
- CT 혹은 MRI는 신속하고 정확하며 비침습적으로 두개내 합병증을 진단할 수 있는 검사이다.

안면마비

안면신경은 안면근을 지배하는 분지가 되기 전까지 뇌간에서부터 측두골, 이하선에 이르는 복잡한 경로를 거치게 된다. 운동신경과 함께 미각을 담당하는 지각신경이 혀의 앞부분을 지배하며 분비 운동신경은 눈물샘과 악하선, 설하선을 지배한다. 안면신경의 손상은 안면 근육의 약화를 유발하며 상당한 미적 변형을 초래 한다(그림 2). 손상 부위 수준이 임상 양상을 결정한다. 뇌졸중과 같은 핵상 병변일 경우 이마의 운동은 양측의 신경 지배를 받기 때문에 종종 보존된다. 핵하 병변의 경우 하 운동신경 마비를 일으켜 상, 하 얼굴 근육 모두 손상된다. 회복의 정도는 신경 손상의 범위와 관련이 있다. 가벼운 손상의 경우 가역성의 마비를 일으키며 완전 회복에 약 6주 정도 걸린다. 좀더 심한 병변은 축삭의 퇴행을 일으키며 회복은 재생에 의해 약 3개월에서 12개월 정도 시간이 소요 되며 완전 회복은 드물다. 흔한 원인을 표 1에 나타내었다.

임상

자세한 병력 청취로 안면마비의 원인 및 병변 부위까지 추정할 수 있다. 예를 들어 벨 마비와 램지헌트증후군(그림 3)의 경우 안면신경 마비가 오기 전에 이통이 발생한다. 만성적으로 이루가 있는 귀에서 안면신경 마비가 발생할 경우 이는 대개 진주종성 만성 화농성 중이염에 의한다. 이과적 수술 조작이나 측두골 골절에 의한 안면마비는 쉽게 진단된다. 안면마비가 동반된 이하선

표 1. **안면신경 마비의 원인**

부위	병인
두개내	청신경종
	뇌졸중
	뇌간 종양
측두골내	벨 마비
	램지헌트증후군
	중이감염
	외상
	– 수술적
	– 측두골 골절
측두골외	이하선 종양
기타	사르코이드증, 다발신경염

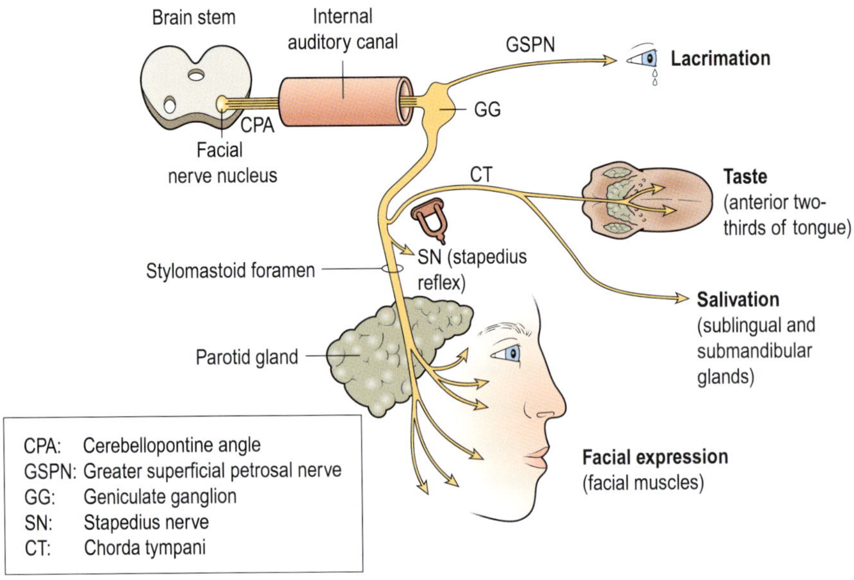

그림 1. **안면신경의 국소해부학.**

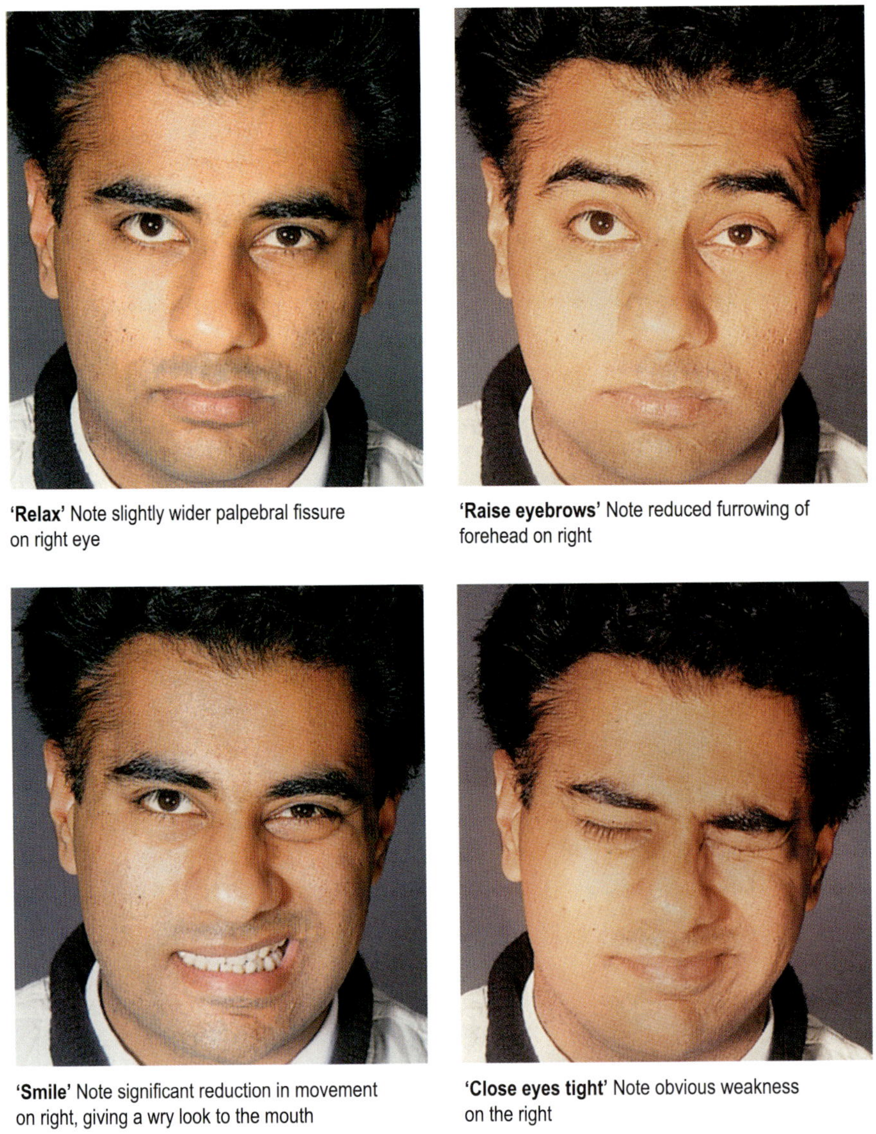

그림 2. **우측 안면마비 환자.** 안면 운동의 미적 변형을 주목할 것.

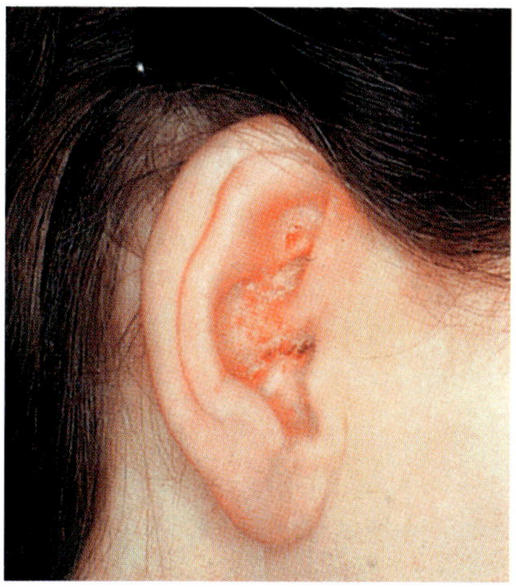

그림 3. **램지헌트증후군의 개화성 증례.** 수포들이 귀연골부에서 관찰된다. 부분적인 안면마비도 또한 관찰된다.

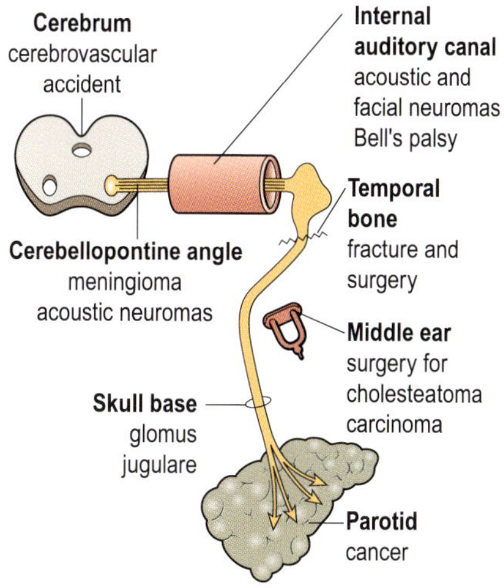

그림 4. **안면마비의 발생병리.**

주변의 종괴는 악성을 시사한다. 그러나 불행하게 이하선 선양 낭성 암종은 특별히 만져지는 종괴없이 미용적 결손으로 나타난다. 미각의 변화가 있다는 것은 고삭신경 상부 병변을 의미한다. 고강도 소리에 민감함은 등골 신경 상부의 병변을 의미하며 등골 반사의 소실을 가지고 온다. 눈물 분비 감소에 따른 건조안은 슬상신경절 근위부의 병변을 의미한다.

임상적 검사

안면마비가 핵상 마비에 의한 것인지 핵하 마비에 의한 것인지 결정하는 것이 중요하다. 많은 사람들은 뇌졸중에 의한 안면마비가 오는 것이 아닌가 두려워하는데, 이마의 근육이 마비될 경우 뇌졸중을 즉시 배제할 수 있다. 안면의 움직임은 이마, 눈 주위, 볼, 입 주위에서 확인한다. 이경 검사를 통해 수포를 발견하거나 만성 이루의 진주종성 중이염 존재를 확인하며 드물게 경정맥구 종양이 보일 수 있다. 이하선 종양은 목에서 촉지할 수 있으며 드물게 편도선을 내측으로 전위시키는 이하선 심엽의 병변을 배제하기 위해 구인두의 검진이 필수적이다. 완벽한 뇌신경 검진이 필수적이며 이경상 정상 소견을 보인 경우에도 청력 검사를 포함한 정밀 검사가 필요하다. 드물게 청신경 종양이나 안면신경 종양에서 안면신경 마비만 나타날 수 있다. 전기진단학적 검사가 신경 손상 종류 및 예후의 측정에 도움을 줄 수 있다.

치료 및 관리

안면신경 마비의 치료는 원인에 따라 다르다. 심리적인 효과를 고려하여 미적 결손은 되도록 최소화하면서 안면신경은 회복할 수 있는 환경을 만들어 주어야 한다. 마비가 생기면 안과의사의 검진이 필요하며 환자의 눈이 상안검에 의해 완전히 감기는지 확인하여 각막 찰과상의 위험을 줄여야 하고 완전히 감기지 않는 경우 예방적 처치를 해야 한다. 예방적 처치에는 점안액 혹은 실리콘 연고 사용, 안경 착용, 상안검에 금속판 삽입하기, 안각 성형, 하안검 확대 등이 있다.

안면 외형은 하인두 안면신경 문합술이나 근육 전이술을 이용하여 호전될 수 있다. 심층 안면거상술도 도움이 될 수 있다. 측두골 골절이나 이과적 수술 이후 완전 마비가 올 수 있다. 이런 경우 단단 문합술 혹은 신경 이식술이 필요하다. 수술 후 발생한 불완전 마비에서는 귀속의 거즈를 제거함으로써 압박을 경감시키면 마비가 회복되는 경우가 있다.

안면마비의 특별한 원인

벨 마비(특발성 안면마비)

벨 마비는 안면마비의 가장 흔한 원인이며 다른 질환을 배제함으로써 진단한다. 의심되는 원인은 안면신경의 염증으로 인한 안면신경관 내부의 신경 압박 및 전도 장애이다. 현재는 단순 헤르페스 1형 바이러스에 기인한다고 생각되고 있다. 유양동 주변의 통증과 불편감이 안면마비에 선행한다. 청력과 미각의 손실, 때로 청각 과민도 존재한다. 완전 마비가 아니면 대개 대부분의 환자는 병발한지 3주 정도부터 만족할 만한 회복을 보인다. 완전 마비인 경우 회복률은 약간 낮아진다. 약 85% 의 환자가 완전 회복을 보이고, 10%는 부분적 회복, 5% 는 예후가 불량하다. 비록 명백한 증거는 없지만 신경의 염증성 팽창을 줄이기 위해 스테로이드를 처방한다. 항 바이러스제 역시 처방하지만 효과가 입증된 바는 없다.

외상

외상은 측두골내에서, 혹은 말초성으로 안면의 연부조직에서 손상을 일으킨다. 이주의 전방 혹은 하방의 열상은 이하선 안의 안면신경 분지의 손상을 일으킬 수 있다.

핵심 포인트

- 많은 환자들이 안면마비를 뇌졸중을 앓고 있는 것으로 생각한다.
- 전두부 마비가 있을 경우 핵하병변에 기인하는 것이므로 뇌졸중이 아닌 것에 대해 안심시킬 수 있다.
- 안면마비시에는 항상 이경검사가 필요하다. 왜냐하면 치료가 가능한 안면마비를 놓칠 수 있기 때문이다.
- 벨마비는 다른 안면마비 진단을 배제함으로써 가능하다.
- 완전 벨마비나 6주 이내에 호전이 없는 벨마비의 경우에는 이비인후과 수술을 위해 의뢰되어야 한다.
- 이하선 종양은 안면마비의 증상으로 나타날 수 있다.
- 유양동 수술을 받게 되는 환자들의 경우 안면신경 손상에 대해 상담을 술 전에 받아야 한다.
- 안면마비의 주된 합병증은 눈과 자기 외모와 관련되어 있다.

평형 장애 – 개요 및 이과적 원인

불균형, 어지럼증 혹은 '현훈'은 모두 전정계의 장애를 가진 사람의 증상이 될 수 있다. 병리는 이과적 원인의 말초성이거나 혹은 뇌간 등의 중추성 원인으로 인해 움직인다는 착란을 일으킨다. 전정계는 눈, 귀, 관절의 고유 감각 혹은 소뇌에서부터 정보를 받아 들인다.

증상

병력 청취는 평형장애를 진단하는 지름길이며 주 증상의 특징을 규명하는 것이 중요하다. 환자들은 많은 다른 증상들을 '어지럽다'는 용어로 표현하려고 한다. 증상들은 표 1에 분류하였다. 다음 항목들은 환자들에게 반드시 질문해야 하는 사항들이다.

- 첫 발병 시기 – 증상 발생 방식과 기간
- 청력의 변화와 이명의 유무
- 움직임과의 연관성(고개 움직임, 몸의 자세, 침대에 누울 때)
- 어두운 곳의 영향, 눈을 감을 때 어지러움의 변화 양상
- 심혈관계 질환 동반 유무
- 약물 복용력(항 고혈압 제제, 아미노글리코사이드)
- 알코올 복용
- 불안

증상의 기간에 따라 원인이 달라질 수 있으므로 기간을 아는 것은 매우 중요하다.

이과적 병변에 의한 평형장애는 시간의 경과에 따라 중추 보상 작용으로 호전되는 성향이 있고 전정 억제제에 의해 대개 조절이 가능하다. 비이과적 원인은 이러한 특징을 가지고 있지 않다. 예를 들어 의식 소실이나 눈앞이 깜깜해지는 것은 이과적 원인의 특징이 아니라 대개 간질이나 부정맥에 의한 것이다.

증후

중이 질환의 유무를 보기 위해 고막을 반드시 검진해야 하고, 안진을 관찰하며 모든 뇌신경과 소뇌 기능을 평가한다. 환자를 똑바로 서게 하여 Romberg 검사(그림 2)를 시행한다. 환자를 방안에서 걷고 뒤로 돌게 하면서 걸음걸이의 이상을 발견할 수 있다. 자세 검사를 시행하며, 누웠을 때와 앉았을 때의 혈압을 체크한다.

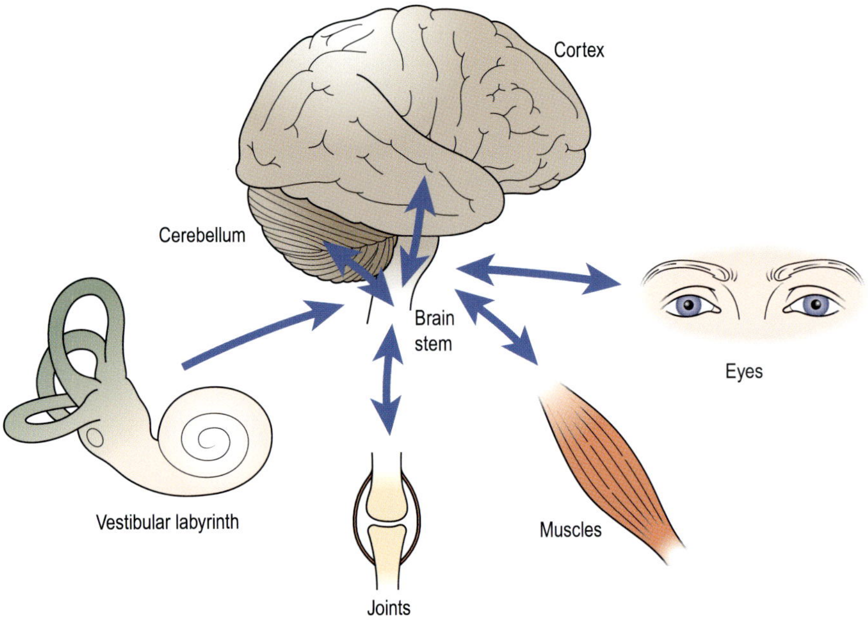

그림 1. **균형의 유지.** 균형은 다양한 감각들이 상호조화를 이루어야 유지될 수 있다. 예를 들면, 평형이상감각은 머리를 돌리다가 갑자기 멈출 경우 느껴진다. 이는 전정미로는 머리가 계속 회전하는 것으로 인지하는 반면, 시각은 머리가 멈춰있는 것으로 인지하기 때문이다.

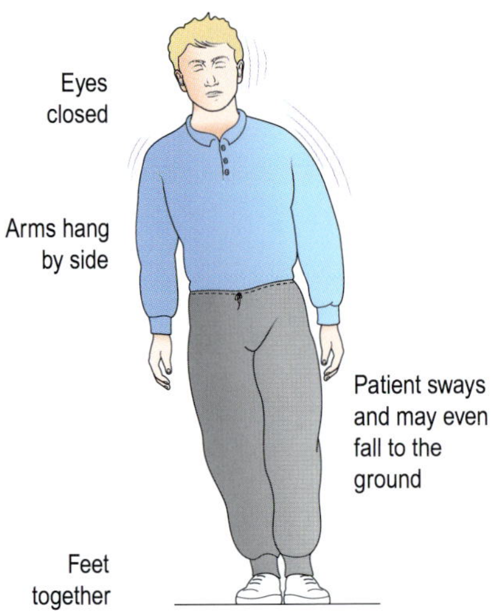

그림 2. **Romberg 검사.** 시각 자극은 단절이 되고, 이는 관절의 고유감각이나 말초 전정 장애가 있는 환자의 경우 동요보행이나 넘어지는 것을 유발할 수 있다.

표 1. **균형이상: 용어 및 병인론**

용어	증상	원인
어지럼	회전하고 있는 착각, 밤에 심해짐	말초 전정 질환, 중추 전정 병리는 드묾
어질어질함	실신되는 느낌	심혈관계(기립성 저혈압, 고혈압약물), 이독성 약물 심인성 원인
불안정감	보행장애, 한쪽으로 넘어지거나 틀어지는 경향	전신적 부조화와 동반된 노화과정, 드물게 신경학적인 원인
의식소실	보통 명확한 병력	신경학적(발작), 심부정맥

표 2. **병인에 따른 불균형 증상의 기간**

기간	병인
수초	경추경화증 기립성 저혈압 양성 돌발성 체위성 현훈
수분에서 수시간	메니에르병 미로염
수시간에서 수일	급성 미로성 부전증 (보상 작용 없는) 이독성 중추 전정 질환

급성 현훈의 일반적인 치료

심한 현훈이 발생한 경우, 심각한 원인에 의한 것은 아닌지를 우선 배제하고 증상의 경감을 위해 도와준다. 심혈관계, 신경계, 이과적 증상과 관련된 환자는 각각의 전문의에게 의뢰해야 한다. 환자를 안심시키고 침상에서 안정하는 것이 필수적이다. 전정 억제제가 필요할 수 있으나 오심과 구토로 인해 복용하기 힘들 수 있다. 근육내 주사, 협부 점막 혹은 항문 제제가 사용될 수 있다.

급성기가 지나면 환자는 종종 장시간 효능의 억제제를 필요로 할 수 있고 점차적인 머리, 몸, 눈 운동으로 도움을 받을 수 있다. 이들은 중추의 보상작용을 증대시킨다.

평형 장애의 이과적 원인

그림 3에 현훈을 일으킬 수 있는 흔한 이과적 질환을 나타내었다.

중이 질환

삼출성 중이염이 있을 때 아이들은 두 발로 서 있을 때 불안정함을 느낀다. 수술이 필요하다면 고막 절개술, 고막 천자, 환기관 삽입이 안정을 되찾게 할 수 있다.

급성 중이염은 진성 현훈을 포함한 다양한 평형 장애를 일으킨다. 치료는 침상 안정, 항생제, 진통제 및 전정 억제제를 포함한다.

만성 화농성 중이염. 미란성의 진주종은 미로를 침범하여 중이와 내이를 연결하는 누공을 만들어 누공 검사상 양성소견이 나타나게 된다. 이루가 있는 환자에서 현훈이 나타나면 서둘러서 이비인후과 의사에게 의뢰해야 한다.

외상

이경화증의 수술인 등골절제술은 현훈을 일으킬 수 있다. 현훈은 수술 후 어느 단계에서도 일어날 수 있으며 대개는 피스톤 주변에서 외림프 유출에 의해 발생한다. 측두골 골절이 미로를 포함한 경우에도 심한 현훈과 안진, 그리고 안면신경 마비가 나타날 수 있다.

양성 돌발성 체위성 현훈

이것은 주로 고개를 돌릴 때 발생하는 극적으로 표현되는 일시적인 어지러움을 말한다. 상기도염이나 두부 외상 후에 생길 수 있다. 현훈은 수 초간 지속되며 반복되는 자극 검사에 의해 피로현상이 나타난다. 대부분 자연적으로 증상이 완화되거나 혹은 특별한 물리치료법에 의해 치료된다. 전정 억제제는 치료 효과가 없다.

메니에르 병(내림프 수종)

메니에르 병은 주로 젊은 사람부터 중년 나이에 발생한다. 주요 특징을 표 3에 나타내었다. 발작은 군집성으로 나타나는 경향이 있다. 청력의 변동이 매우 특징적이다. 급성 발작은 매우 고통스러우며 만성적으로 불안정하게 한다.

병의 초기에는 약물치료로 충분하다. 심적 안정과 담배, 카페인, 소금 등을 줄이는 습관이 병의 치료에 효과적이다. 베타히스티딘(혈관확장제)과 이뇨제가 내림프의 불균형을 줄이기 위해 처방된다. 수술적 치료법에는 내이 감압술, 미로 절제술, 미로 파괴술이 있다.

표 3. 메니에르병의 기본 특징

증상(주기적 발작)	세부적 설명
어지럼	발작 사이에는 환자는 정상
난청	일측성 혹은 양측성, 그러나 난청의 정도는 유동적
이명	보통 어지럼 발작에 선행
이충만감	압력 또는 귀가 가득찬 느낌이거나 따뜻한 느낌으로 기술

미로염/급성 평형 장애

감염이 미로에 국소적으로 발생하면 환자는 안진을 동반한 급성 현훈을 경험한다. 와우가 침범될 경우 청력 손실도 발생한다. 첫 24시간 동안 환자는 매우 불편해 하지만 중추의 보상작용으로 곧 호전된다. 진성 현훈이 36시간 이상 지속된다면 이는 중추 침범을 의미한다. 미로염 후의 재활은 순차적인 전정 운동을 통해 향상된다. 나이가 많은 사람은 보상에 더 많은 시간이 걸린다. 양측 미로 기능의 손상은 눈의 정상 조절 기능을 손실시켜 진동시를 일으킨다. 이런 경우 환자가 걸어갈 때 세상이 위아래로 흔들린다.

다른 이과적 원인

이경화증, 매독, 이독성 약물(아미노글리코사이드)도 평형장애를 일으킬 수 있으며, 청신경 종양도 평형장애를 일으킨다.

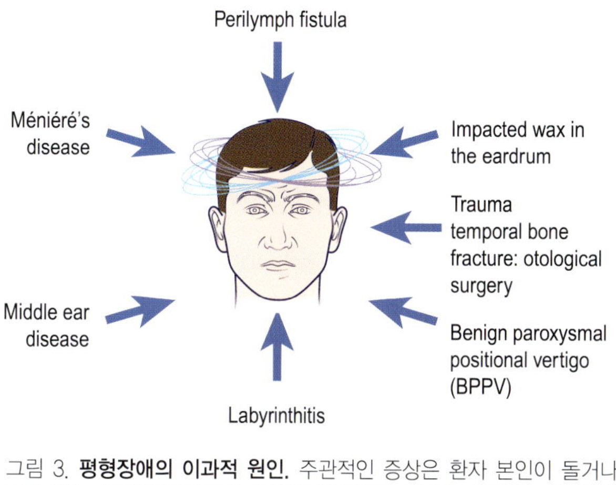

그림 3. **평형장애의 이과적 원인.** 주관적인 증상은 환자 본인이 돌거나 주변이 돌고 있는 듯한 어지럼증임. 명백한 움직이고 있다고 생각하는 환각임.

핵심 포인트

- 평형장애의 정확한 양상을 확인한다.
- 증상의 기간이 원인감별에 중요한 정보를 준다.
- 현훈이 있는 모든 환자는 중이 병변을 감별하기 위해 이경 검사를 시행하여야 한다.
- 모든 환자는 편측 내이기능저하나 청신경초종을 감별하기 위해 청력검사를 시행하여야 한다.
- 이과적 원인에 의한 평형장애는 중추보상작용에 의해 시간이 지남에 따라 회복된다.

평형장애 – 비이과적 원인

평형장애를 일으키는 비이과적 질환을 그림 1에 나타내었다. 진성 현훈–회전하는 듯한 착각–은 비이과적 평형장애의 특징적인 증상이 아니며(그림 1), 오히려 머리가 붕 뜨는 느낌 혹은 불안정한 느낌이 특징적인 증상이라고 하겠다(표 1, 20쪽). 많은 환자들에서 심혈관계와 관련된 증거, 신경과적 증상 및 증후를 발견할 수 있다.

이과적 증상이 없는 경우 철저한 병력 조사를 통해 평형 장애에 대한 비이과적 원인을 찾아 낼 수 있다. 임상적으로 볼 때 경추 강직증 및 노령화가 가장 흔한 비이과적 원인이다. 다발성 경화증과 같은 탈수초 질환도 평형 장애를 일으킬 수 있다.

경추 강직증

나이가 들면서 경부 척추에 관절염이 진행하고 골극을 형성한다. 이러한 뼈의 성장은 목을 신전 시키는 동안에 척추 동맥을 압박하여 뇌 허혈에 의한 평형 장애를 발생시킨다. 신경학적 결함은 드물다. 경부 물리 치료 및 약물 치료로 관리한다.

노령화

나이가 듦에 따라 어느 정도의 평형 장애는 생길 수 있다. 이는 그림 1에서 보이는 많은 병리 현상들의 다인적 원인에 의한다. 청력과 시력이 약해지므로 이들로부터 들어오는 고유 감각이 약해진다. 경부 강직증에 의한 척추 기저부 허혈이 흔하며 두개 혈관의 동맥 경화도 가능하다. 더불어 심혈관계는 기립성 저혈압과 심장 부정맥을 발생시킨다. 많은 노인환자가 복용하는 약들은 직접적으로 혹은 간접적으로 평형에 영향을 미친다.

전정 억제제는 그나마 정상으로 남아 있는 전정기능을 억제시켜 상황을 더욱 악화시키므로 고령의 환자에서는 사용하지 않는 것이 좋다. 청력과 시력을 강화하고 지팡이를 사용하며 복용하는 약을 조절하는 것이 증상 호전에 도움이 된다. 물리 치료는 운동성을 향상시키고 자신감을 증대시킨다.

편두통

이 질환은 편측 두개의 심한 두통을 특징으로 하지만 환자는 흔히 불안정과 평형장애를 경험한다. 철저한 병력 조사로 진단이 가능하며 이 병은 메니에르 병과 연관이 있다.

일과성 허혈 발작

발음 장애와 동반된 평형장애, 사지 위약감, 일과성 흑암시(amaurosis fugax)가 발생할 수 있다. 이러한 증상은 두개내 혈관의 미세 혈전에 의한 뇌 허혈에 의한다. 증상과 징후는 24시간 이내에 호전되나 뇌졸중으로 발전할 수 있다.

두개 외상(측두골 골절 제외)

중추 전정 신경계의 진탕은 초기 현훈에서 회복기의 불안정까지 다양한 평형 장애 증상을 나타낸다. 경부 통증과 외상으로 인해 사용이 제한되지만 전정 재활 운동은 회복을 향상시킨다.

간질

전조 증상 후 의식 소실과 발작이 발생하며 흔히 변실금/요실금이 동반된다.

과환기

과환기에 의한 불안정은 젊은 성인에서 흔하다. 이명과 손과 발의 저린 감각이 흔히 동반된다. 이런 환자들은 정신과적 상담과 신경안정제 및 때로는 베타차단제가 필요하다.

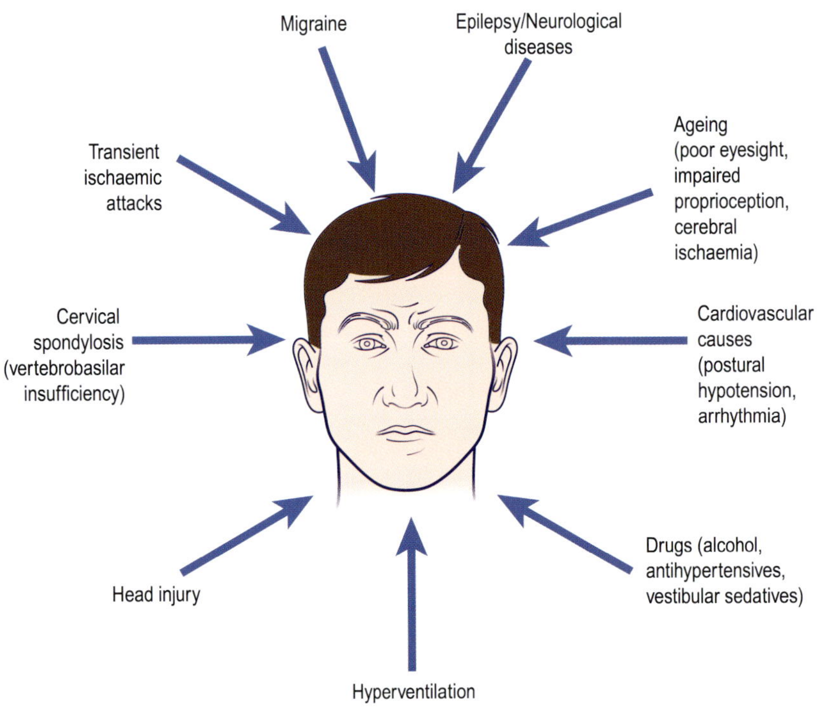

그림 1. **평형장애의 비이과적 원인은 매우 흔하다.** 노인에서 작은 병리학적 원인도 상승작용을 통해 상당한 증상을 일으킬 수 있다.

핵심 포인트

- 전정억제제를 지속적으로 사용함으로써 미로 억제로 인한 평형장애가 유발될 수 있다.
- 노인에서의 평형장애는 일반적으로 비이과적 원인에 의하며 다요인적이다.

이명

가상이든 혹은 실제 존재하든 귀에 들리는 소음을 이명이라고 한다. 영국 국민의 10%가 이명이 있고, 이명은 고강도의 소음에 장기간 노출된 환자에서 가장 흔히 나타난다. 측두하악 관절, 이관, 경동맥 모두 소리를 생성 할 수 있으며 이들은 이명의 객관적 형태로 체성 소리라고 불린다(그림 1).

원인 및 임상적 특징

이명의 주관적 원인은 극도로 다양하며 대부분은 대증적으로 치료된다(그림 1). 이경과 청력 검사는 이명을 일으키는 중이내 병변을 확인해 주며(표 1), 병변이 치료 될 경우 증상의 호전이 나타난다. 아주 극소수의 이명으로 고통 받는 사람에서는 정밀 검사가 필요하다. 그러나 청력 손실을 동반한 일측 이명의 경우 MRI를 포함한 신경 이과적 검사가 필요하다. 주관적 이명의 가장 흔한 형태는 쉭쉭 혹은 윙윙거리는 소리이며 대개 감각신경성 난청과 연관되어 있다. 그러나 난청이 대개 고주파수의 중등도 난청이어서 환자는 잘 인식하지 못한다(표 2). 노인성 난청은 이명의 흔한 원인이다. 점진적으로 발생하는 특징이 있어서, 감기 등에 의한 일시적인 전음성 난청으로 이명이 커지는 이벤트가 있기 전까지 환자는 크게 불편감을 모르고 지내게 된다. 아스피린, 퀴닌, 알코올 등의 약물은 이명을 악화 시킨다. 아미노글리코사이드나 고리형 이뇨제 등의 이독성 약물을 혼합해서 사용할 경우 증상이 영구적이 될 수 있다.

표 1. **주관적 이명과 연관된 이과적 질환**

부위	질환
외이	귀지
중이	이경화증
	삼출성 중이염
내이	소음성 난청
	노인성 난청
	메니에르병
	외상(수술, 두부 수술)
	이독성 약물
	미로염
	청신경종

표 2. **이명의 특징과 의심되는 원인 부위**

이명의 특징	병리학적 부위
고음, 쉿쉿거리는 소리	내이, 뇌간, 청각피질
쾅, 우지직, 뻥 소리	중이
박동성	정상 경동맥, 혈관성 종양

관리

이명을 경험한 환자들은 심각한 두개내 질환을 걱정하게 되고 이러한 상황은 이명에 대해 더욱 민감하게 느끼게 한다. 따라서 자세한 설명과, 필요하다면 환자를 안심시키기 위해 검사를 시행하는 것이 중요하다. 모든 청력 결손은 보청기 혹은 수술로 교정되어야 한다. 때로 보청기에 소음 생성기를 함께 사용하여 환자의 이명을 감소시킬 수 있다. 대부분의 환자는 결국 이명에 적응하며 지낼 수 있게 되나 일부 환자들은 장애를 극복하기 위해 상당한 도움이 필요한 경우가 있다.

정신 치료는 증상을 악화시키는 스트레스 요인을 확인하는데 도움을 준다. 상담과 집단 치료가 증상 완화에 도움을 줄 수 있다.

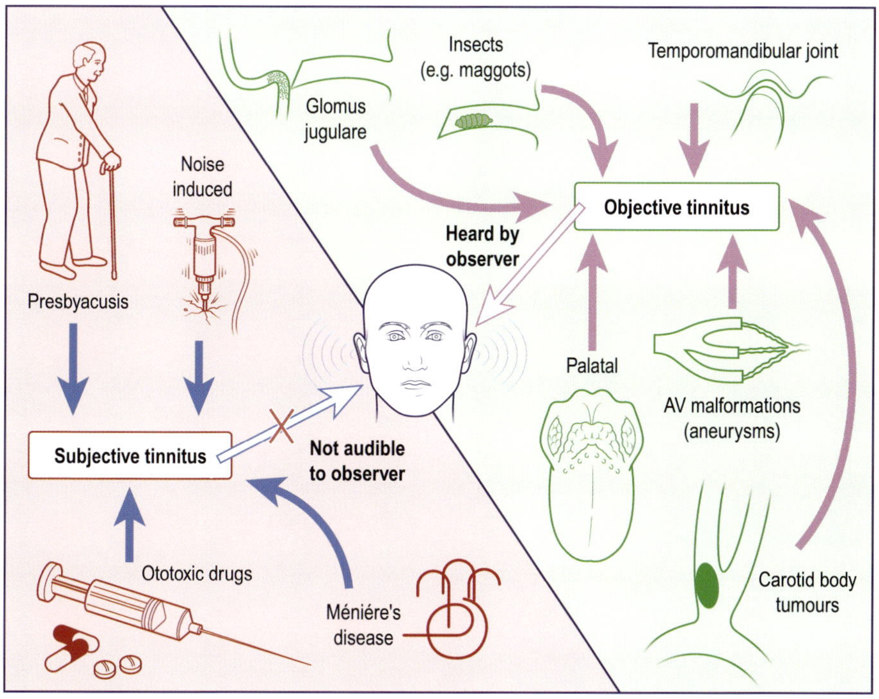

그림 1. **주관적 이명.** 매우 흔하지만 불행히도 대부분의 경우 치료가 쉽지 않다. **객관적 이명.** 대부분의 객관적 이명은 쉽게 확인할 수 있고 치료가 가능한 경우도 있다. 가장 흔한 형태는 내경동맥을 지나가는 정상적인 혈류의 박동성 소음이다. 이 경우에는 밤에 귀를 베개에 위치시켰을 때 뚜렷하다.

핵심 포인트

- 많은 이명환자들은 안심시키는 것으로 치료한다.
- 편측의 이명은 특히 청력감소를 동반한 경우 확실하게 검사되어야 한다.
- 감각신경성 난청과 동반된 이명의 최고의 치료는 보청기 이다.
- 이명억제기는 30%의 환자에서 효과적이다.
- 객관적 이명은 드물다. 가장 흔한 원인은 경동맥에서 전달되는 소음이다.

이개 및 이구

이개

선천성 변형

이개는 배아의 머리에 위치한 6개의 이개융기(hillock)에서 생성된다. 경미한 선천성 기형은 드물지 않으며 대개 치료를 필요로 하지 않는다(그림 1). 무이증이나 심한 변형과 같은(그림 2) 주요 변형의 경우에도 반드시 중이 혹은 내이의 변형이 동반되지는 않는다. 이는 두 부분이 다른 배아 기원을 가지고 있기 때문이다. 실제로 많은 소아들이 전음성 난청을 가지고 있지만 내이 기능은 정상이다.

이러한 이개 변형에 대한 수술적 교정에 대한 결과는 대개 만족스럽지 못했다. 그러나 최근 티타늄 삽입물의 개발로 유양동에 부착하는 미용상 좋은 보형물 사용이 가능해졌다. 티타늄은 골도 보청기를 고정시키는 역할에 더해 소리의 전달 역할을 한다.

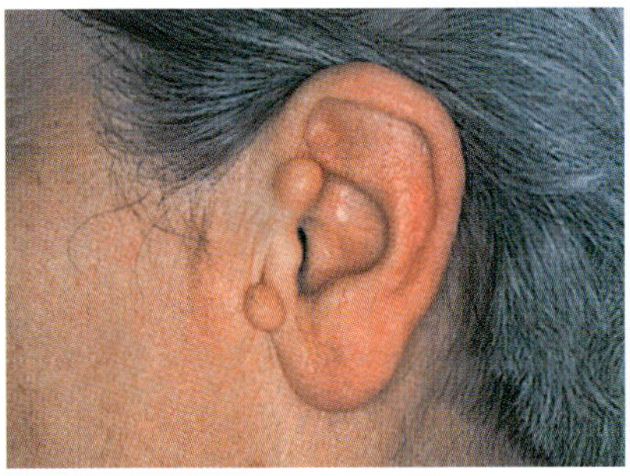

그림 1. **덧귓바퀴.** 주로 이주에서 구각까지의 선을 따라 위치한다. 연골 성분을 포함하고 있다.

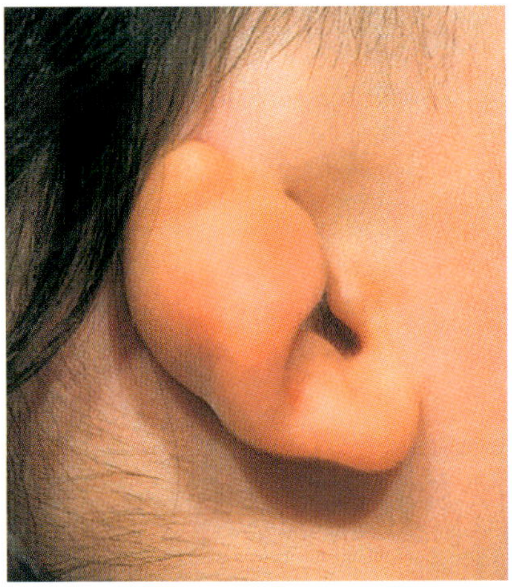

그림 2. **심한 귓바퀴의 변형을 동반한 소이증.**

박쥐 귀(돌출 귀)

박쥐 귀는 가장 흔한 이개의 변형이며 대개 양측성이다(그림 4). 이개 연골의 모양이 아직 확립되어 있지 않기 때문에 돌출된 귀의 모양은 대개 출생시 형성된다(24시간 이내). 그러나 수술적 교정은 6-7세가 되어서 하는 것이 좋고 이개의 대이륜 주름을 새로 디자인 해준다.

이개 전 누공

이개 전 누공은 배아기 잔유물이며 이개 앞에 작은 구멍으로 존재한다. 감염이 존재하지 않는 한 치료는 필요하지 않다(그림 5). 치료는 재발을 방지하기 위해 누공 전체를 완전 적출하는 것이다.

새열 누공

새열 누공은 드문 발달상의 변형인데 외이도의 구멍과 경부의 피부 사이에 누공이 존재하는 것이다. 이것은 반복되는 감염으로 인해 수술적 절제를 필요로 한다. 이 누공이 안면신경 분지 사이를 지나갈 수 있기 때문에 안면신경의 광범위한 박리가 필요할 수 있다.

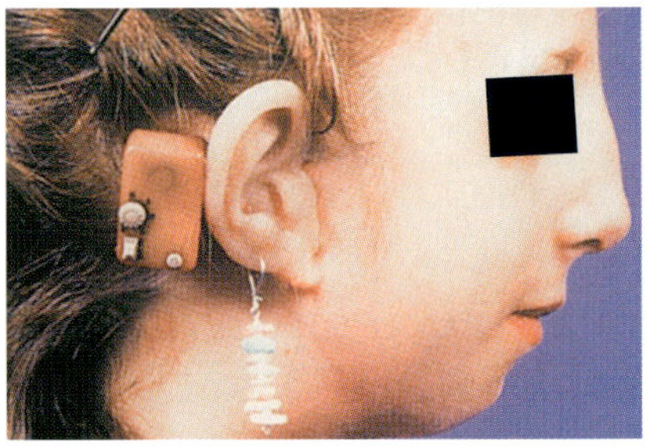

(a)

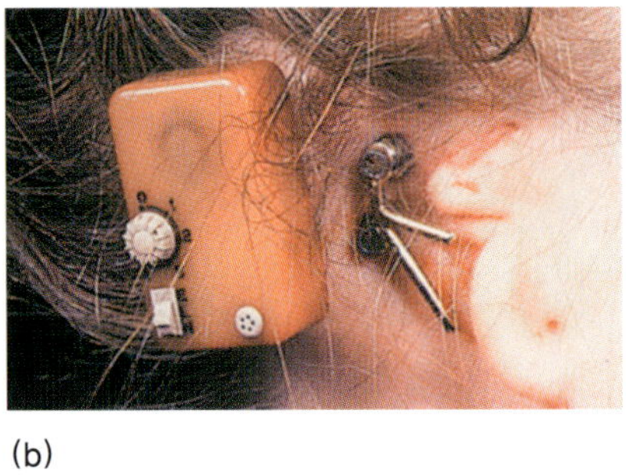

(b)

그림 3. **(a)** Treacher Collins 증후군 환자가 골지지 귓바퀴 보형물과 보청기를 착용한 모습 **(b)** 이 증후군은 난청을 유발하는 유전성 질환으로 보통 외이도 형성부전증과 이개 결손에 의해 난청이 발생한다. 귓바퀴 보형물의 금속 지지물이 두개골에 지지되는 것이 관찰된다. 귓바퀴 보형물의 뛰어난 미적 형태를 확인할 것.

감염과 그 외 조건들

외이도염이 이개의 피부와 연골에 퍼져나갈 수 있다. 치료는 세정액과 전신적 항생제를 사용하는 것이다. 구균 감염(단독)은 급속히 번지는 매끄럽게 경계 지어진 사행성(蛇行性) 경계를 보고 쉽게 알 수 있다. 환자는 대개 독성반응을 나타내나 페니실린

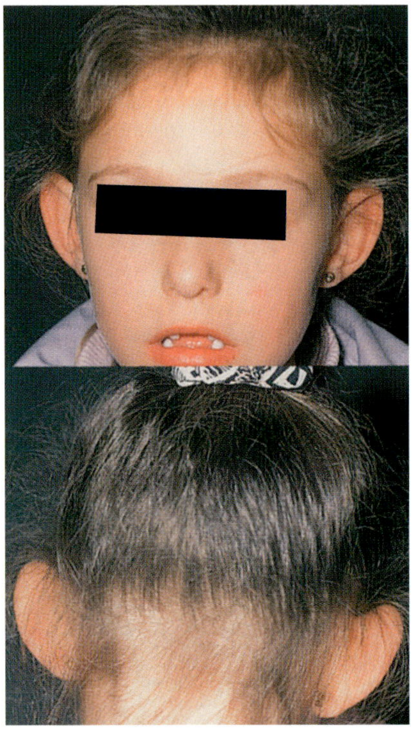

그림 4. **돌출귀.**

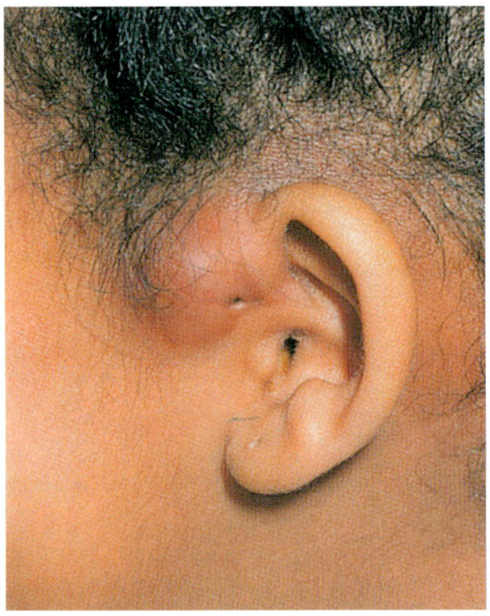

그림 5. **감염된 전이개동.** 작은 구멍이 이륜의 근부에서 관찰된다.

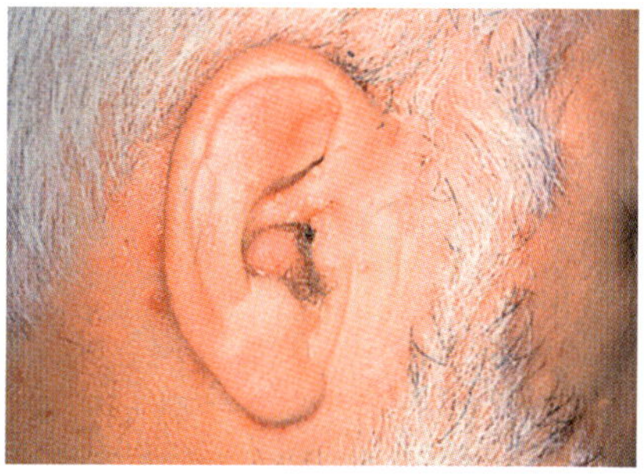

그림 6. **외이개와 외이도를 침범한 건선 발진.**

에 빠른 반응을 보인다.

니켈 금속 혹은 이용액에 의한 피부염은 대개 이수와 이갑개에 국한된다. 자극 물질을 제거하면 빠르게 치료된다. 습진성과 건선 피부염은 흔하며 국소 크림과 연고를 처방한다(그림 6).

연골막염은 연골막의 염증으로 인해 일어나며 광범위한 부종과 통증을 일으킨다. 외상, 외이염, 수술 등이 원인이 된다. 화농 및 연골 괴사를 막기 위해 광범위 항생제, 세정액, 진통제를 이용한 공격적인 치료가 필요하다. 이렇게 하면 장기적인 미용학적 결손(꽃양배추 귀)을 예방할 수 있다. 그 외 이개를 포함하는 질환은 혈종과 종양이 있다.

이구

이구는 피지선 분비물과 외이 외측 1/3 피부에 존재하는 이구선의 생성물을 포함한다. 피지선 분비물은 탈락된 피부와 털과 섞여 이구를 형성하며 일부 환자에서 떨어지지 않는 종괴를 형성한다. 이구는 색깔, 경도가 다양하며 순환하는 카테콜아민에 의해 부분적으로 조절된다. 외이도에 적당량의 이구가 있는 것은 정상이며 이것은 피부를 보호하고 살균 작용을 한다. 외이 피부 상피세포는 외측으로 이동하기 때문에 탈락된 조직과 이구에 대해 자연적인 정화 작용을 한다. 환자 스스로 귀를 청소하려다가 이구를 오히려 귀 안으로 밀어 넣는 경우가 발생할 수 있어 주의를 요한다(그림 7). 이구로 충만된 외이는 난청을 유발한다. 만일 물이 귀 안으로 들어가게 되면 탈락된 케라틴이 물을 흡수하여 팽창되고, 때로 물이 외이도 깊숙히 남게되서 외이도염을 일으킨다.

이구의 제거

이구 폐색, 난청, 외이도염, 고막을 관찰해야 할 때 이구 제거가 필요하다. 가장 간단한 방법은 귀를 세척하는 것이다. 체온과 같은 온도의 물을 사용하며, 외이도를 수평으로 만들기 위해 이개를 잡아 당긴 상태로 외이의 천정을 겨냥하여 물을 뿜는다. 시행 후에는 반드시 고막과 외이도를 관찰한다. 천공이 있는 환자에서는 상기 방법을 사용하면 안 된다(표 1). 적절한 조명과 갈고리 등의 제거 기구로 이구를 제거한다. 제거가 아주 힘든 경우에는 현미경과 흡입기를 이용하며 때로 전신마취를 하는 경우도 있다. 딱딱한 이구의 경우에는 제거 전에 국소 이용액으로 이구를 연화시킨다.

폐쇄 각화증

케라틴은 외이도 깊은 곳에서 탈락되어 제거가 힘든 단단한 덩어리를 만들 수 있다. 이것을 방치하면 외이도가 팽창되게 되며 덩어리의 경계부에 육아 조직이 생성된다. 이것이 외이도를 포함하는 진주종을 생성하며 제거 시에는 전신 마취가 필요하고 재발 방지를 위해 자주 관찰해야 한다.

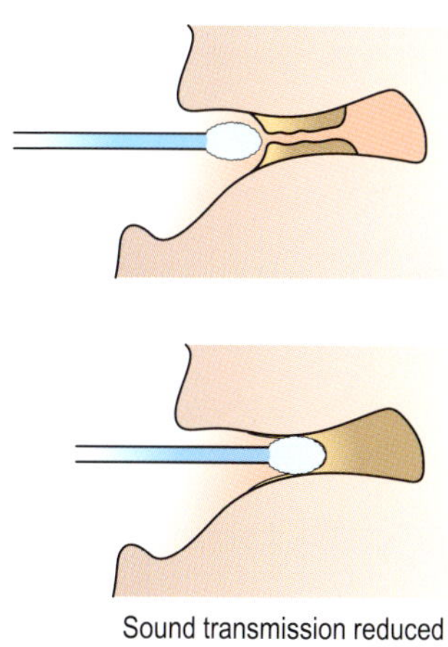

그림 7. **귀지를 제거하기 위해 면봉을 삽입할 경우 부스러기가 외이도 안쪽으로 밀려들어가게 된다.**

표 1. **귀지 제거의 합병증**
불완전한 제거
외이도 피부의 손상
고막 천공
어지럼(천공된 고막이나 유양동에서의 caloric 효과)

상고실 이구(상고실 가피)

상고실의 만성 진주종성 화농성 중이염은 마치 추골병 위의 이구와 같이 보인다. 이것을 상고실 이구라고 하는데 제거 시에 대개 통증이 있으며 현훈을 유발할 수 있다. 이구를 제거했을 때 진주종이 드러나면서 문제의 본질이 드러난다.

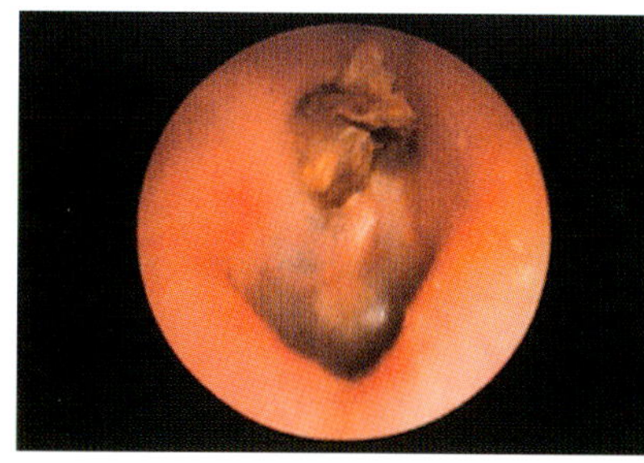

그림 8. **이경을 통해 후상고실의 진주종을 덮고 있는 귀지가 관찰된다.**

핵심 포인트

- 이개 및 외이도의 기형은 항상 중이나 내이의 이상을 동반하지는 않는다.
- 이개연골막염은 화농과 연골괴사를 막기 위해 광범위 항생제와 세정제, 진통제를 이용한 적극적인 치료가 필요하다.
- 외이도의 이구는 정상이다.
- 이구의 제거를 위한 면봉의 사용을 자제한다.
- 부드러운 이구는 세척으로 제거한다. 단단한 이구는 제거하기 전 연화시키는 것이 필요하다.
- 고막천공이 있는 경우 외이도를 세척하면 안 된다.
- 상고실의 이구 가피는 주의하여야 한다: 만성 진주종성 중이염이 내재되어 있을 수 있다.

이과적 외상과 이물

이개 손상

이개 혈종

이개의 둔탁한 손상은 혈종을 만들고, 연골에서 분리된 연골막 깊이 피가 고이게 되어 이개가 붓고 정상 구조와 주름이 사라진다(그림 1). 연골은 연골막에 의해 영양분을 공급받기 때문에 괴사와 연이은 반흔 형성은 전형적인 꽃양배추귀를 만든다.

치료는 무균 상태에서 구경이 큰 바늘로 혈종을 천자하는 것이다. 압박 드레싱을 24시간 동안 한 후 귀를 다시 관찰한다. 반복 천자가 필요할 수 있다. 혈종이 응고되어 천자가 되지 않는 경우가 있는데 이러한 경우 피부를 절개하고 혈종을 긁어낸다. 압박 드레싱은 수 일 동안 유지하고 감염 방지를 위해 항생제를 사용한다. 적극적인 치료가 보기 흉한 미용적 결손을 방지할 수 있게 한다.

열상

이개는 혈행 공급이 좋아서 심한 열상과 찢겨진 조직은 봉합해 주는 것이 좋다. 노출된 연골은 피부 봉합 전에 깔끔히 정리해 준다. 사람에 의한 교상일 경우 감염되기 쉽다. 드레싱과 2-3일 정도 후 일차 봉합을 시행함으로써 연골막염을 예방한다. 이수는 귀고리에 의해 잡아 당겨져서 찢어질 수 있다. 직접 봉합하면 이수에 패임이 생길 수 있다. 귀고리 구멍 재건을 위해 계단상의 절개 후 봉합하는 방법을 이용한다.

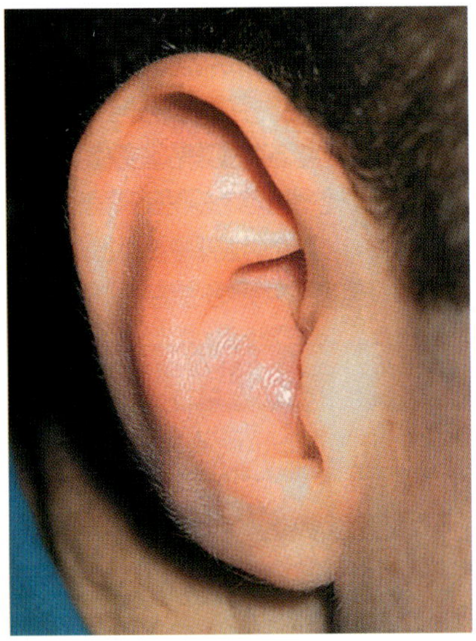

그림 1. **미식축구 중 손상에 의한 이개혈종.**

켈로이드 반흔

켈로이드 반흔은 특히 흑인에서 흔하게 볼 수 있는데, 주로 이수에 잘 생기며 이들은 상당한 크기로 커질 수 있다. 이것은 초기 상처의 경계선을 넘어서서 과량의 콜라겐을 생성하는 치유반응 과정으로 인해 발생한다. 치료는 어려운데 단순 절제는 또 다른 반흔을 형성한다.

실리콘 젤 클립으로 압박하는 것과 스테로이드 주사가 어느 정도 효과를 보인다. 크고 다루기 어려운 반흔은 절제와 국소 방사선 치료가 필요하다.

외이도 손상

외이도 손상은 주로 이물질 삽입으로 인한다. 이구를 제거하기 위해 사용하는 성냥개비가 주로 원인이 된다. 이구를 제거하기 위한 주사기의 잘못된 삽입 혹은 서투른 귀 흡입기 사용이 의인성 손상의 원인이다. 열상과 같은 손상은 대개 외이도의 협부에 발생한다. 깊은 손상은 고막의 천공과 때로는 이소골의 단절을 발생시킨다.

중이 및 내이 손상

중이와 외이는 폭파 손상, 압력 손상, 두부 손상 혹은 수술적 외상에 의해 손상이 가능하다.

폭파 손상

폭파 손상은 귀를 맞거나 폭발에 의해 가능하다. 압력의 강도에 따라 여러 곳의 손상이 가능한데 대개는 고막 천공을 만든다. 와우의 손상은 감각 신경성 난청과 이명을 가져오며 이것은 영구적일 수 있다. 전정계의 손상이 발생하면 평형장애를 가져온다.

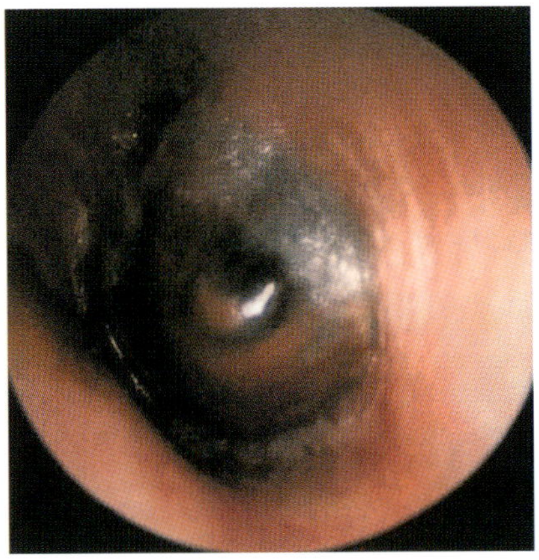

그림 2. **중이내 혈액(혈고막).** 이성 압력손상, 분비성 중이염과 고경정맥구 등이 원인이다.

압력 손상

압력 손상은 이통과 피가 중이로 흘러 혈고실을 생성하며(그림 2), 심한 경우에는 고막 천공이 발생한다. 이관의 비정상 기능으로 중이 환기가 잘 되지 않는 것이 주 원인이 된다. 비행기 하강이나 스쿠버 다이빙과 같이 주위 압력이 상승하는 조건에서 잘 발생한다. 국소 비수축제와 반복적 발살바 기법을 통한 이관 개방이 치료 방법이 된다. 때로 고막 절개술이 필요할 수 있다. 비행하거나 정기적으로 고통받는 사람에게 이관 비정상에 의한 문제를 예방하기 위해 국소 비수축제 사용과 반복적인 침삼킴을 교육한다. 때로 환기관의 삽입이 문제를 해결할 수 있다.

두개 손상

두개 손상은 측두골 골절과 연관이 있다. 골절선이 와우를 지나는 경우 감각 신경성 난청이 발생하며 현훈과 안면마비를 동반할 수 있다. 그러나 골절 없는 두개 손상에서도 이과적 외상이 가능하다. 와우 진탕으로 인한 난청이 가능하며 미로 손상은 양성 돌발성 체위성 현훈 혹은 평형 장애의 희미한 느낌을 가질 수 있다. 중추 전정계의 병변은 보상이 완전하지 않은 경우 오랜 기간 증상을 나타낸다.

수술적 외상

수술에 의한 외상은 전음성 혹은 감각 신경성 난청을 일으킨다. 모든 이과적 수술은 위험성을 내포하고 있는데 특히 내이가 노출될 수 밖에 없는 등골 절제술이나 진주종이 이소골을 파괴시키고 와우를 침범하는 경우의 유양동 수술 등이 그 예이다. 안면신경 역시 중이 수술시에 위험이 노출되어 있다.

이물

성인보다 소아에서 귀 안에 이물질을 넣기가 쉽다. 소아들은 비강 안에도 흔히 이물질을 넣는다. 어린이들은 대개 부모에 손에 이끌려 이물질이 귀에 있다고 찾아 온다. 부모 모르게 삽입된 이물질의 첫 증상

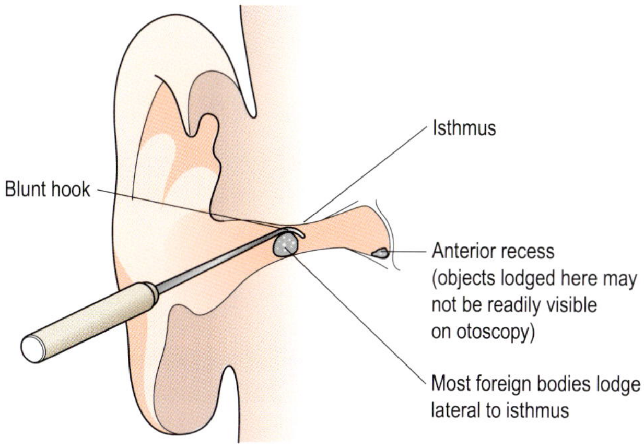

그림 3. **이물이 걸리게 되는 흔한 부위들.**

은 이루와 이통이다. 소아들은 대개 자신의 행동을 부인한다. 성인에서는 솜 뭉치나 이구 제거에 사용한 나무 막대기 조각이 주 원인이다.

대개 이물질은 협부의 측면에 놓이거나 협부를 꽉 막고 있다(그림 3). 그러나 외이도 깊숙이 위치하게 되는 경우 주로 전방 구석에 놓이게 되면 일반적인 이경 검사로는 관찰하기 힘들다. 반드시 양측 외이도와 비강을 함께 관찰해야 한다.

외이도 내 이물의 만족스러운 제거를 위해서는 기술, 기구, 적당한 조명이 필요하다. 만일 이들이 구비되어 있지 않다면 전문가에게 의뢰하는 것이 좋다. 많은 환자에서 특히 소아의 경우 반복적 제거 시도는 적합하지 않다. 소아는 외이나 고막의 손상 위험보다는 전신 마취를 하는 편이 좋다.

제거 방법은 이물질에 따라 다르다(그림 4, 5). 악어형 겸자로 면솜과 종이, 스폰지 조각을 쉽게 잡아 낼 수 있다. 그러나 매끄러운 둥근 물체는 집게 부분으로부터 튕겨져 나가 오히려 더 안으로 들어 갈 수 있다. 끝이 뭉툭한 갈고리(hook)로 둥근 물체를 빼내며, 흡입기도 미용 구슬 과 같은 것을 제거하는데 좋은 기구이다.

세척기는 비생물성 이물질을 제거하기 위해 사용한다. 쌀알, 땅콩과 같은 생물성 물질은 주사기 방법으로 제거할 경우 부풀어 외이도를 막게 되고 통증을 일으킨다.

파리, 개미, 벼룩과 같은 동물성 이물질도 외이로 들어갈 수 있는데 이 경우 이명이 나타난다. 알코올이나 독한 술을 이용하여 동물을 죽인 후 세척하거나 흡입기로 흡입해 낸다.

아주 드물게 중이내에 이물이 있을 수 있는데 이 경우 고막 절개술이 필요하다.

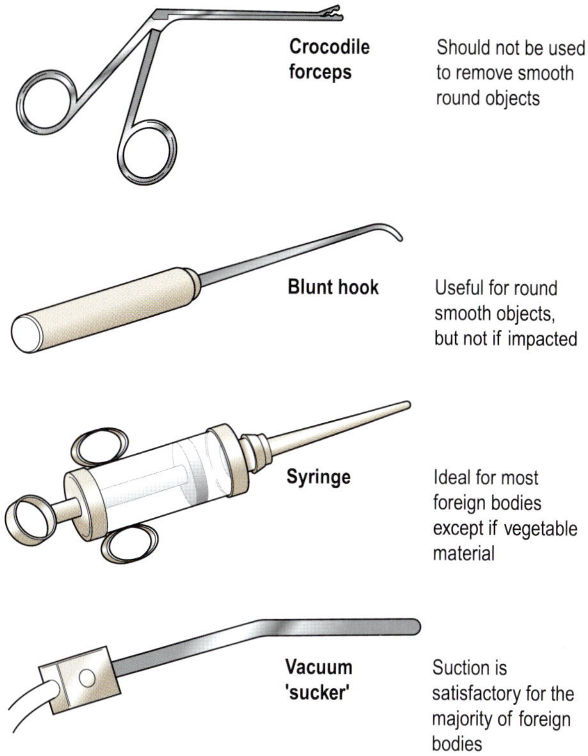

그림 4. **이개 이물 제거에 사용되는 기구들.**

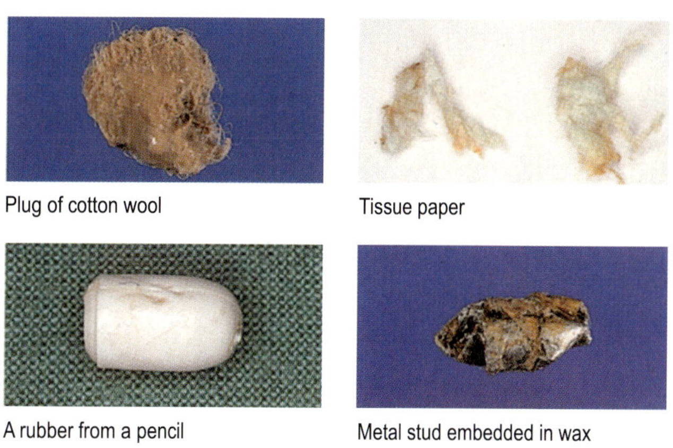

그림 5. **귀에서 제거된 이물들.**

핵심 포인트

- 이개 혈종이 있거나 이개 연골막염이 의심될 경우 장기적인 미용상의 문제를 막기 위해 즉각적인 치료가 필요하다.
- 골절이 없는 두부 외상이 심한 전정와우 증상을 일으킬 수 있다.
- 의료분쟁을 피하기 위해 수술 전에 환자에게 청력, 평형기능, 안면 운동의 손상 위험에 대해 동의를 받아야 한다.
- 대부분의 외이도내 이물은 증상이 없다.
- 이물의 제거는 기구와 제거능력이 있는 경우에만 시도하여야 한다.
- 소아의 이물제거는 전신마취 하에 시행하는 것이 안전할 때가 많다.
- 매끄럽고 둥근 이물의 제거에 겸자를 사용하면 안 된다.
- 식물성 이물은 세척으로 제거하면 안된다. 이물이 팽창하여 외이도를 막을 수 있다.

이용액

많은 종류의 이용액을 표 1에 나타내었다.

표 1. **국소점이액 성분**

귀지 연화제(귀지용해제)
올리브 오일
중탄산염
과산화수소
글리세린과 요소
수렴제(항염증성)
Betamethasone
Aluminium acetate
Glycerine and ichthammol
항균제
보통 항염증약물과 혼합된 아미노글리코사이드,
– gentisone HC
(겐타마이신과 하이드로코티손)
– sofradex(프라미세틴과 덱사메타손)
항진균제
Clotrimazole
Econazole
nystatin

이구 연화제

이구 연화제는 널리 사용되나 외이에 자극적이기 때문에 짧은 기간 동안 사용해야 한다. 따뜻한 올리브 기름이나 중탄산염은 가장 저렴한 이용액이다. 글리세린, 요소, 과산화물을 혼합한 조제약이 가장 비싸나 더 효과적이지는 않다.

수렴액

외이도의 부종이 있을 때 수렴액을 사용한다. 이것은 부기를 가라 앉혀 외이 청소를 가능하게 해준다. 그 후 국소 항균 이용액을 사용하는 것이 더욱 효과적이다. 외이도에 솜을 넣고 수렴액을 스며들게 한다. 또는 리본 거즈에 수렴액을 묻힌 후 귀 안으로 살짝 밀어 넣어준다.

항균제

이것은 대개 스테로이드가 섞여 있는데 화농성 감염에 사용해야 한다. 스테로이드 성분은 중이 염증과 만성 귀질환을 다루는데 가장 효과적이다. 많은 이용제가 이독성을 나타내기 때문에 환기관 이루나 만성 중이 질환의 악화시 이비인후과 의사들은 1–2주간 정도 짧게 사용하라고 권유한다. 그러나 이용액 사용 후 전농이 되었던 사례가 있어 고막의 상태가 확실치 않을 때 이용액의 사용은 권장되지 않는다. 오랜 사용은 이차적인 진균 번식이나 외이도의 접촉성 피부염을 일으킨다.

항진균제

이 진균증은 항균 이용제의 과용에서 비롯되며 치료가 어렵다. 외이도는 세심하게 깨끗하고 건조한 상태를 유지해야 한다. 클리트리마졸, 에코나졸, 니스타틴을 크림, 파우더, 액상 타입으로 국소적으로 사용한다.

이용액 사용하기

적절한 방법으로 사용된 이용액이 최대의 효과를 가져온다. 가능하면 이용액을 사용하기 전에 외이를 깨끗이 청소한다. 이는 외이도염에서 아주 중요하다.

이용액은 옆의 다른 사람이 넣어 주는 것이 가장 좋다. 환자는 치료할 귀를 위로 한 채 누워 환측 귀를 부드럽게 잡아 당기고 이용액을 넣는다. 이주 압박은 용액이 귀 안 깊이, 천공이나 환기관을 통해 중이로 흘러 들어가게 한다. 환자는 이 자세를 2–3분간 유지하고 면 솜을 30분 정도 귀에 막아 둔다.

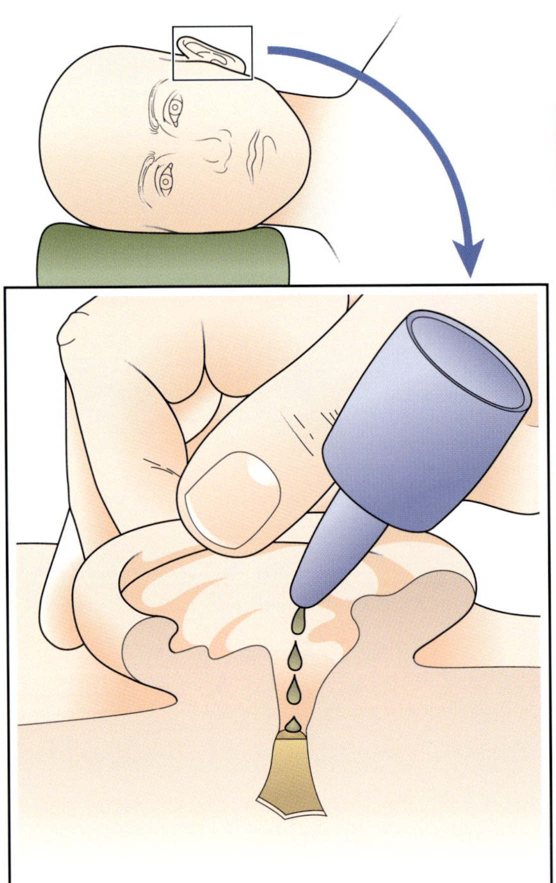

단계 1. 환자는 치료받을 귀를 위로 향하게 하여 눕는다.

단계 2. 치료자가 이개를 외상방으로 당긴다.

단계 3. 외이도가 점이액으로 가득 차게 되는데 최소한 5방울 이상이 들어가게 되고 보통 8–10 방울 정도이다. 유양동이나 고막 천공시에는 더 많은 양이 필요하다.

단계 4. 이주를 수회 마사지하여 점이액이 중이로 이동되도록 한다.

단계 5. 2-3분간 자세를 유지한다.

단계 6. 면솜을 귀에 대고 환자는 일어서게 하고 면솜은 20–30분뒤 제거한다.

단계 7. 필요시 반대측귀에 이 과정을 반복한다.

그림 1. **국소 점이액은 위에서 보이는 것처럼 정확히 뿌려져야 효과적이다.**

핵심 포인트

- 단순 이구 연화제가 가장 효과적이다. 예) 따뜻한 올리브 기름 혹은 중탄산염
- 항생제가 포함된 이용액을 장기간 사용시 진균감염이나 접촉성 피부염을 일으킬 수 있다.
- 이용액은 적절하게 사용되어야만 효과를 낼 수 있다. 환자에게 주입방법에 대한 정확한 교육을 해야 한다.

코 및 부비동

해부와 생리

코

초기 유인원에서는 코의 주된 기능은 현재 하등 포유류에서 그렇듯이 후각이었다. 진화가 진행되면서 코의 이런 역할은 감소되고 코의 내부 구조가 변화하였다. 현재 후각은 상대적으로 작은 영역인 비강 상부에 국한되어 있고, 비갑개 구조 또한 크기가 많이 줄어들었다.

해부

코의 해부는 다음과 같이 나누어 생각하는 것이 효과적이다.

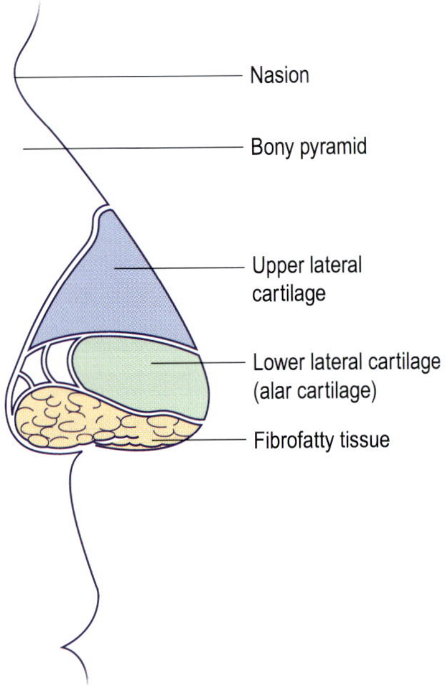

그림 1. **외비의 구성요소.**

- 외비
- 비중격을 포함한 비강

외비

외비의 상부 1/3은 골성 구조이고(그림 1), 이마 부위의 비근점과 연결되어있다. 하부 2/3는 연골 구조이며, 상외측연골과 하외측연골(비익연골)로 이루어져 있다. 비첨의 바깥쪽은 탄력적이나 유연한 섬유연골로 이루어져 있다. 이로 인해 비첨은 작은 충격에는 모양이 변하지 않는다. 연골부위를 덮고 있는 피부는 연골과 단단하게 연결되어 있으며 많은 피지선을 가지고 있다. 이 피지선들이 커져서 비류(rhinophyma)를 형성할 수도 있다.

비강

비강은 앞쪽의 비전정으로부터 뒤쪽의 비인두까지이며 중앙에서 연골과 뼈로 이루어진 비중격에 의해 나누어진다. 비강의 외측벽에는 비갑개라고 불리는 능선 형태의 구조물이 3-4개가 있다(그림 2). 비갑개는 섬모원주상피로 덮혀있고 발기조직을 가지고 있다. 상악동, 전두동, 사골동, 접형동으로 이루어진 부비동은 중비갑개 주위의 비강으로 배액된다.

비중격은 골부와 연골부로 이루어진다. 아래쪽으로는 상악골능선의 고랑으로 연결된다(그림 3). 비중격의 연골부는 연골막으로, 골부는 골막으로 덮혀있다. 비중격이 완전히 똑바른 경우는 거의 없으며, 심하게 휘어져 있는 경우에는 비강 기도폐색이나 외비 모양의 변형을 야기할 수도 있다.

혈액 공급 및 신경 지배

외경동맥과 내경동맥이 종말동맥을 통해 모두 코에 혈액을 공급한다. 중비갑개의 부착부 위쪽 상부 구조는 전사골동맥과 후사골동맥에 의해 혈액공급을 받고, 나머지 부분은 접형구개동맥과 구개동맥, 구순동맥에 의해 혈액공급을 받는다. 경동맥은 Little 부위 또는 Kisselbach 혈관총으로 불리는 비중격의 전하방부에서 서로 교통을 하게 된다. 외비의 정맥은 안면정맥이나 안정맥을 통해 해면정맥동으로 유출될 수 있기 때문에 중요하다. 따라서, 코 피부의 감염은 해면정맥동으로 퍼질 수도 있다. 코의 신경지배는 주로 삼차신경의 상악 분지를 통해 이루어진다. 분비샘들은 비디안신경의 자율신경 분지를 통해 지배된다. 코의 혈관은 교감신경에 의해 수축되며 부교감신경에 의해 확장된다.

생리

여과와 보호

흡입된 공기의 입자들은 일차적으로 비전정의 비모(코털)에 의해 걸러진다. 더 작은 크기의 입자들 예를 들면 꽃가루 같은 것들은 점액 표면에 붙게 된다. 이 입자들은 섬모운동에 의해 분당 5-6mm의 속도

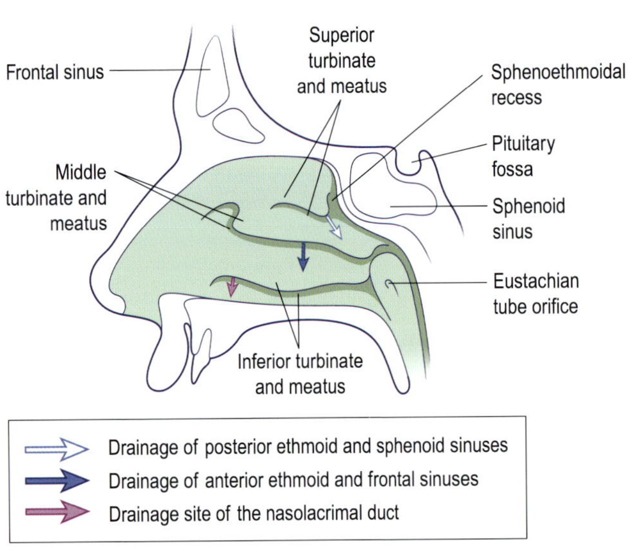

그림 2. **비강 측벽의 구조.**

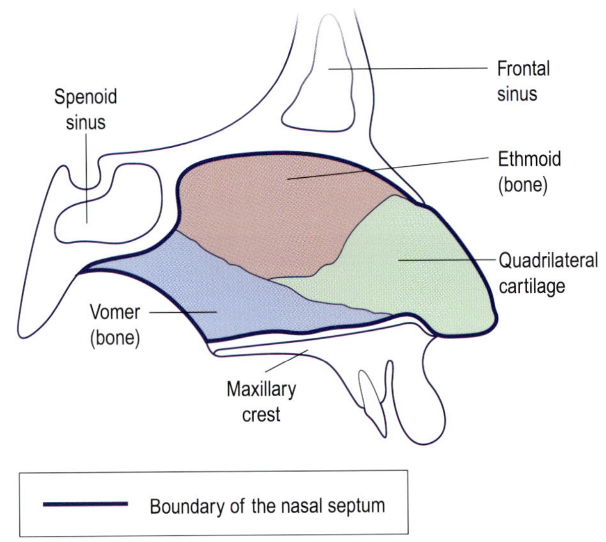

그림 3. **비중격.**

로 비인강 쪽으로 이동된다. 하루에 300-500mL 정도의 점액이 삼켜진다. 비루, 만성 삼출성 중이염, 만성 부비동염, 기관지 확장증, 우심증(dextrocardia) 증상을 보이는 Kartagener 증후군은 이런 섬모운동의 장애가 원인이다.

당단백질과 리소자임 같은 효소, 면역글로불린 A(IgA)와 G(IgG) 등이 추가적인 수동 보호 작용을 한다.

가습과 가온

지나치게 건조하거나 온도가 지나치게 높거나 낮을 경우 섬모운동의 장애가 온다. 정상적으로 흡입된 공기는 상대습도 95%에 30도 정도로 유지된다. 만약 흡입공기의 성상이 조금이라도 달라지면 코나 하부기도에 영향을 미치게 된다. 그러나 코에는 혈류가 풍부하고 분비샘이 많기 때문에 이런 이상적인 조건이 잘 깨지지 않는다.

후각

후각을 담당하는 후각상피는 비강상부에 위치하므로 냄새를 더 잘 맡기 위해서는 코를 킁킁거리게 된다. 더욱이 흡입된 공기는 건조하지 않아야 한다. 후각장애는 여러 원인에 의해서 발생할 수 있다. 비중격만곡이나 염증성 부종같이 구조적인 폐쇄가 있을 경우 공기가 후각상피까지 전달되지 않게 된다. 또한 바이러스감염은 예민한 신경 말단부를 손상시킬 수 있고, 심한 외상에 의해 사상판을 가로지르는 신경다발이 절단될 수도 있다. 다른 감각기관과 마찬가지로 노화에 의해서도 후각 기능은 떨어지게 된다.

공명

목소리 또한 비강의 크기와 구조에 영향을 받는다. 코가 막히게 되면 목소리에 장애가 오게 되고 이런 경우 전문적으로 목소리를 사용하는 사람, 특히 가수의 경우에는 심각한 장애가 될 수도 있다. 따라서 코수술로 인해 공명이 변할 수도 있고 결국 목소리가 변할 가능성을 염두에 두어야 한다.

부비동

해부

부비동은 비강이 두개골로 함입된 것으로 부비동내에는 공기로 차게 된다. 부비동은 좌우 양쪽으로 구성되어 있지만 병태생리적인 관점에서는 전군(anterior group)과 후군(posterior group)으로 나뉜다. 전두동, 전사골동, 상악동은 전군으로 점액이 중비도로 배액되며, 후사골동 및 접형동은 상비도와 접사함요로 배액된다. 전군 부비동의 가장 중요한 배액로를 개구비도단위(ostiomeatal unit, OMU)라고 부른다(그림 4). 비루관은 하비도의 전방부로 개구한다.

전두동

전두동은 태어날 때는 존재하지 않지만, 충분히 발달할 경우 광범위하게 함기화될 수 있다. 중요한 경계부는 안와와 전두개와이며 대개 비강으로 들어가기 전에 사골동-개구비도단위를 통해 배액된다.

상악동

출생시에도 존재하지만, 20대 초반까지도 자란다. 주위의 해부학적인 경계는 안와, 치아, 비강, 협부와 밀접한 관계가 있다. 따라서 이런 구조들은 상악동의 병변에 영향을 받으며, 반대의 경우도 가능하다.

사골동

사골동은 벌집과 같이 생긴 코의 상부 및 외측부에 위치하는 함기화된 미로 구조를 가지고 있다. 사골동의 벽은 매우 얇아서 지판을 통해 눈으로, 사상판을 통해 전두개와로 감염이나 종양이 쉽게 퍼질 수 있다.

접형동

접형동은 사춘기 시절에 급격하게 성장한다. 접형동은 주변에 내경동맥, 시신경 그리고 해면정맥동 등이 위치하기 때문에 중요하다. 해면정맥동 내에는 동안신경, 활차신경, 외전신경과 삼차신경의 제1, 2 분지를 포함하고 있다. 뇌하수체는 접형동의 후상방으로 자리잡고 있다. 접협동은 중격에 의해 좌우로 나뉘어진다.

생리

아직까지 확실한 기능은 규명되어 있지 않지만, 다음의 기능이 있는 것으로 간주되고 있다.

- 공명을 도와줌
- 두개골 무게의 감소
- 안구를 외상으로부터 보호
- 두개내 중요 구조물의 보호

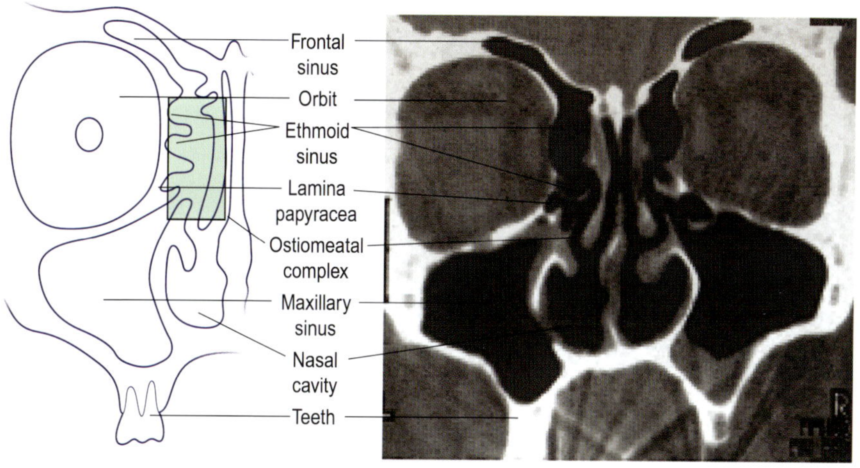

그림 4. **부비동.**

핵심 포인트

- 코는 구조적으로 뼈와 연골로 이루어져 있다.
- 비점막은 외경동맥과 내경동맥 모두를 통해 풍부한 혈류를 공급받는다.
- 코는 흡입한 공기에 대한 여과, 가습, 보온 등의 중요한 보호 기능을 한다.
- 코는 기도(respiratory tract)의 일부로서 급성 감염 및 알레르기에 취약하다.
- 부비동은 비강을 통해 배액되므로, 부비동 질환은 흔히 비강 질환이 원인이 되어 발생한다.

증상, 징후 및 검사

증상

정확한 환자의 증상을 기술하는 것이 중요하다. 따라서 완벽한 병력 청취가 꼭 필요하다(그림 1).

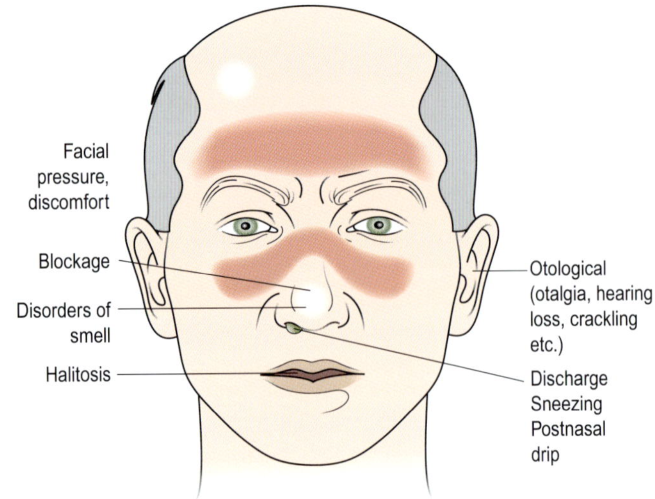

그림 1. **비강 및 부비동 질환의 증상.**

비폐색(코막힘)

비폐색은 가장 흔한 코증상인데 해부학적인 이상이나 점막표면의 이상 혹은 자율신경계의 자극에 의해 유발될 수 있다(표 1). 알레르기가 원인인 경우에는 집먼지진드기, 목초화분이나 동물의 털, 혹은 깃털 등의 알레르기 항원과의 접촉에 의해 증상이 일어나게 된다. 코감기나 인플루엔자와 같은 바이러스 감염 또한 심한 비폐색을 일으키지만 수일 내에 빠르게 호전된다. 교감신경보다 부교감신경의 활동이 지나친 경우에는 혈관의 확장으로 인해 울혈이 생기게 된다. 이런 현상은 몇몇 환자들에서 스트레스 상황이나 주위 온도나 습도의 변화가 있을 때 관찰된다. 종양의 경우에는 진행성의 비폐색을 일으키고 인접지역으로 점차 확산되어 눈이나 치아의 문제를 일으키게 된다.

비루

특징적인 비루는 원인의 감별에 도움을 준다(표 2). 많은 환자들이 이런 증상을 '카타르' 라고 묘사한다. 하지만 만약 비루가 앞으로 흐른다면 그것은 비루라고 기술되어야 하고 카타르는 비인두로 넘어가는 경우에만 사용되어야 한다. 비출혈은 비강의 출혈로 정의되며 흔히 비점막 내 혈관의 갑작스런 파열에 의해 생긴다. 그러나 다른 출혈 질환이나 종양 등이 있는지 반드시 확인해야 한다. 특히 악취가 나는 비루인 경우에는 세균감염, 이물, 혹은 종양을 시사하므로 비강내 검사를 철저히 해야 한다.

표 1. **코막힘의 원인**

분류	동반 질환
해부학적	비중격 만곡 아데노이드 비대 종양 후비공 폐쇄
비점막 질환	알레르기, 감염성 비염 비용종
자율신경계	혈관운동성 비염

표 2. **비분비물의 성상과 중요성**

비분비물의 성상	동반 질환
수양성/점액성 (watery/mucoid)	알레르기, 감염성 (바이러스), 혈관운동성 비염 뇌척수액 비루
점액농성 (mucopurulent)	감염성(세균성) 비염 및 부비동염 비내 이물
장액혈성 (serosanguineous)	종양
혈성(bloody)	외상, 종양, 출혈 소인

재채기

재채기는 알레르기 및 감염성 비염에서 흔히 나타나는 증상이다. 집먼지나 집먼지진드기에 알레르기가 있는 환자들은 침대의 매트리스가 이런 알레르기 항원의 거대한 저장고가 될 수 있기 때문에 흔히 아침에 일어났을 때 재채기를 하게 된다.

안면부 압박감 및 통증

비전정염이나 포진성 발진 등과 같은 국소적인 원인에 의해 안면부 압박감이나 통증이 나타나는 경우는 비교적 드물다. 대개는 안면부와 코의 안쪽 및 부비동을 지배하는 삼차신경의 안분지와 상악분지가 지배하는 영역에 질환이 있는 경우가 많다. 따라서 이런 증상을 호소하는 환자들에서는 이 부위의 자세한 검진이 요구된다(53쪽).

이과적인 증상

이관기능의 이상을 가져올 수 있는 모든 병적 과정들이 이과적인 증상을 유발할 수 있다. 비용종 특히 상악동 후비강 폴립의 경우에는 물리적으로 인두부위 이관 종말부를 막을 수 있다. 알레르기의 경우에도 부종을 일으켜 비슷한 문제를 일으킬 수 있으며, 종양의 경우에는 직접 이관을 침범할 수도 있다. 가장 흔한 이과 증상은 이관기능의 이상에 의한 이차적 삼출성 중이염으로 인해 발생하는 청력감소이다.

후각의 이상

무후각증은 후각기능을 전부 소실하는 것이고 후각저하증은 후각기능의 감소를 나타내는 것으로 무후각증보다 빈도가 흔하다. 이상후각증(악취증, cacosmia)은 실제적으로 악취가 나지 않는데도 환자 본인은 악취를 느끼는 경우이다. 악취를 풍기는 취비증(냄새코염)은 위축성 비염에서 혐기성세균 감염이 있는 경우에 흔히 호소하는 것이지만, 비내 이물이나 종양을 꼭 감별해야 한다.

구취증(입냄새)

치아 청결상태가 나쁘거나 식사가 부실할 때 흔히 생긴다. 하지만 화농성의 후비루를 동반하는 만성부비동염의 경우에도 구취증을 일으킬 수 있다(51쪽).

징후

코에 대한 적절한 검진은 교육과 수련에 의해서만 이루어 질 수 있다. 코의 외부와 내부를 모두 검진하는 것이 필수적이며 귀나 구인두 같은 부수적인 기관들도 검진해야 한다.

외비

골삼각부위 경사나 매부리코 같은 미용적인 관점의 외비 변형은 쉽게 관찰할 수 있고 과거의 외상이나 감염에 의한 안장코 변형도 쉽게 관찰할 수 있다. 또한 비전정부위로

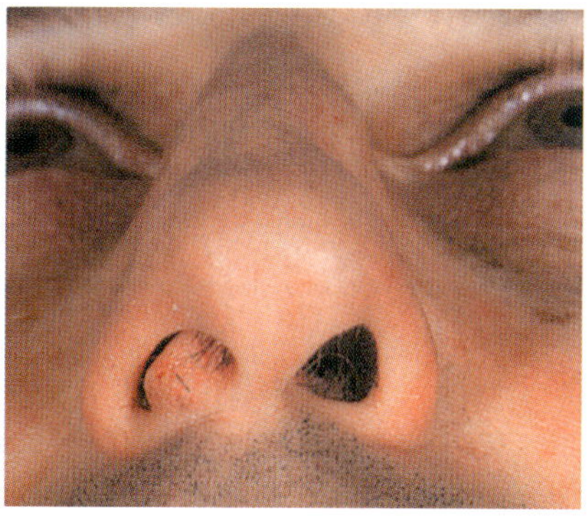

(a)

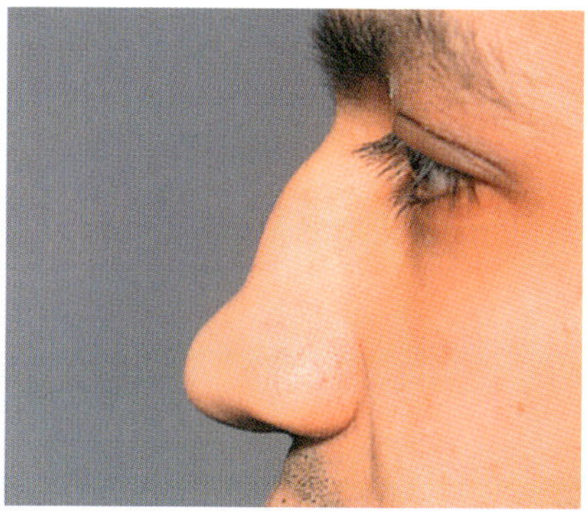

(b)

그림 2. **코의 기능적, 미적인 변형.** (a) 비중격의 미부(caudal end)가 오른쪽으로 탈구되어 있다. (b) 비중격연골의 과잉 절제에 의한 안장코 변형.

비중격 연골이 탈구되어 전위되어 있는 경우도 흔히 관찰되는 이상 소견이다(그림 2).

내비

비강의 모든 부위를 적절하게 관찰하는 체계적인 검진이 중요하다. 하비갑개가 너무 잘 발달된 경우, 비용종으로 오인될 수 있다. 흔히 관찰되는 비용종은 대개 흰색이나 회색이며 촉진 시에 통증이 없다. 중비도에서 나오는 농성 비루는 전방부 부비동의 감염을 의미한다.

비강의 후방부와 비인두는 헤드라이트나 거울로는 관찰하기 어려운 부분이었는데 굴곡형 혹은 강직형 내시경의 발전으로 이런 어려움을 많이 해소되었다. 비강 후방부에서 관찰해야 하는 부위는 이관, 후비공, 비인두의 천장 부위, 이관의 바로 뒤에 존재하는 Rossenmuller fossa이다.

부비동의 검진은 촉진으로 제한되어있다. 급성 전두동염의 경우에는 전두동 바닥쪽으로 국소적인 압통이 있을 수 있다. 상악동 종양의 경우에는 광대뼈의 돌출 및 치조 변형을 가져올 수 있다.

검사

임상검사가 병력청취나 신체검진을 대체할 수는 없다. 많은 검사들은 진단을 확실하게 하거나 다른 부가적인 정보를 얻기 위해 시행된다. 그럼에도 불구하고 병력 청취나 신체 검진에 추가하여 유용한 점이 많다.

알레르기 검사

가장 간단한 알레르기 검사는 전완(아래팔) 손바닥쪽에서 시행하는 피부단자검사이다. 다양한 종류의 알레르기 항원에 대해 검사 가능하지만 가장 흔히 사용되는 것은 집먼지진드기, 집먼지, 꽃가루, 동물의 비듬 등의 항원이다. 피부단자검사를 시행할 때는 생리식염수나 히스타민과 같은 대조군을 반드시 같이 검사해야 한다. 양성 반응은 15-20분 후에 피부의 팽진과 홍반을 평가하여 판단한다. 그러나 음성반응 자체가 알레르기를 배제하지는 못한다. 그리고 양성반응도 특정 항원에 대한 알레르기를 반드시 시사하지는 않는다(그림 3). RAST (radioallergosorbent test)는 혈청내 항원특이 IgE를 측정하는 검사로 특별한 경우에 사용될 수 있다.

방사선 검사

단순 방사선 촬영의 가치는 제한적이고 전산화 단층촬영(CT)이 대부분의 비부비동 질환에서 선호되는 진단검사이다(그림 4).

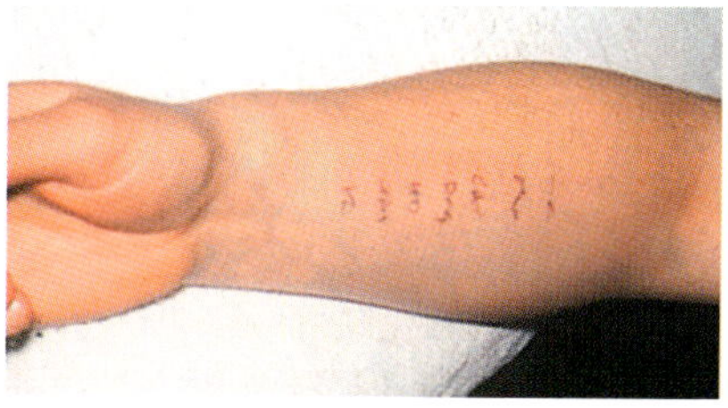

그림 3. **중복감작을 나타내는 피부단자 검사 결과.**

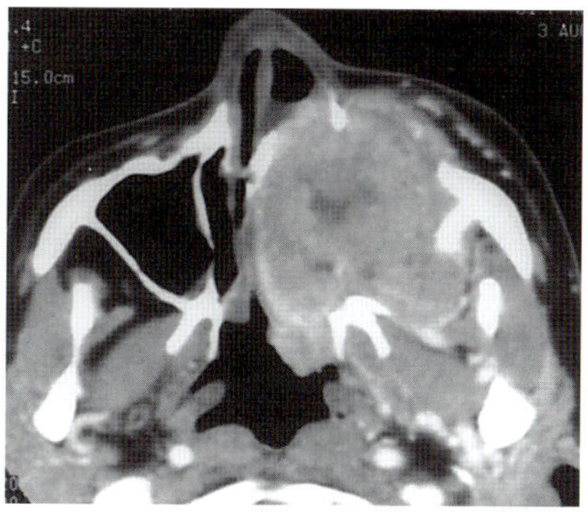

그림 4. **비강과 협부의 골미란을 동반하는 상악동 악성종양 CT 영상.**

연조직의 이상이나 종양의 경우에는 일반적으로 자기공명영상(MRI)의 촬영이 필요하다(그림 5). 자기공명영상은 연조직과 저류액을 구별할 수 있다.

섬모 운동능력 평가

섬모 운동의 평가는 Kartagener 증후군 같은 섬모운동장애가 의심되는 경우에 시행될 수 있다. 하비갑개의 앞쪽 끝에 사카린 과립을 묻히고 피검사자가 사카린의 맛을 느끼게 되는 시간을 평가하게 되는데 비강내 감염이 있은 후나 일차성 섬모운동장애에서 사카린 통과시간이 연장된다.

기타

비강 내 공기흐름과 저항을 측정하는 비강통기도검사와 비강내 단면적과 부피를 측정하는 음향비강통기도검사는 매우 특화된 검사 방법이다. 비강 내 유발시험은 피부반응검사보다 더 정확한 검사이지만 한 번에 한가지 항원만 검사할 수 있다는 점에서 많은 시간이 걸리는 제한점이 있고 비특이적인 반응이 많아서 임상적인 효용성은 적다. 비즙과 혈액의 호산구증다증 또한 알레르기 비염의 진단에 도움을 준다.

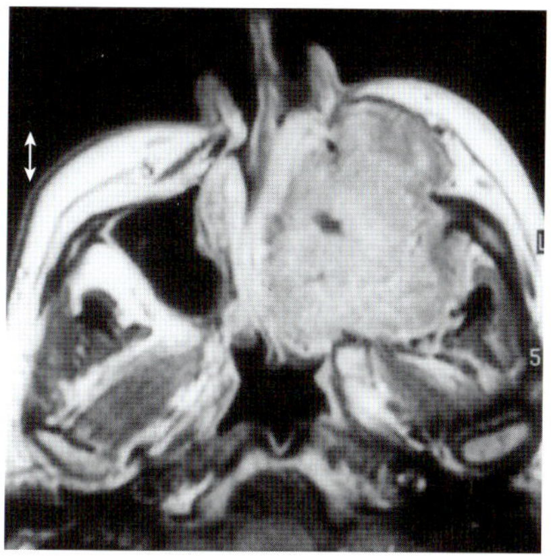

그림 5. **그림4와 상보적인 MRI T1 강조영상:** 연부조직이 세부적으로 조영증강된다.

핵심 포인트

- 코막힘은 가장 흔한 증상이다.
- 코분비물의 성상으로 특정 질환을 추정할 수 있다.
- 코의 병변은 삼차신경을 통해 두경부 영역의 연관통을 유발할 수 있다.
- 비강은 강직형 비내시경을 통하여 가장 잘 관찰된다.
- 알레르기 비염의 진단에는 피부단자검사가 추천된다.
- 코와 부비동 질환의 자세한 검진에 CT나 MRI가 단순 방사선검사를 대체하고 있다.

알레르기 비염과 혈관운동성 비염

비염이라는 용어는 코점막의 염증 반응을 뜻하며 간헐적 혹은 지속적인 증상을 나타낸다. 이런 현상은 알레르기 반응으로 나타날 수 있으나 비알레르기 반응으로도 나타날 수 있다는 것이 중요하다(그림 1). 알레르기 비염에서 특정 항원들은 제1형 과민반응을 매개하며, 증상군은 계절성 혹은 통년성으로 분류되어 왔고 최근에는 지속성, 간헐성으로 분류한다. 비알레르기 비염은 혈관운동성 비염을 일으키는 자율신경계의 이상뿐만 아니라 바이러스 및 세균성 감염도 포함한다.

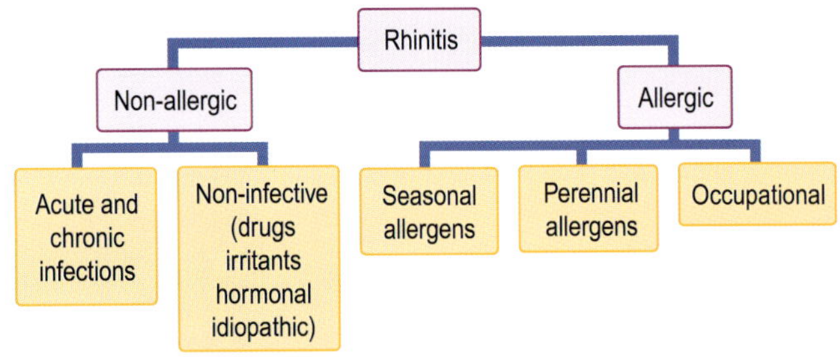

그림 1. **비염의 원인.**

알레르기 비염

전체 인구의 10-20%가 제1형 과민반응에 의해 매개되는 비염 증상으로 고생한다(그림 2). 고초열과 같은 계절성 알레르기 비염은 풀, 잡초 혹은 화분류가 호흡기로 흡입될 때 생긴다. 동물의 비듬이나 집먼지, 집먼지진드기, 솜털 등은 통년성 비염의 주요 원인물질이며 계절성 변화가 없는 경우가 많다. 최근에는 세계보건기구(WHO)의 주도하에 항원의 종류에 따른 분류가 아니고 증상의 발현기간에 따라서 지속성과 간헐성으로 구분된다. 드물게 낙농제품이나 밀 같은 음식이 원인항원이 될 수 있다.

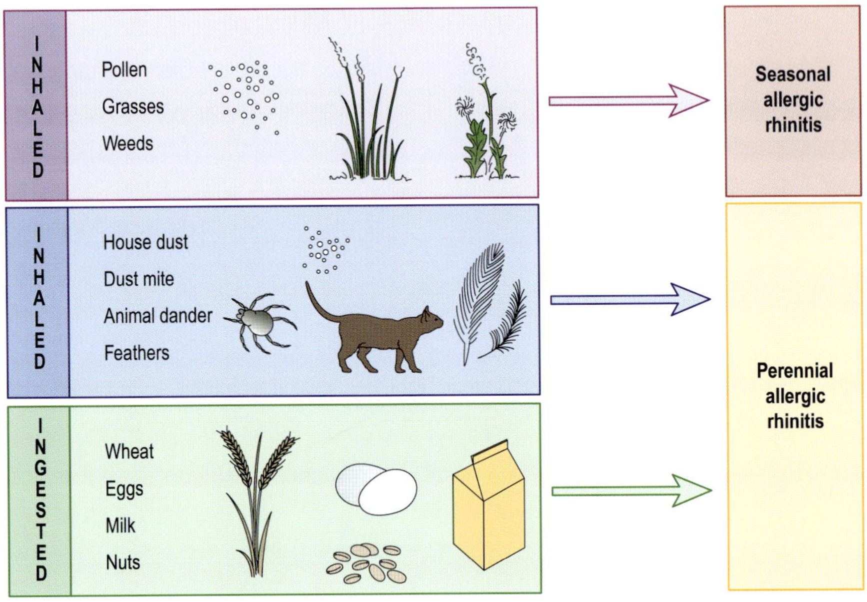

그림 2. **알레르기 비염의 흔한 항원.**

임상 양상

알레르기 비염의 전형적인 증상은 다음의 세가지이다.

- 비점막의 혈관 확장과 부종에 따른 비폐색
- 분비샘의 기능항진에 의한 비루
- 점막의 자극에 의한 갑작스런 재채기

이런 증상군은 비만세포 표면에 붙어있는 IgE에 결합되는 항원에 의해 나타나며, 항원이 면역글로불린 IgE와 교차결합하면 비만세포 탈과립이 야기되고, 히스타민, 류코트리엔, SRSA 같은 매개물질을 분비하게 된다.

많은 알레르기 비염 환자들이 천식이나 습진, 알레르기 피부염, 약물 알레르기 등 아토피와 관련되어 있다. 아스피린 과민성 또한 드물지 않다. 자세하게 병력 청취를 하면 관련 있는 알레르기 원인항원을 알아낼 수 있다. 전형적으로 알레르기 환자의 점막은 습하고 부종이 있는 모양이며(그림 3), 수양성의 분비물로 덮여 있다. 혈관수축제를 뿌릴 경우 점막수축이 확연히 나타나며, 비강이 넓어진다. 피부단자검사는 병력 및 증상을 고려해서 해석해야 한다. 명백한 원인항원에 대해서 피부반응검사 음성인 경우도 드물지 않다.

치료

가장 간단한 치료는 원인이 되는 알레르기 항원을 피하는 것이다. 집먼지와 집먼지진드기에 의한 비염에서 집먼지와 집먼지진드기는 다음과 같은 방법으로 침구류에서 줄일 수 있다.

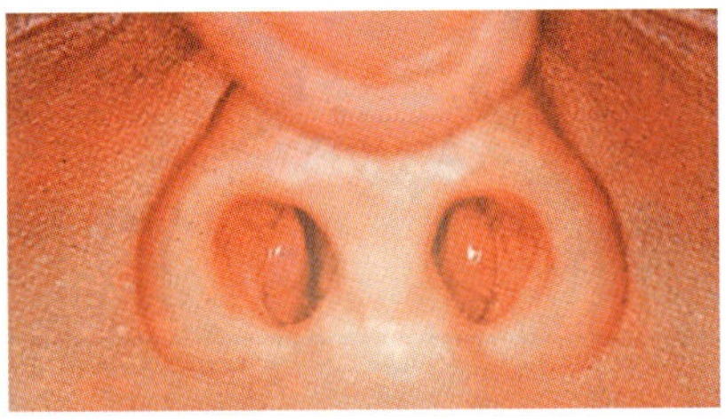

그림 3. **알레르기 비염 환자에서 비강을 좁게하는 하비갑개 부종(edematous inferior turbinate).**

- 깃털베개를 폼베게(foam)로 바꾸어야 한다.
- 항원이 열에 민감하기 때문에 잠옷을 일주일에 두 번 고온세탁해야 한다.
- 집먼지진드기를 방지하는 상용 스프레이를 사용한다.
- 집먼지방지 커버로 이불과 베개에 덮는다.
- 카페트와 두꺼운 이불을 피한다.

의심되는 식품항원은 식단에서 제거하거나 다른 것으로 대체해야 하고 애완동물을 키우는 것은 피하는 것이 좋다.

탈감작(민감소실, desensitization) 주사요법을 시행할 수 있다. 이는 항원이 IgE와 결합하는 것을 막는 역할을 하는 IgG 항체를 만들어 내는 것이 그 원리이다. 따라서 원인이 되는 특이 항원을 찾아내고 특이 항원에 노출되기 전에 항원에 대해 탈감작을 시작하는 경우에 효과적이다. 탈감작은 아나필락시스의 위험이 있기 때문에 소생술

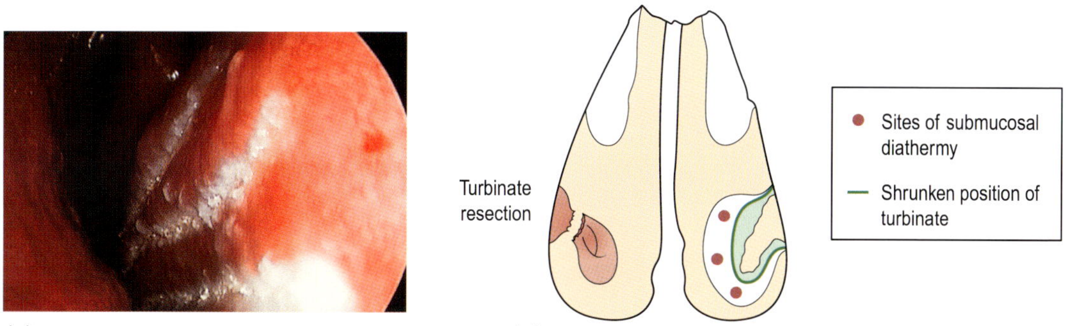

(a) (b)

그림 4. (a) 레이저 소작술 후 하비갑개 내시경 사진. (b) 코막힘을 줄이기 위한 하비갑개 절제 및 투과열치료(diathermy).

이 가능한 장소에서 시행되어야 한다.

약물치료

국소 또는 전신적인 치료약물을 사용하는 것은 비만세포의 탈과립과 유리된 염증매개물질의 작용을 막는데 초점이 맞춰져 있다. 국소적인 sodium cromoglycate는 비만세포의 세포막을 안정화시켜 화학매개체의 유리를 막는다. 이것은 천식 환자의 증상 호전에서는 효과를 보였으나 알레르기 비염 환자에게는 효과가 떨어진다. 국소 비점막수축제로는 교감신경작용제나 스테로이드제제가 있다. 전자는 비점막 수축효과는 매우 뛰어나나 오래 사용할 때는 약물성 비염을 일으킬 수 있다. 국소 스테로이드 분무제는 비폐색이나 비루를 막는데 매우 효과적인데 규칙적으로 사용하는 것이 매우 중요하다. 다른 약제로는 국소 항히스타민제가 있다.

전신적인 약물치료는 비점막의 H_1 수용체를 막는 항히스타민제가 있다. 가장 큰 부작용은 졸림이었으나 최근의 개발된 2세대 항히스타민제들은 혈액-뇌 장벽을 잘 통과하지 않아 졸리는 부작용이 많이 줄어들었다. 만약 졸린다면 밤에 자기 전에 약물을 복용하는 것이 좋다.

수술

대부분의 환자들이 약물치료로 호전되기 때문에 수술적 치료가 필요한 경우는 매우 드물다(그림 4). 하비갑개절제술이나 소작술 혹은 외향골절로 비폐색을 호전시킬 수 있으나 콧물이나 재채기는 수술에 영향을 받지 않는다.

내인성 비염(혈관운동성 비염)

내인성 비염은 흔하다(인구의 10-15%). 증상은 알레르기 비염과 비슷하지만 재채기가 적고 알레르기 검사에서 음성반응을 보인다. 병태생리는 비점막에 전해지는 교감신경과 부교감신경의 불균형이 원인이라고 생각된다. 부교감신경은 혈류를 증가시키므로 비폐색을 일으키며, 점막의 분비물이 많아져 비루를 증가시킨다.

환자들은 주위의 습도와 온도 변화에 따라 증상을 나타내며, 임신, 사춘기, 폐경, 갑상선기능항진증 등의 대사 변화에도 비슷한 증상을 유발할 수 있다. 항고혈압제제나 피임약과 같은 약제에 의한 비염도 있을 수 있다.

임상 양상

가장 주된 증상은 알레르기 비염과 마찬가지로 비폐색, 비루, 재채기이며 하비갑개 점막의 울혈, 부종, 발적이 관찰되며 때때로 비강을 완전히 막는 경우도 있다. 일부 환자들의 경우 햇빛이나 담배연기와 같은 가스의 노출 또는 음주에 의해서도 증상을 나타낸다고 한다.

치료

증상이 심하지 않은 경우 국소 혹은 전신 비점막수축제를 사용하는 것이 효과가 있다. 증상이 심한 경우에는 비강을 확보하기 위해 점막하 소작술이나 레이저치료 혹은 광범위한 하비갑개절제술 등을 필요로 한다.

약물성 비염

약물성 비염(rhinitis medicamentosa)은 비점막의 반응성 혈관확장을 특징으로 한다. 이것은 교감신경제제의 지속적인 사용으로 인한 비점막의 과민성에 기인한다. 의사의 처방없이 약을 사는 경우 환자들이 일시적인 약물효과에 의한 비폐색의 호전을 경험한 후 이런 결과를 가져오는 경우가 많다.

치료

치료는 모두 예방적인 것이다. 약을 단기간만 사용하는 것이 예방의 가장 좋은 방법이다. 만약 약물성 비염으로 확진되었다면 기존의 약물을 국소 스테로이드 분무제나 전신적인 비점막 수축제로 교체해야 한다. 심한 경우에는 비점막의 부종이 비가역적으로 변한다. 이런 경우에는 하비갑개절제술 같은 수술적 치료가 필요하게 된다(그림 4).

핵심 포인트

- 통년성 비염의 가장 흔한 알레르기 항원은 집먼지와 집먼지진드기이다.
- 꽃가루(화분)는 가장 흔한 계절성 알레르기 항원이다.
- 피부단자검사에서 위음성이 나오는 경우가 드물지 않다.
- 알레르기 비염에서 안면 및 부비동의 울혈(sinofacial congestion)이 흔한 증상이다.
- 비염과 천식은 공통 질환으로서 공존하는 경우가 많다.
- 알레르기 비염, 혈관운동성 비염에 대한 주치료는 약물치료다.
- 국소 스테로이드제는 많은 환자에서 알레르기 반응을 줄이거나 없애는 데에 효과적이고 장기간 사용 가능하다.
- 강력한 국소 비점막 수축제를 장기간 사용 시 약물성 비염이 발생할 수 있다.

용종과 비내 이물

용종

대부분의 용종은 피부반응검사에서 25%에서만 양성반응을 보이지만, 내인성 비염, 알레르기 비염과 연관된 경우가 대부분이다.

용종은 점막부종이 합쳐진 자루 모양이며 대개 사골동에서 생겨 중비도를 통해서 코로 돌출된다. 용종은 대개 양측성이다. 만약 방치한다면 계속 자라서 비전정까지 나오게 된다(그림 1). 가장 주요한 증상은 진행성의 비폐색이다. 비루가 흔하며 때때로 개구비도단위의 폐색으로 인해 반복적인 부비동염의 병력이 있을 수 있다. 또한 이과적인 증상과 후각저하가 생길 수도 있다.

만성 부비동염이 점막병변을 일으켜 임상적으로 특발성 용종증과 비슷한 양상을 보일 수 있다.

임상 양상

신체검진상 촉진 시에 출혈이 없고 통증 또한 없는 하나 혹은 다발성의 회색의 창백한 종괴 형태로 보인다. 종괴가 편측성이고 출혈이 동반된 경우에는 종양을 의심해야 한다. 이차감염에 의해 CT에서 상 부비동 특히 상악동에 존재하는 방사선 비투과성의 형태를 볼 수 있다.

치료

크기가 큰 용종의 경우 경비강 제거술을 이용해 치료한다. 크기가 작은 용종은 비강내 국소 스테로이드주입법으로 치료할 수 있고 경구용 스테로이드를 단기간 사용하기도 한다. 수술 후에 장기간 비강내 국소 스테로이드 요법을 이용해서 재발률을 낮출 수 있다. 만성 부비동염이 동반되면 꼭 용종제거술과 함께 치료해야 한다. 흔하지는 않지만 자주 재발하는 용종의 경우에 사골동절제술을 시행하기도 한다. 알레르기 비염과 천식이 있는 경우에는 이에 대한 치료가 지속적으로 동반되어야 한다.

표 1. **비용종의 원인**

감염
비염
부비동염-만성 부비동 감염
알레르기
예) 아스피린 과민성, 계절성 및 통년성 비염
특발성
종양
동반질환 관련
천식
낭성섬유증
기관지 확장증

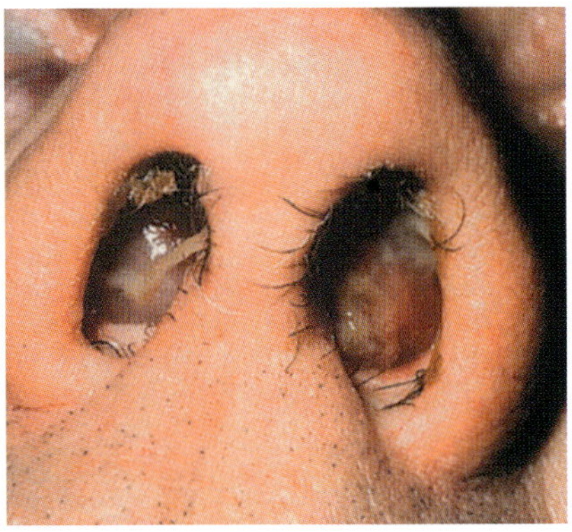

(a)

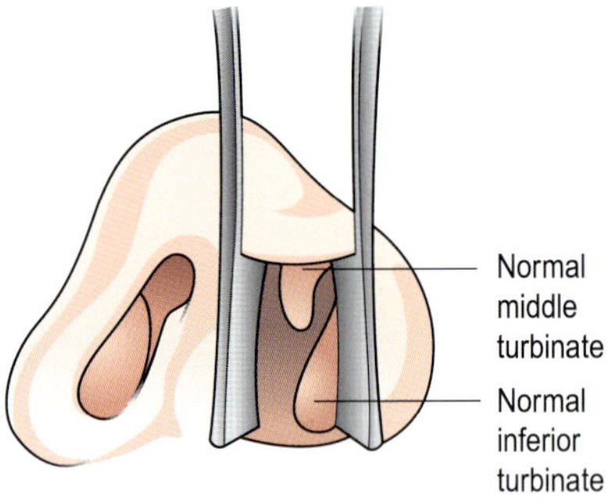

(b)

그림 1. **비전정에서 보이는 양측성 비용.** (a) 비용종은 정상구조인 하비갑개와 혼동될 수 있다. (b) 특히 하비갑개 비대가 있다면

상악동 후비공 비용

상악동 후비공 비용은 드문 질환이다. 일반적으로 편측성이며 상악동 내 점막의 부종과 연결되는 양상을 보인다. 대개 상악동의 부공(accessory ostium)을 통해 비강 내로 돌출되며 뒤쪽으로 진행하여 후비공과 비인두에 도달한다. 대개 환자는 소아 혹은 청소년이거나 젊은 성인이며, 호기 시에 후비공의 용종이 체크밸브처럼 작용하여 악화되는 편측성의 비폐색을 호소하게 된다. 크기가 매우 큰 경우에는 양측 후비공을 막을 수 있고, 이관을 폐쇄하게 되어 이과적인 증상을 일으킬 수도 있다(그림 2). 때때로 용종이 크게 자라 연구개의 뒤쪽으로 자라 구인두 내에 매달려 보이는 경우도 있다.

치료는 비강 내로 접근하여 상악동 내의 낭성 병변과 함께 종괴를 제거하는 것이다. 상악동 내 종괴 기시부의 위치에 따라 상악동 내의 병변을 제거하기 위해 Caldwell-Luc 접근법을 사용할 수도 있다.

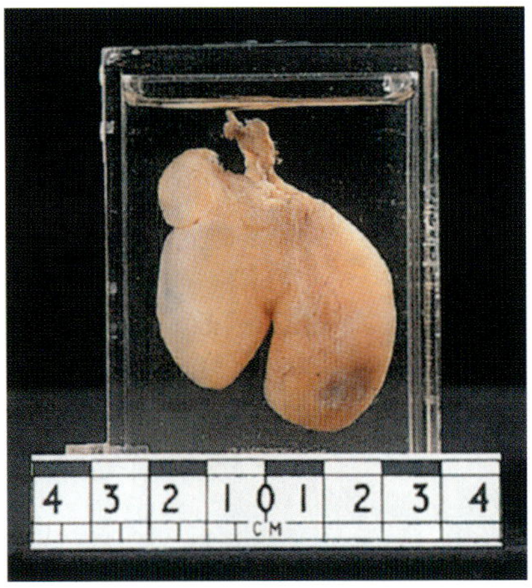

그림 2. **상악동 후비공 비용. 아령 모양의 특징적인 수술 표본.** 완전한 일측성 비폐색(코막힘)을 유발할 수 있다.

종양성 용종

종양성 용종(110쪽)은 대개 편측성이며 진행성으로 비폐색, 유루증(비루관 폐쇄), 비출혈, 악취가 나는 비루 같은 증상이 나타난다. 대개 고기덩어리 같이 보이며 건드리게 되면 출혈이 생긴다. 조직검사가 필수적이다.

기타 용종

용종은 소아에서는 굉장히 드물다. 이 시기에 용종이 생긴다면 낭성섬유증을 고려해야 하며, 땀분비검사를 시행하는 등의 주의가 필요하다. 경막의 탈출(수막종) 혹은 대뇌의 탈출(뇌류)이 전두개저의 결손부위로 생길 수 있다. 또한 이런 것들은 절제하거나 생검하기 전에 방사선학적 검사를 시행하는 것이 반드시 필요하다.

비내 이물

소아들이(때로는 정신과적인 질환이 있는 환자들이) 간혹 코안으로 이물을 집어넣는 경우가 있다. 많은 종류의 이물이 있을 수 있으나(그림 3) 스폰지, 완두콩, 작은 돌멩이, 수은전지 등이 흔히 접할 수 있지만 그 종류

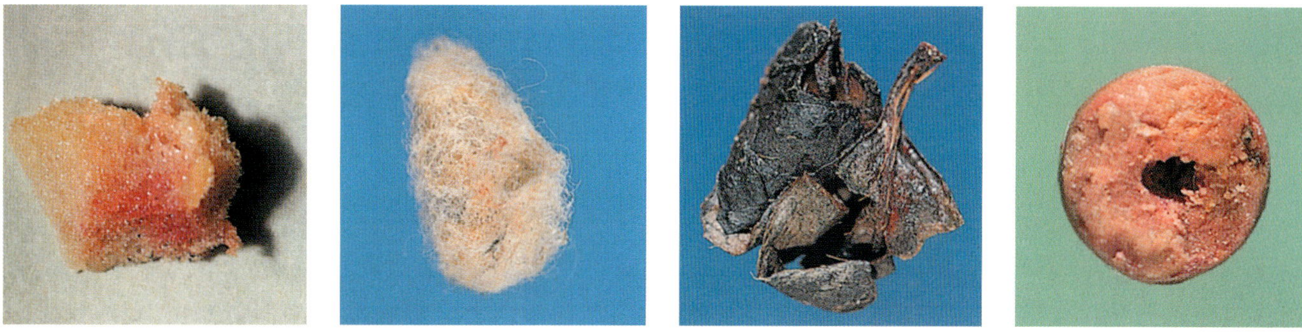

(a) (b) (c) (d)

그림 3. **제거된 비내 이물.** (a) 소파 스폰지 조각. (b) 솜 조각. (c) 나뭇잎. (d) 고무연필 끝.

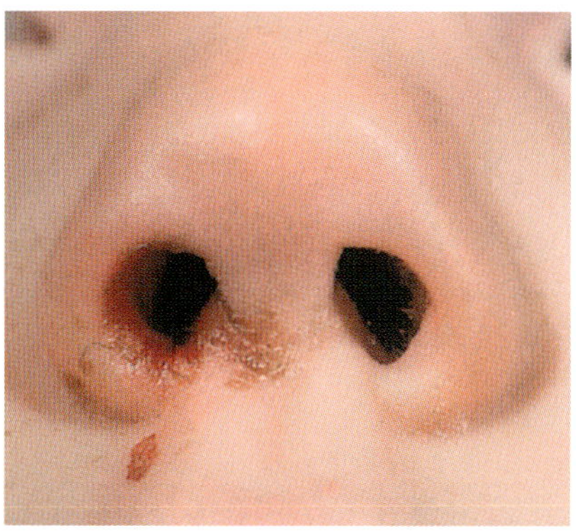

그림 4. **비내 이물에 의한 일측성 비전정염.** 환자는 3주 된 악취를 주소로 내원했다.

는 매우 다양하다. 비유기물은 증상을 나타낼 때까지 많은 시간 동안 코 안에 있을 수 있으나, 유기물(예를 들어 종이, 양털, 식물성 물질)은 활발한 점막 반응을 일으켜 증상 발생까지 시간이 짧다.

임상 증상

초기에 서투르게 제거를 시도해서 불편을 주지 않는 한 대부분의 소아들은 조용하게 있다. 일반적으로 부모들이 병력을 말해줘서 쉽게 알게 되나, 조금 큰 아이들의 경우에는 이물을 코에 넣은 사실을 부인한다. 주요한 징후로 이물이 일정 시간 이상 코 안에 있었다면 악취를 동반한 비루가 발생하고(그림 4) 비전정과 윗입술의 상처가 보이기도 한다. 심한 감염만 없다면 비첨을 엄지 손가락을 이용해 위로 올리고 빛을 비추면 대개 잘 보인다.

치료

협조가 가능한 아이들의 경우에는 컵겸자로 잡아서 빼내거나 뭉툭한 탐침으로 빼낼 수 있다. 어른들이 아이를 잘 붙잡아야 하는데 사지는 담요 등으로 말아서 움직이지 않게 해야 하고 머리부분을 움직이지 못하게 잡아야 한다(그림 5). 다른 모든 경우

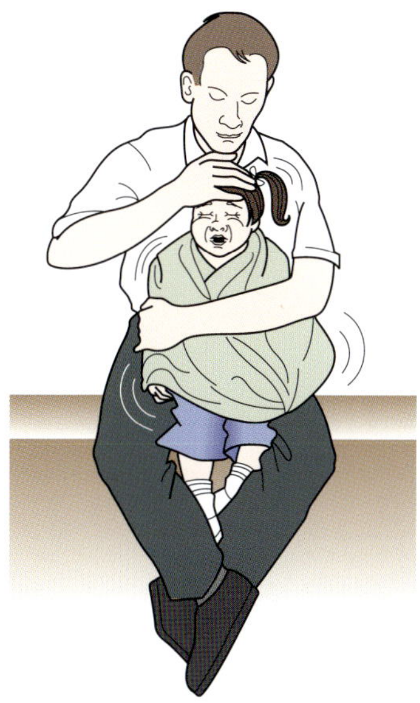

그림 5. **비내 이물을 제거할 때의 소아 환자 강박.**

에는 전신마취를 하게 되는데 이는 부적절하게 제거를 시도하게 되면 이물을 더 뒤로 밀어 넣게 되어 추후에 흡인이나 출혈을 일으킬 수 있기 때문이다. 몇몇 경우에는 비인두를 통해 이물을 꺼내는 것이 더 안전할 수 있다. 반대쪽 비강도 꼭 검사하여 다른 이물이 있는지 확인해야 한다.

비석증

비석은 몇몇 성인에서 발견되는 크기가 큰 비내 이물을 지칭한다. 이는 거즈 조각이나 혈괴 등의 주위로 칼슘이나 마그네슘이 침착되어 만들어진다. 대개는 몇 년 전에 비출혈로 인해 비강 내 패킹을 시행한 병력이 있다(그림 6).

임상 양상 및 치료

비폐색과 비루가 가장 흔한 증상이다. 비루의 경우 감염과 무른 육아조직 때문에 생기는 악취나 출혈을 동반하기도 한다. 신체 검진에서는 촉진할 때 딱딱한 종괴로 나타난다. 단순촬영으로 확진을 할 수 있다.

대개 통째로 제거하게 되지만 크기가 너무 큰 경우에는 여러 조각으로 나누어 제거해야 하는 경우도 있다.

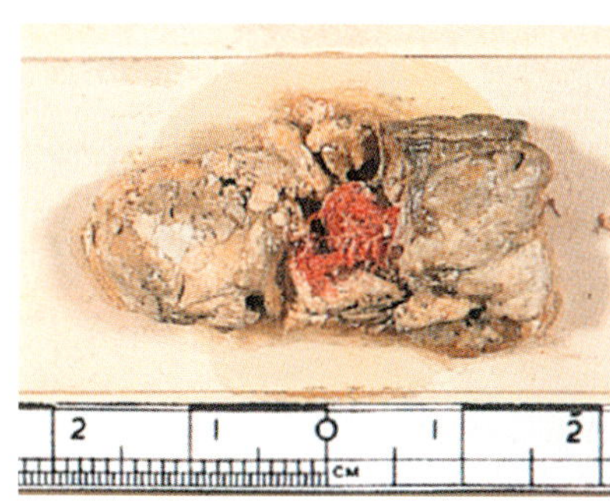

그림 6. **비석(rhinolith).** 수년 전에 코피로 비강 패킹이 필요했던 환자에서 꺼낸 커다란 표본(specimen). 병소(nidus, 빨간색 표시)는 사용된 거즈 잔유물이다.

핵심 포인트

- 비용종은 대부분 양측성이며 비염에 의해 이차적으로 발생하고 무통성이다.
- 나이가 들어가면서 비용종의 유병률이 증가한다.
- 편측성의 출혈을 동반하는 비용종은 악성을 의심하고 조직검사를 해야 한다.
- 비용종은 소아에서는 매우 드물다.
- 소아에서 악취를 동반하는 편측성의 비강 분비물이 관찰될 때에는 비내 이물의 가능성을 고려한다.
- 이물은 흡인될 수 있으므로 주의한다.
- 환자의 비협조로 인해 비강 이물의 제거가 어려울 때에는 전신마취를 하는 것이 나은 경우가 많다.

코의 감염질환

감기

감기(급성비염)에 걸렸을 때 비점막은 바이러스에 의해 감염된다. 주로 감기의 원인이 되는 바이러스는 다음과 같다.

- 아데노바이러스 혹은 리노바이러스
- respiratory syncytial virus
- 파라인플루엔자 바이러스

감염율은 개체의 면역력의 성숙도에 영향을 받으며 이로 인해 아이들에서 유병률이 높다. 평균적으로 아이들은 일년에 6-12회의 감염이 되는데 면역체계를 약화시키는 영양실조, AIDS, 면역억제제 등의 다른 요소들과도 관련이 있다.

임상 양상

코의 점막은 발적을 보이며 분비물의 양도 많아지고 다음의 증상을 나타낸다.

- 비폐색
- 재채기
- 콧물

Haemophilus influenzae, *Streptococcus* 나 *Staphylococcus* 등의 이차감염은 화농성의 비루를 일으킨다. 발열과 두통이 흔히 동반된다.

치료

감염력이 높기 때문에 환자는 격리되어야 하며 증상에 따라 치료하면 된다. 따뜻한 공기를 들이마시거나 국소 비점막수축제를 사용하면 비폐색을 호전시킬 수 있다. 발열이나 몸살 등의 증상은 비스테로이드성항염증제(NSAID)나 paracetamol 같은 해열진통제로 잘 조절된다. 세균감염에 의한 증상이 나타나면 항생제를 추가한다(표 1). 만약 분비기능이 정상으로 돌아오지 않는다면 환자는 후비루의 증상을 지속적으로 호소하게 된다.

표 1. **급성 비염의 합병증**
삼출성 중이염
급성 중이염
비인두염
급성 부비동염
경부 림프절염
후두염
폐렴

비전정염

비전정 피부의 상처는 국소적인 혹은 전신적인 상태에 영향을 많이 받는다. 국소적으로는 코를 후비는 것이나 코기둥(비주, columella)의 탈구, 또는 알레르기 비염에 의한 비루가 흔하게 나타난다(그림 1). 단순 혹은 대상 포진에 의한 수포는 콧구멍 앞쪽에 많이 생긴다(그림 2). 어린이들의 경우 비내 이물에 의한 화농성 비루가 비전정염을 일으킬 수 있다(그림 4, 37쪽). 광범위한 습진도 비전정염을 일으킬 수 있다. 원인균은 몇몇 사람에서는 상재균인 *Staphlococcus* 이다(39쪽).

치료로는 국소 항생제와 때때로 swab 균검사 후 전신 항생제를 사용 할 수 있다. 습진성 병변의 경우 스테로이드 연고를 사용한다.

궤양을 동반한 지속적인 비전정염의 경우에는 기저세포암이나 편평상피세포암과 같은 종양성 병변과 연관되어 있을 수 있으니 주의를 기울여야 한다.

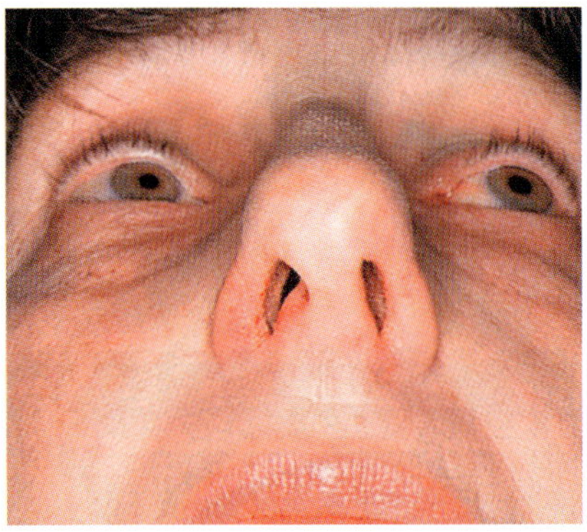

그림 1. **혈관운동성 비염으로 인한 지속적인 비루 때문에 코를 자주 닦아서 발생한 비전정염.**

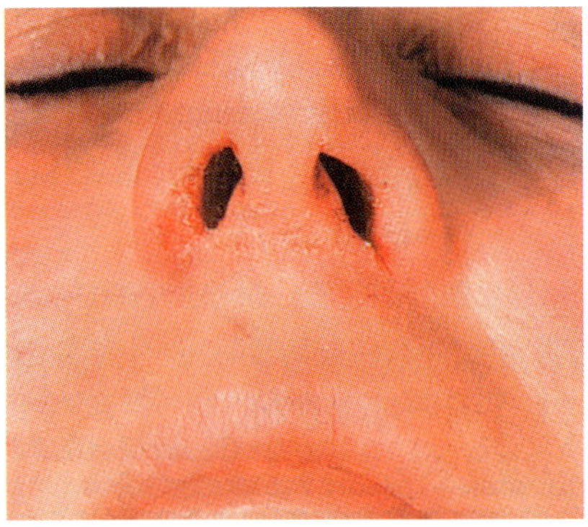

그림 2. **단순 헤르페스 감염에 의한 심한 비전정염.**

위축성 비염

위축성 비염은 가피가 심하게 생기거나 비점막과 하비갑개의 심한 위축을 특징으로 한다. 만약 어릴 때부터 나타난다면 취비증(ozaena)이라는 용어를 사용한다. 불행하게도 이런 위축성변화가 후각소실을 유발할 수 있기 때문에 환자들은 악취를 느끼지 못하는 경우가 있다. 정확한 기전은 알려져 있지 않으나 녹농균이 원인일 것으로 생각되고 있다. 수술 후 넓어진 비강 또한 원인이 될 수 있다. 대개의 경우 위생 상태가 좋지 않고 영양 실조가 있으며, 여자에서 많이 생긴다.

임상양상

악취로 인해 환자는 사회 생활에 문제가 생길 수 있다. 많은 양의 가피가 코안에 생기며 가피를 제거할 때 코피가 나게 된다. 극단적인 경우 가피의 양이 많이 증가되서 비인두나 인두 후벽을 막을 수도 있다.

치료

치료는 국소적으로 조심스럽게 가피를 제거하는 것이다. 이를 위해서 주사기나 세척기를 이용해 하루에 3-4회 정도 코세척을 하는 것이 가장 효과적이다. 만약 녹농균이 균배양검사에서 양성이라면 ciprofloxacin을 지속적으로 사용하는 것도 도움이 된다.

수술은 뼈나 연골을 삽입해서 넓어진 비강을 좁히는 방법을 사용한다. 만약 다른 모든 방법이 실패한다면, 콧구멍을 완전히 폐쇄시키고 수 개월 경과 후에 다시 열어주는 방법을 사용할 수도 있다. 치료의 원칙은 위축된 조직을 다시 재생시켜 정상적인 섬모 상피로 회복시키는데 있다.

비모낭염

*Staphylococcus aureus*가 비전정 모낭염의 원인균들 중 가장 흔한 것이다. 이 균은 일부에서는 상재균으로 존재하는 경우도 있다. 코를 후비는 것이 흔한 자극요인이다.

증상은 코를 건드릴 경우 아프고 붉어지는 것이다(그림 4). Swab을 시행하고 환자는 국소 혹은 전신 항균요법을 시작해야 한다. 환자는 농을 짜는 행위를 절대 하지 말

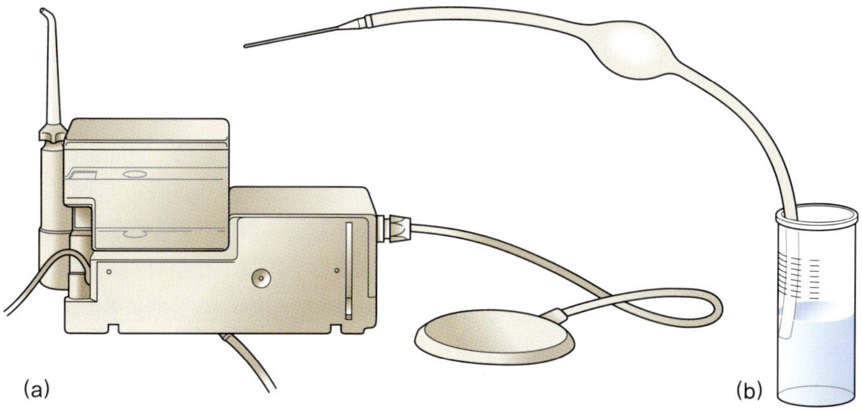

그림 3. **위축성 비염에서 가피를 제거하기 위한 코세척에 이용되는 (a) water toothpick과 (b) Higginson 주사기.**

도록 교육해야 하는데 이런 행위는 안면정맥을 통해 염증이 해면 정맥동으로 파급되는 결과를 초래할 수 있기 때문이다.

반복적으로 비모낭염이 생긴다면 당뇨가 있는지도 확인해야 한다.

코의 다른 기타 피부염

비전정에는 코의 피부염이 드물다. 대부분의 피부염은 건선이나 지루성 피부염, 혹은 주사 등이 전신적으로 있을 때 코에도 일부로 나타나는 것이다(그림 5,6). 이런 경우는 대부분 국소 스테로이드나 항생제 연고 혹은 방지 크림을 도포하고, 병변을 깨끗하게 할 경우 호전되는 경우가 많다.

심상성 루푸스

심상성 루푸스는 *Mycobacterium tuberculosis*의 감염이며 대개 비전정이나 비중격의 무통성의 궤양성 병변으로 나타난다.

비유육종증(Lupus pernio)

유육종증(sarcoidosis)에서 피부도 병변부위에 포함될 수 있다(Boeck 질환). 홍반성 결절로 나타나며 코의 피부병변과 동반되기도 한다(lupus pernio). 코에서는 푸르고, 붉은 결절로 나타난다.

유육종증은 폐, 눈, 눈물샘이나 침샘을 침범하는 전신질환이며, 전신 스테로이드 요법이 주치료법이다.

비매독

선천성 매독의 경우 지속적인 비루와 콧구멍 앞쪽의 열창을 보일 수 있으며, 후천성 매독의 경우 고무종의 형태로 나타나는 경우가 많다. 3기 매독의 경우 비중격의 뼈나 연골의 파괴가 동반되는 경우가 흔하다.

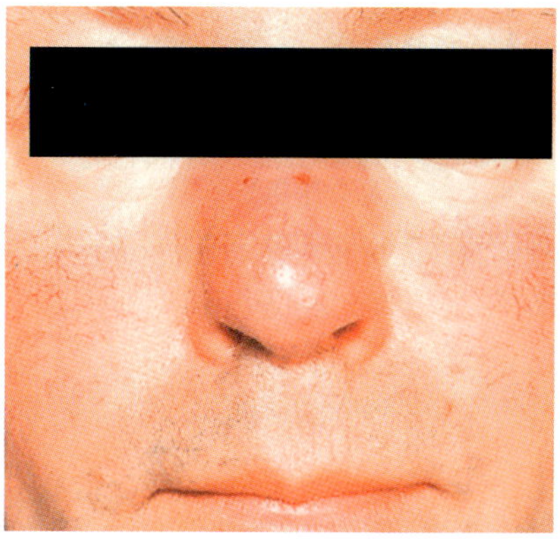

그림 6. **주사(rosacea).**

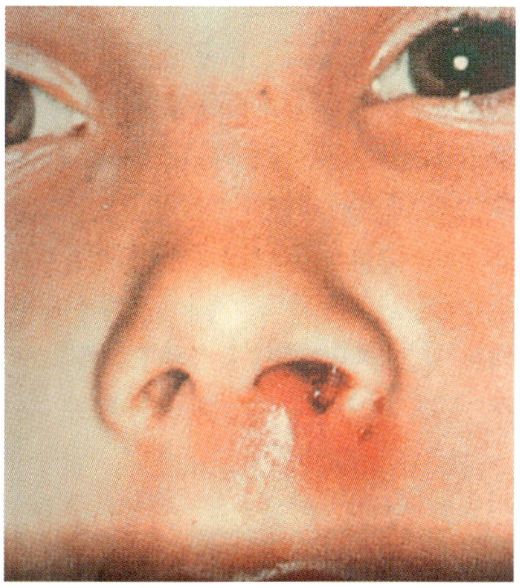

그림 4. **좌측 비전정의 모낭염.**

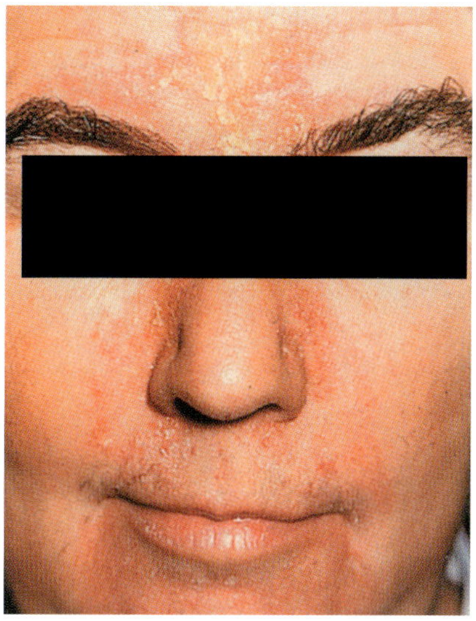

그림 5. **지루성 피부염.**

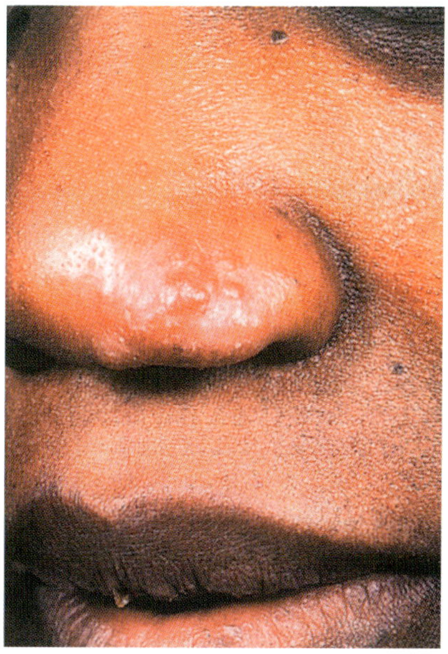

그림 7. **비유육종증(lupus pernio).**

핵심 포인트

- 코의 감염질환은 해면정맥동으로 파급될 수 있다.
- 지속적인 비강 궤양은 악성 종양을 의심해야 한다.
- 반복적인 비모낭염 환자는 당뇨가 있는지 확인해야 하며, 포도상구균의 감염원을 찾아야 한다.

비중격의 병변과 후비공 폐쇄

비중격 만곡

비중격 전체가 정중앙에 위치하고 있는 경우를 매우 드물다. 비중격 만곡은 대개 발달 중에 생기거나 외상 후에 생긴다. 만곡은 뼈와 연골 모두에 있을 수 있다.

임상 양상

일측 비폐색이 가장 흔한 증상이며 때로 S자형 만곡일 경우에는 양측 비폐색을 호소할 수도 있다. 가피, 안면부 통증, 비루, 코피 등의 다른 증상들도 나타날 수 있다. 검진 소견으로 비중격의 만곡과 함께 종종 만곡의 반대편 하비갑개의 비대소견이 관찰된다(그림 1). 때로는 외비의 변형이 비중격 만곡에 의해 초래되기도 한다.

치료

증상이 없는 만곡의 경우에는 치료가 필요 없다. 전통적인 수술적 치료는 점막하 절제술이지만 과도한 비중격연골의 제거로 인한 안장코 변형이 자주 생겨 최근에는 사용되지 않고 있다. 최근에 사용되는 방법은 비중격연골의 탄성을 이용한 방법으로 최소한의 조직만을 제거한 후 만곡된 비중격에 cross hatching을 주어서 연골부위의 만곡을 똑바로 잡는 비중격성형술이 이용된다.

코피와 비중격 혈종이 술 후 가장 흔한 합병증이나 술 후 점막연골막피판을 봉합하는 것으로 예방이 가능하다. 패킹은 필요한 경우가 드물며, 비배부가 낮아지는 것은 과도하게 연골을 제거하는 경우 생기는 지연성 합병증이다(그림 3).

비중격 혈종

비중격 혈종은 외상 후에 생기고, 때때로 증상도 경미할 수 있다(43쪽). 소아들의 경우 아래쪽 연골에 점막연골막피판이 약하게 붙어있기 때문에 혈종이 발생하기 쉽다.

임상 양상

연골막 아래의 출혈에 의해 심한 비폐색이 발생하나(그림 4), 혈종이 감염되지 않는 한 심한 압통은 동반하지 않는다. 만약 농양으로 진행되면, 연골의 괴사가 생기며, 안장코 같은 외비 변형을 동반한다.

치료

혈종은 반드시 배액되어야 한다. 세침흡인이나 절개 후 혈종을 제거하고 패킹을 하는 것이 재발을 막는데 효과적이다. 항생제의 사용은 감염을 막기 위해 필요하며, 해면정맥동 혈전증과 같은 치명적인 합병증을 막는데 중요하다.

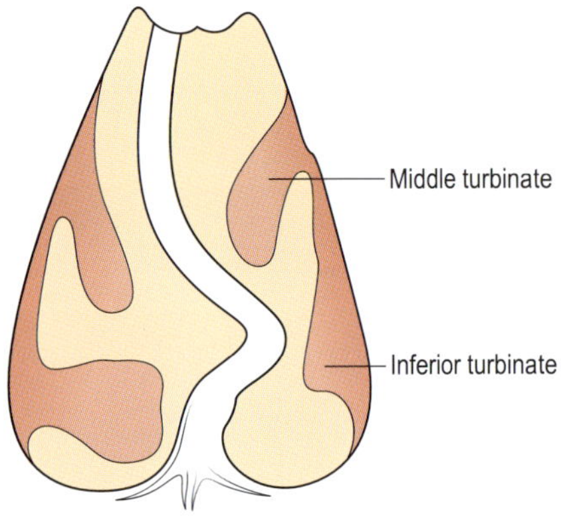

그림 1. **비중격 만곡에 의한 좌측 비강의 폐색.** 비중격 만곡으로 인해 동측 하비갑개의 위축과 반대측 하비갑개 비대 소견이 관찰된다.

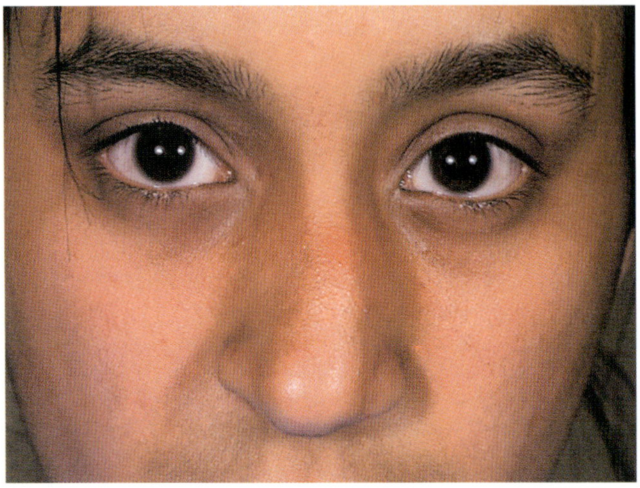

(a)

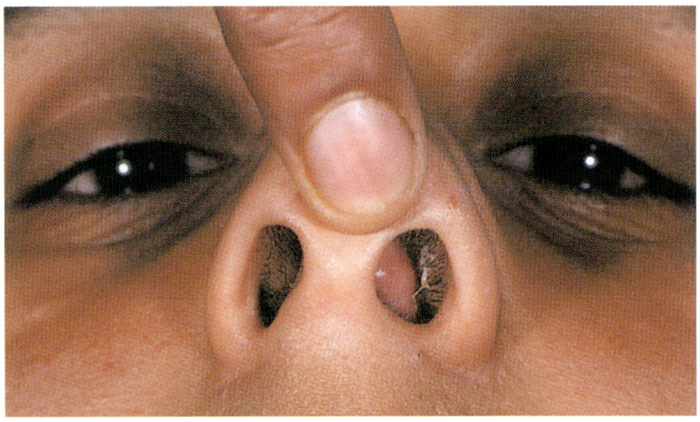

(b)

그림 2. **심한 비중격 만곡으로 인한 (a) 외비의 변형과 (B) 좌측 비폐색.**

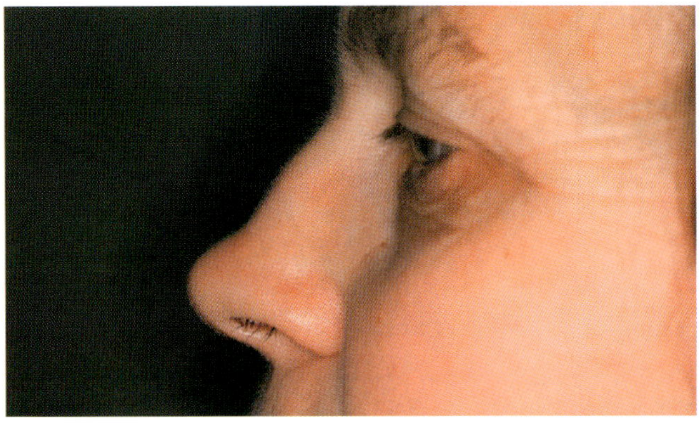

그림 3. **안장코(saddle nose).** 비중격 만곡에 대한 점막하 절제술시 과도한 연골의 제거로 인해 낮아진 비배부.

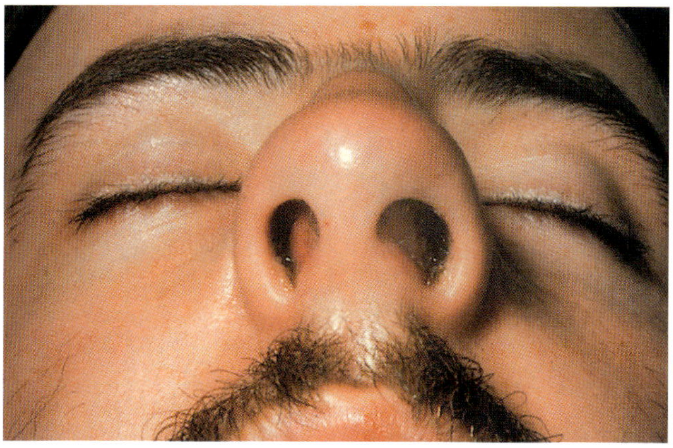

그림 4. **외상 후 발생한 비중격 혈종.** 두꺼워진 비중격에 의한 비폐색과 외비의 부종.

비중격 천공

비중격 천공에는 여러가지 원인이 있다(표 1). 많은 경우에 발병 원인을 찾아내는 못한다. 대부분의 천공은 비중격의 전방 연골부위에 위치하는 반면에 일반적으로 매독의 경우는 비중격의 후방 골부에 천공을 일으킨다.

임상양상과 치료

증상은 주로 가피형성과 반복적인 비출혈이다. 숨쉴 때 코에서 소리가 나기도 한다. 특정한 원인을 찾아내는 것이 중요하며, 종양이 의심될 때는 조직검사를 시행해야 한다.

대부분의 경우에 원인을 찾아내기 힘들기 때문에 대증적인 치료를 시행한다. 가피와 비출혈은 따뜻한 공기를 들이마시는 것이나 식염수 세척으로 예방할 수 있으며 연고를 도포하는 것도 도움이 된다. 작거나 중간 크기의 천공은 수술적으로 막을 수 있으며, 비중격이 위축되어있지 않다면 수술로 치료하는 것이 원칙이다. Silsatic 단추로 막는 방법도 최근에 시도되고 있다.

후비공폐쇄

후비공폐쇄는 구비막(bucconasal membrane)이 뚫리지 않은 드문 선천성 기형의 하나이다. 인두과 코 사이의 연결 통로인 후비공은 일측성 혹은 양측성으로 막힌다. 구조적으로 골성폐쇄 혹은 막성폐쇄의 형태가 있다.

표 1. **비중격 천공의 원인**

외상	신생물(종양)
비수술	상피세포암
반복적인 전기소작	악성육아종
빈번한 코 후빔	기저세포암
감염	**기타**
매독	크롬가스
결핵	코카인 흡입
	원인미상

임상 양상

양측성 폐쇄는 출생 시부터 심한 호흡장애를 나타내는데 이는 신생아는 전적으로 비호흡을 하며 성인과 같은 구호흡 방법을 배우지 못했기 때문이다. 일측성 폐쇄는 비루나 일측성 비폐색이나 점액성 분비물 등의 증상이 성장하면서 지연성으로 나타난다. 출생 시 진단은 부드러운 카테터가 비강을 통과하지 못하고, 전산화 단층촬영에서 폐쇄판(atretic plate)을 확인하는 것이다(그림 5). 성인에서는 내시경검사를 통해 폐쇄된 후비공을 관찰할 수 있다.

치료

양측성 폐쇄는 신생아의 응급상황이며, 구호흡기(oral airway)가 삽입 및 고정되어야 한다. 수술적으로 경비강 혹은 경구강 접근법이 있으며 폐쇄의 양상에 따라 선택되어야 한다. 수술 후 다시 폐쇄되는 것을 막기 위해 스텐트를 삽입하거나(그림 6) 정기적인 부지확장술을 필요에 따라 시행한다. 일측성의 경우에는 수술을 성장 후에 할 수 있다.

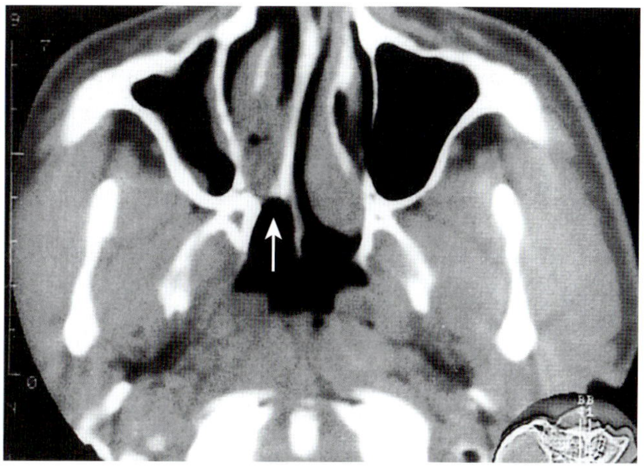

그림 5. **일측성 후비공 폐쇄.**

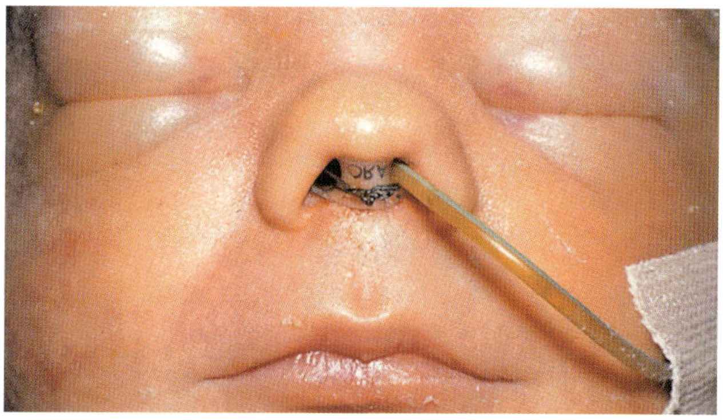

그림 6. **후비공 폐쇄 수술 후 재 폐쇄를 막기 위한 스텐트와 급식을 위해 좌측 비공을 통해 삽입된 코위영양관(nasogastric tube).**

핵심 포인트

- 비중격혈종은 농양 형성 및 연골 괴사를 예방하기 위해 신속한 배액이 필요하다.
- 무증상의 비중격만곡은 치료하지 않는다.
- 양측성 후비공폐쇄는 신생아 응급상황이다.

안면 손상

안면부 손상은 종종 분만과정에서 신생아의 머리 크기가 산도보다 큰 경우에 처음으로 관찰된다. 영구적인 안면 손상은 살아가면서 다양하게 발생할 수 있다. 가장 심한 손상은 소아보다 성인에서 더 흔한 경향이 있다. 손상은 안면의 연조직과 안면골에 발생한다. 안면골에는 하악골, 상악골, 광대뼈 복합체, 그리고 코가 있다. 심한 손상은 몇몇 다른 조직의 손상을 동반하여 호흡기의 폐쇄나 흡인의 문제, 심한 출혈을 방지하기 위한 긴급한 조치를 필요로 한다. 대부분의 환자는 파상풍의 예방과 항생제 투여가 요구된다.

연조직 손상

가장 흔히 접하게 되는 손상은 열상이다. 상처 부위는 나중에 착색되어 문신처럼 되지 않도록 잘 씻어내야 하며 상처 부위의 흉터를 방지하기 위해 정확하게 피부 봉합을 시행하여야 한다. 심부 손상을 배제하기 위해 정확한 신체 검진이 필요하다. 코나 귀의 결손된 조직은 반드시 재봉합해야 한다. 이렇게 재봉합할 경우 안면부위는 혈류가 좋기 때문에 다시 조직이 살아날 가능성이 많기 때문이다.

골부 손상

대개의 경우 전위된 골편만이 수술적 치료를 필요로 한다.

하악 골절

하악 골절의 가장 흔한 부위는 그림 1에 나타나있다. 하악의 가장 약한 부위는 하악 돌기의 경부이다. 이 부위는 간접적인 충격에 의해서도 골절이 생긴다.

임상 양상

임상적으로 환자는 심한 개구장애를 일으킨다. 출혈이 흔하며 치아가 위치한 곳의 골절이 일어나면 부정교합이 생긴다. 양손으로 촉진을 시행했을 때 골편의 유동성이 느껴지며 단순촬영상 골절선이 나타나게 된다.

치료

골편의 정복 후에 상악과 하악을 함께 와이어나 미니 플레이트로 결합하여 몇주간 고정을 시행한다.

광대뼈 골절

광대뼈 골절은 상악이나 협부의 직접적인 충격으로 생긴다.

임상양상

골절은 골부의 함몰을 가져오지만 연부조직의 부종으로 인해 신체검진상 발견하지 못할 수 있다. 골부의 윤곽을 촉진시에

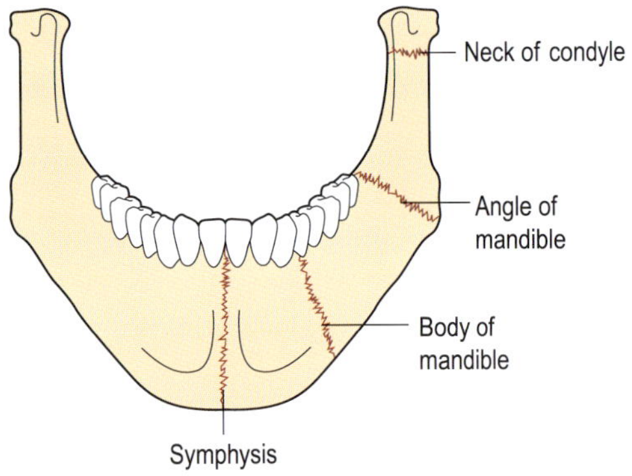

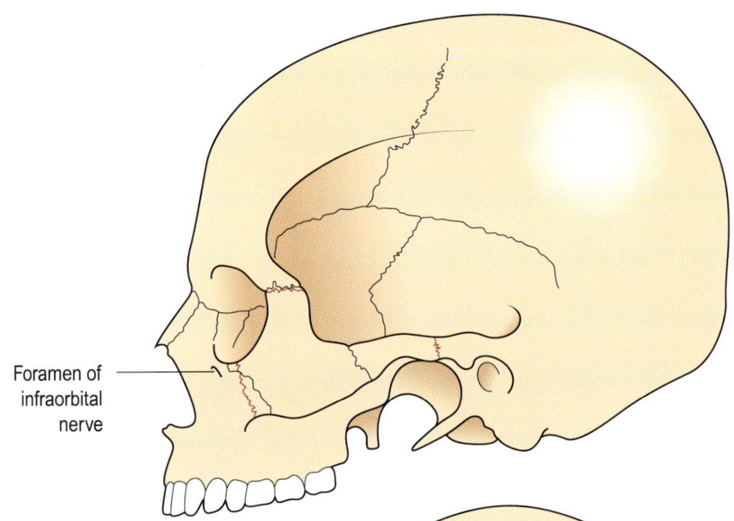

그림 1. **하악 골절.**
그림 2. **광대뼈 골절**(오른쪽 그림).

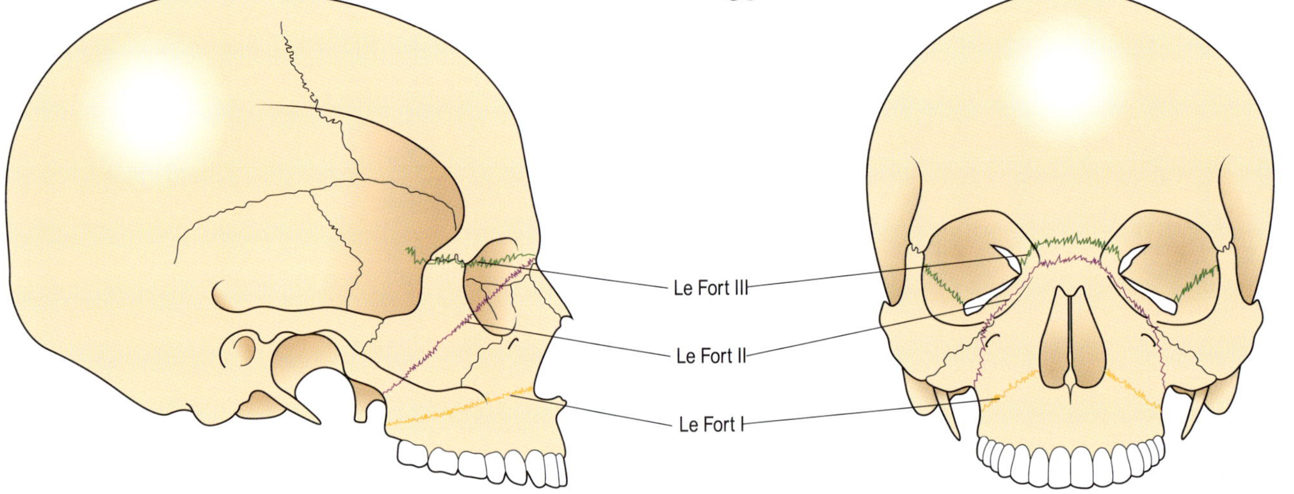

그림 3. **상악 골절.**

안와하연에서 함몰을 느낄 수 있으며 안와 하부의 손상은 협부의 감각저하를 일으킬 수 있다.

치료

측두부에 절개를 가한 후 함몰된 골편을 재위치 시키는 수술적 치료를 시행한다. 정복후에 불안정할 경우 와이어나 미니 플레이트로 고정을 시행한다.

상악 골절

Le Fort 라는 프랑스 의사는 가장 흔한 상악 골절을 3가지로 구분하였고, 상악골절은 Le Fort I, II, III 골절로 불리게 되었다(그림 3). 상악은 두개골이나 두개 내부의 심한 손상을 방지하기 위한 충격 흡수 역할을 한다. Le Fort I 골절선은 상악동의 하연을 지나가며, 이 경우 상악에서 치아를 가지고 있는 골부와 코와의 관계에 변형을 가지고 오게 된다. Le Fort II 골절의 경우 상악과 코가 하나의 블록으로 변형이 되어 전두와 협부에 대한 관계에 변형을 가지고 온다. 가장 심한 골절인 Le Fort III 골절에서는 구개저와 안면골이 분리되게 된다.

임상 양상

이런 골절 후에는 심한 출혈과 기도의 압박이 합병증으로 생길 수 있다. 하악을 앞으로 당겨 기도륵 확보하는 것이 필수적이다. 촉진으로 골부가 불규칙한 것을 확인하며, 이마를 고정시킨 채 경구개와 치조부위를 움직임으로써 상악의 비정상적 움직임을 감지할 수 있다.

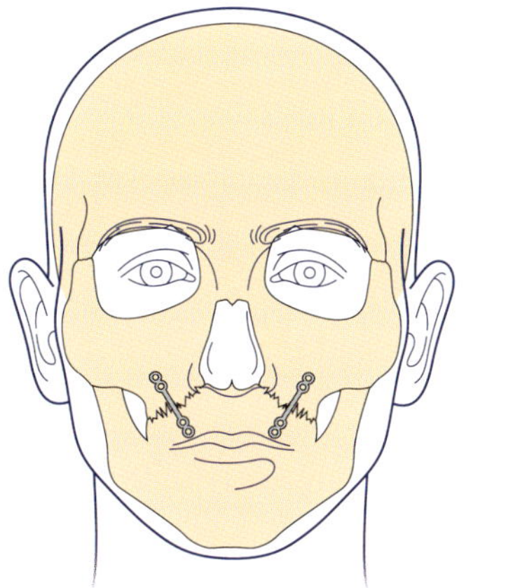

그림 4. **미니 플레이트를 이용해 고정한 상악 골절.**

치료

이런 골절들은 정복 후에 몇주간의 고정이 필요하다. 근래에는 미니 플레이트가 다른 치료를 대신하여 많은 환자들에서 사용되고 있다.

안와(blow out) 골절

안와의 blow out 골절은 보통 안구를 안와 안으로 밀어 넣는 힘에 의해 닫힌 공간인 안와내의 압력을 높이는 직접적 손상 후에 발생한다. 안와의 가장 약한 부분인 안와 하벽의 골절이 생길 경우 안와의 내용물이 상악동내로 들어갈 수 있다(그림 5.6).

임상양상

주증상은 안와내 지방의 섬유성 격막이나 안구 하직근이 골절부에 끼여서 안구 운동이 제한되는 것이다. 안구 함몰은 안와 내용물이 부비동내로 빠져나와서 발생한다.

치료

치료는 안와 내용물을 유착된 주위조직 및 조각난 골편에서 박리하고 silastic sheet나 골편 등을 이용하여 안와 하벽을 재건하는 것이다. 골절 부위나 허탈된 안와 내용물로의 접근은 하안검절개(lower eyelid incision)을 통하거나 혹은 부비동을 통한 내시경적 접근을 함께 적용하여 이루어진다.

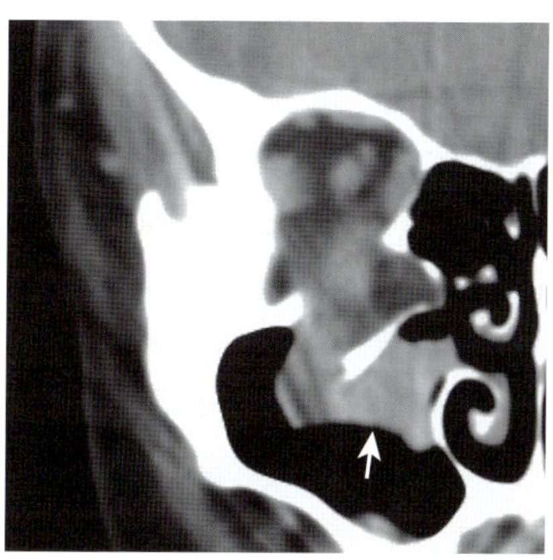

그림 5. **광범위한 안와 골절을 보이는 관상면 CT 영상.** 상악동내로 돌출된 안와의 연부조직이 보임.

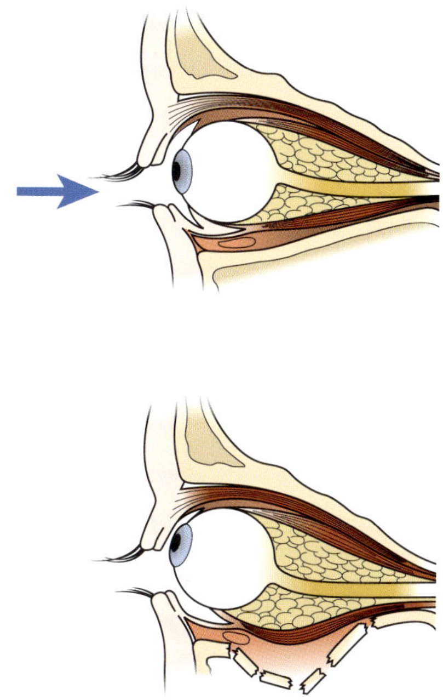

그림 6. **안와 골절.**

비골 골절

비골골절은 외측 혹은 전방으로부터 받은 충격으로 인해 일어난다. 외측 힘에 의한 골절은 가장 흔하며 즉시 교정될 수 있다. 즉시 교정을 하지 못하였다면 연조직의 부종이 모두 없어지는 1주일 정도 후에 골절의 정확한 평가와 함께 교정을 시행하는 것이 좋다. 비골 골절 정복은 국소 혹은 전신 마취후에 가능하며 정복 후에 부목을 사용하여 가동성의 골편을 고정하도록 한다. 만약 환자가 늦게 방문하여 골편이 이동되서 고정되어 있는 경우 비성형술을 하는 것이 낫다.

핵심 포인트

- 안면외상은 치명적인 출혈, 기도폐쇄, 흡인 손상을 초래할 수 있다.
- 대부분의 안면골절은 임상검사로 진단할 수 있다.
- 항상 안구의 손상 여부에 대해 검진해야 한다.
- 반드시 구강 검사를 해야 한다.
- 안와하신경, 하치조신경이 흔히 손상을 입는다.
- 불안정 골절에는 적절한 형태의 부목고정(splinting)이 필요하다.
- 대부분의 비골 골절은 옆으로 작용하는 외력에 의해 발생한다.
- 비골 골절의 정복은 수상 후 즉시 혹은 7-10일 후 부종이 감소한 후 시행해야 한다.

안면손상 후의 합병증

대개의 안면손상의 결과는 미미하지만 몇몇의 합병증의 경우에는 치명적이어서 생명의 위협이 되기도 한다.

다음의 상황에서는 응급조치가 필요하다.
- 기도 폐쇄
- 출혈
- 흡인 손상

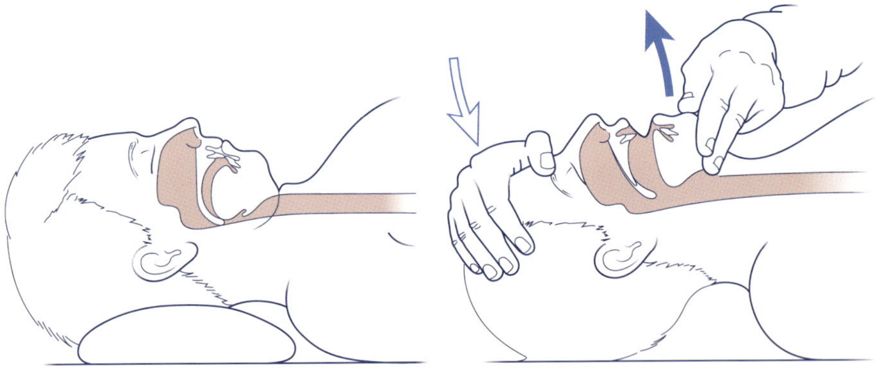

그림 1. **소생술(resuscitation)을 위한 기도 확보.**

기도 폐쇄

기도 폐쇄에는 여러 가지 원인들이 있고 치명적인 결과를 초래할 수 있다. 구강내 혈괴가 흔하며 치아나 틀니에 의한 폐쇄도 간과해서는 안된다. 하악이나 상악의 골절의 경우 구강의 협부가 좁아질 수 있다. 혀 또한 하악의 골절에 의해 후방 전위나 손상에 의한 부종으로 기도를 막을 수 있다. 심한 손상의 경우 후두의 손상이 동반되어 기도폐쇄를 일으킬 수 있다.

치료

기도를 확보하는 것이 중요하다. 기도내 이물을 제거하거나 하악을 전방으로 전위시켜 혀를 앞으로 위치시키는 조작만으로도 기도확보를 할 수 있다(그림 1). 만약 신속하게 기도 확보가 되지 않는다면 기도 삽관이나 기관절개가 필요하다.

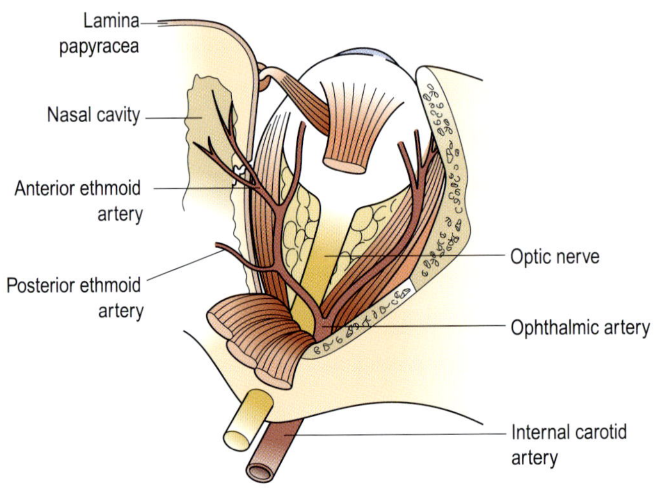

그림 2. **안와의 얇은 내측 골벽(지판)은 쉽게 골절되며 전사골동맥 손상시켜 대량출혈을 일으킬 수 있다.**

출혈

안면손상의 경우 어느 정도의 출혈은 동반된다. 대개는 출혈은 저절로 멎거나 어느 정도의 압박에 의해 쉽게 멈춘다. 큰 혈관이나 날카로운 물체에 의해 대량 출혈도 일어날 수 있다. 비강에서 지판의 골절은 전사골동맥을 손상시켜 많은 양의 비출혈을 일으킬 수 있다(그림 2). 경부의 주요 동맥들이 손상되었을 경우에도 대량 출혈이 일어날 수 있다.

치료

치료는 출혈부위를 압박하여 지혈하는 것으로부터 시작된다. 비강 패킹도 필요하며 경부의 혈관을 결찰해야 할 경우에는 경부 시험 개방술도 필요하다.

흡인 손상

흡인 손상은 의식이 없는 손상의 경우 잠재적으로 치명적인 합병증이다. 의식불명환자에서 혈액과 위 내용물이 흡인될 수 있다. Shock lung syndrome 이나 ARDS가 발생한다면 사망률이 높아진다.

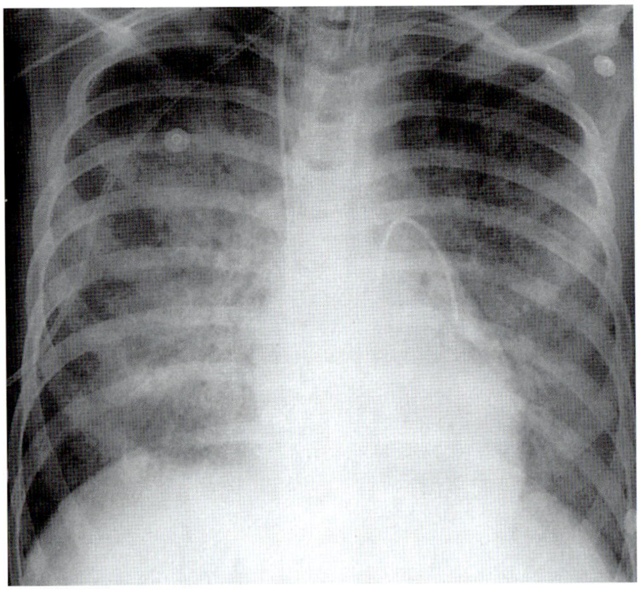

그림 3. **'shock lung'(adult respiratory distress symdrome) 환자에서 흉부 X-ray 소견.** Hickman 정맥내주입로, Swan-ganz 카테터, 비위관 등도 함께 보임.

치료

기도삽관이나 기관절개가 흡인을 막기 위해 필요하다. ARDS가 확진된 경우 적절한 산소 공급과 다발성 장기 손상을 막는 것이 중요하다.

다른 합병증

뇌척수액 비루

안면손상 이후 수양성의 비루가 발생한다면 그것은 뇌척수액의 유출이 원인일 수 있다. 가장 흔한 부위는 사상판이나 전두동의 후벽이다. 뇌척수액은 다음과 같이 일반적인 비루와 구별된다.

뇌척수액은 당검사에서 양성소견을 보이며, 피와 섞인 경우 하얀 수건에 떨어뜨렸을 때 halo 징후를 보인다. 그리고 베타 transferrin검사로 확인할 수 있다. 진단은 fluorescein을 요추천자를 시행하여 주사한 후 코에서 다시 모으는 것으로 가능하며 최근에는 고해상도 CT가 골절부위를 파악하는데 도움을 주고 있다.

치료

누출 경우의 일부는 뇌척수액배액관(epidural drain)을 넣고 환자의 상체를 높이는 등의 방법으로 뇌척수액 압력을 낮추는 보존적인 시술로 멈춘다. 지속적인 뇌척수액 유출은 내시경 수술이나 개두술로 막을 수 있다. 뇌척수액 비루는 뇌막염을 유발할 수 있다.

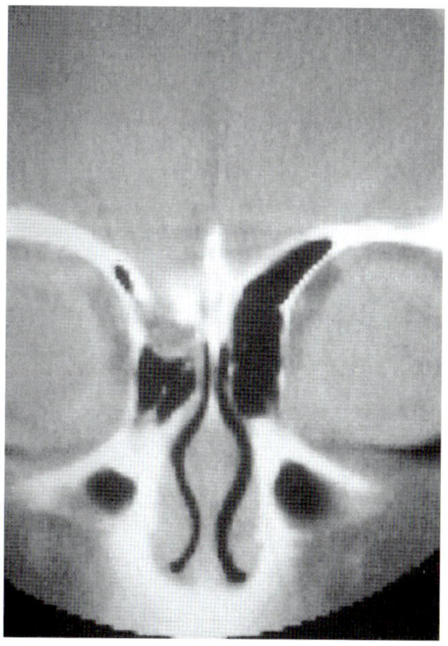

그림 4. **우측 사상판(cribriform plate)의 골절과 함께 전두개와 내용물의 탈출소견을 보이는 관상면 CT 영상.**

해면정맥동 혈전증

해면정맥동 혈전증은 감염된 안면 창상의 치명적인 합병증 중의 하나이다. 이것은 역행성의 감염으로 안면정맥을 타고 두개내에 혈전증을 일으키게 된다. 해면정맥동 혈전증은 두통, 경직, 안구돌출, 시신경병증 등으로 특징지워진다. 높은 치사율을 방지하기 위해 고용량의 경정맥 항생제 투여가 필수적이다.

비중격 혈종

비중격 혈종도 안면 손상의 합병증으로 일어날 수 있다. 이것은 40쪽에서 이미 논의되었다.

감각 저하

감각저하는 안와하 신경의 손상을 일으키는 안와하 부위의 골절에 흔히 동반된다(그림 6). 외상후 후각 소실도 드물지 않다. 비록 경미한 손상이라고 하더라도 후각신경의 손상을 가져올 수 있다. 후각소실은 사상판이 손상되었다면 어김없이 발생한다. 불행하게도 이런 경우에는 후각회복 가능성이 매우 낮다.

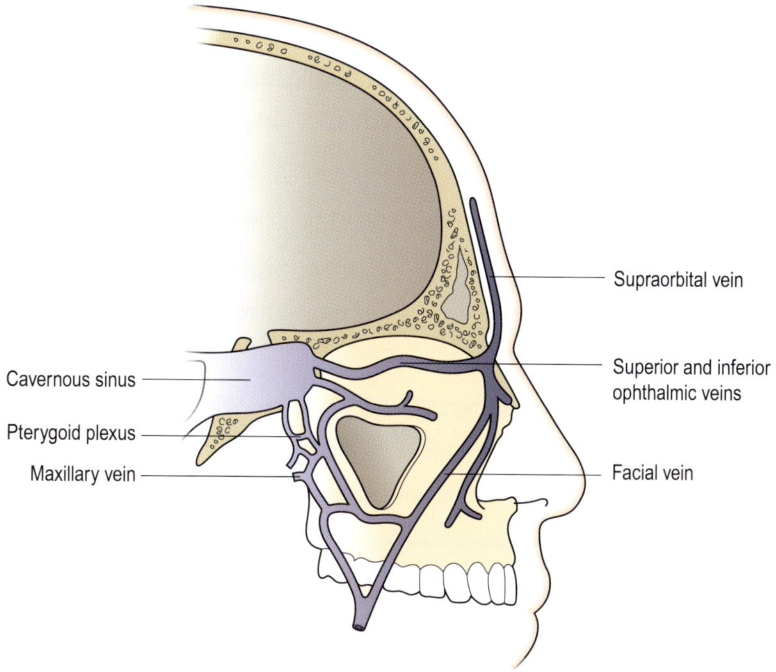

그림 5. **해면정맥동 혈전증.** 안면부의 감염이 안면 정맥이나 눈정맥(ophthalmic vein)을 통해서 역행성으로 해면정맥동 혈전증을 일으킬 수 있다.

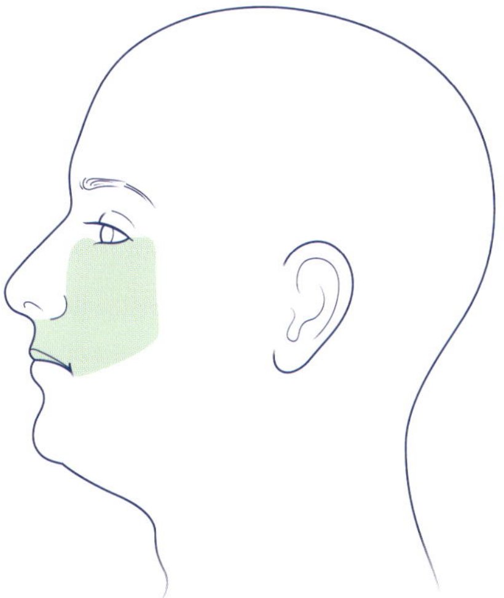

그림 6. **안와하 신경의 손상으로 인한 감각 저하 부위.**

핵심 포인트

- 안면외상 후 발생한 기도폐쇄는 치명적이다. 위급한 경우 기관삽관이나 기관절개술을 통해 기도를 확보한다.
- 출혈은 다량으로 발생하고 치명적일 수 있다.
- 뇌척수액 유출은 뇌수막염의 위험성을 높일 수 있다.
- 안면부의 표재성 감염은 해면정맥동 혈전증을 일으킬 수 있다.

안면 성형

서론

안면의 생김새에 대한 관심의 증가는 환자들의 미용에 대한 관심이 늘어난다는 것을 의미한다. 대개 이비인후과 의사들은 특히 코에 대해서 기능적인 문제에 대한 수술을 시행할 때 안면 성형을 요구 받게 된다. 명백하게 안면 윤곽의 기형이 있는 환자들이 있는 반면에 미미한 얼굴의 이상을 과장하여 집착의 수준까지 보이는 환자들도 있다. 따라서 신체적인 측면뿐만 아니라 정신적인 면에도 관심을 가져 환자에게 실질적으로 무엇을 해줄 수 있는지에 대해 평가하는 것이 중요하다. 이런 과정이 환자의 불만족을 피하는데 필수적이며 때로는 정신과적인 상담을 필요로 하는 경우도 있다.

안면 병변의 제거

피부병변은 안면에 흔하며 안각(canthus)이나 비첨과 같이 까다로운 위치에 있을 수도 있다. 정확한 술전 평가가 적절한 치료방법을 결정하는데 중요하다. 최근에는 절제 이외에도 결빙, 전기소작술, 소파술, 레이저와 이온화 방사선 치료 등 다양한 방법들을 이용하여 피부병변을 제거한다. 병력이 의심스러운 경우에는 조직을 파괴시키면서 제거하는 것 보다는 병변의 경계부에서 조직생검을 하거나 완전절제하는 것이 좋다.

병변의 제거는 안면의 피부이완선(relaxed skin tension line)에 절개를 하여 시행 한다(그림 1). 이렇게 제거해야 봉합시에 장력이 가장 작게 작용되어 흉터가 적게 남는다. 결손 부위가 커서 단순 봉합을 위한 전진피판 혹은 피하박리가 불가능할 경우 유리피판이나 피부이식을 해야 한다(그림 2).

레이저 수술이 최근에 얼굴 상처의 재표면화와 안면 병변의 제거에 많이 사용되고 있다. 파장의 길이에 따라 종류가 다른 레이저들이 있는데 이들은 용도가 다르다. CO_2 레이저는 피부를 증발시키고 진동하는 빔과 같이 사용할 경우 계산된 깊이까지 조직을 제거하는 동시에 주변부에서 피부재생을 유도할 수 있다(그림 3). 모세혈관확장과 같은 색소침착 병변은 아르곤이나 KTP, pulsed dioxide 레이저와 같은 녹색 빛을 흡수하여 선택적으로 혈관의 응고를 일으킬 수 있다.

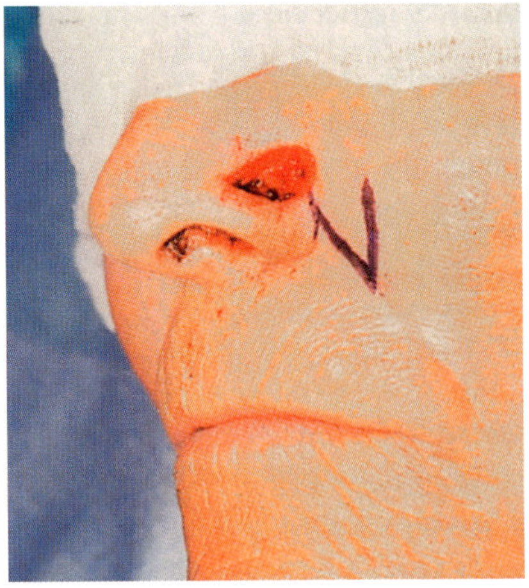

(a)

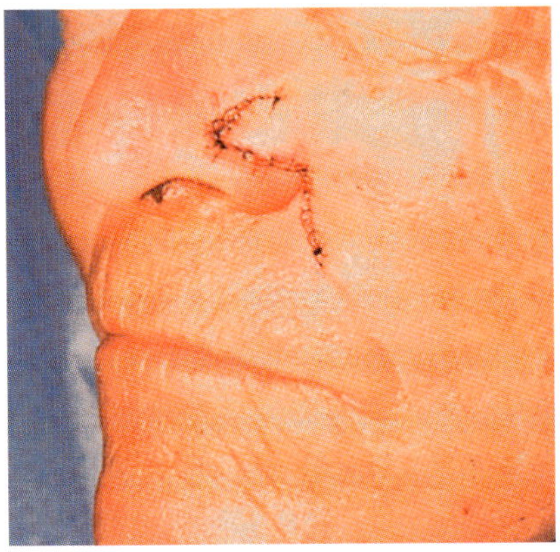

(b)

그림 2. **비구순주름에서 거상한 전위피판.**

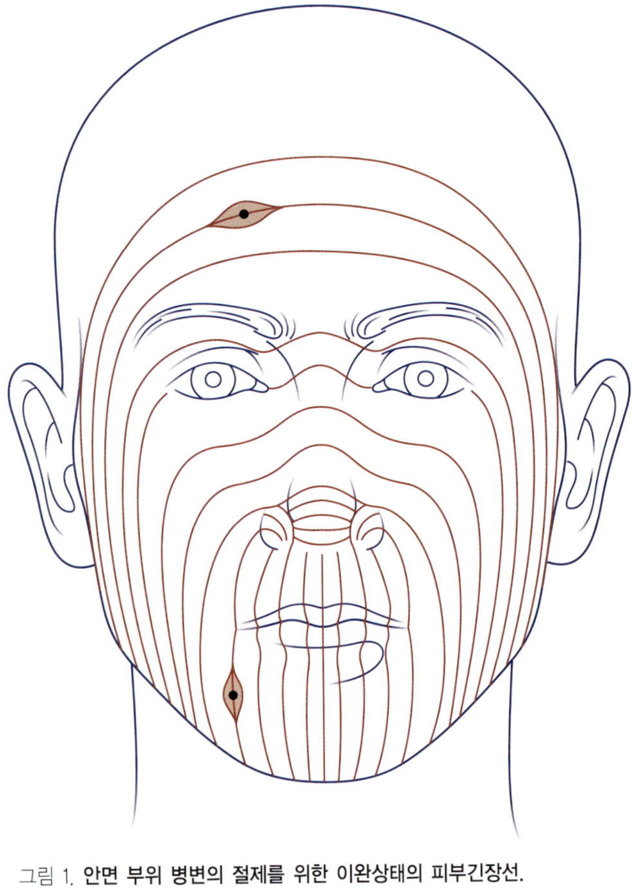

그림 1. **안면 부위 병변의 절제를 위한 이완상태의 피부긴장선.**

비성형술(코성형술)

외상이나 병변에 의해 일어날 수 있는 코의 모양은 다양하다. 환자들은 여러가지 이유에서 수술을 원한다. 사비(twisted nose)는 비중격 만곡과 자주 동반되며 비성형시에 같이 평가하여 교정하는 것이 중요하다. 절개가 코안에 들어가는 비내 접근법을 통해 수술이 이루어지기도 하고 외상후나 재수술 같은 경우에 비주에 절개를 가하는 비외 접근법을 사용하면 더 넓은 수술 시야를 확보할 수 있다(그림 5, 6).

턱끝이 덜 발달되어 있거나 약할 경우 측면상을 개선시키기 위해 턱에 임플란트를 삽입하여 강화시켜야 한다. 이 경우 더 나은 균형감을 가질 수 있으며 코의 축소범위를 줄일 수 있다.

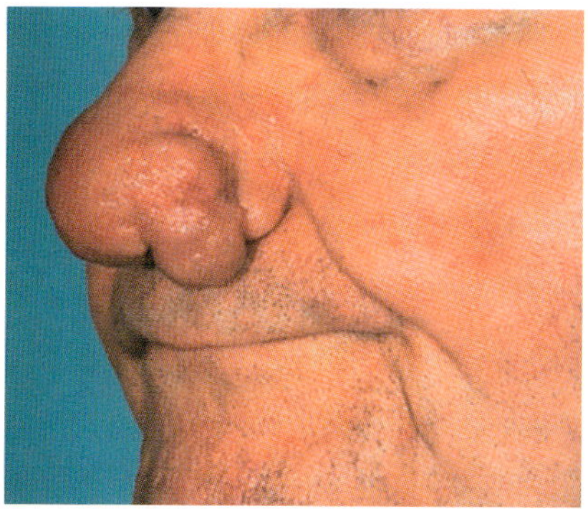

(a)

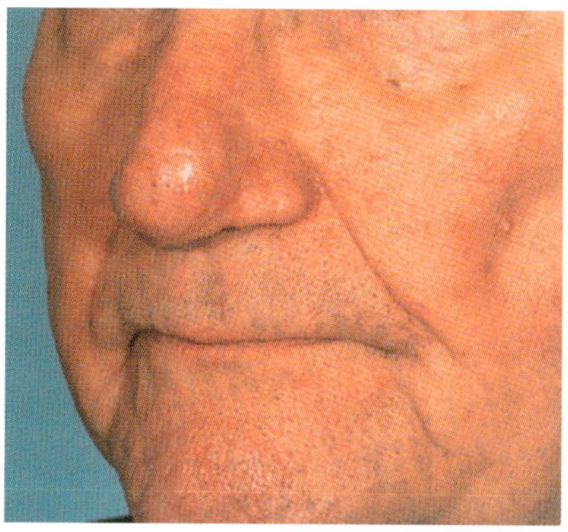

(b)
그림 3. **레이저를 이용한 피부 재생.**

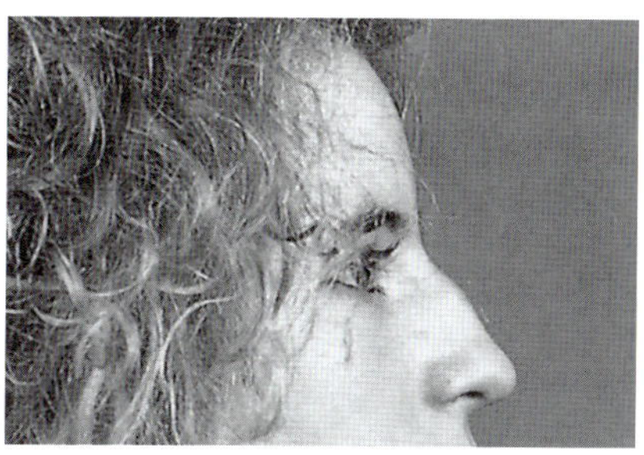

(a)

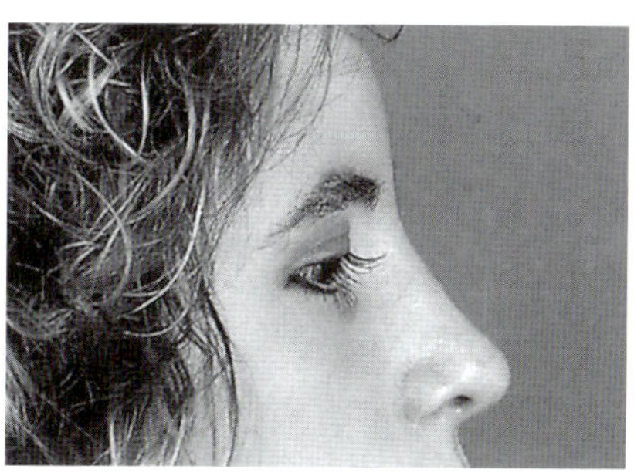

(b)
그림 4. **축비 수술.**

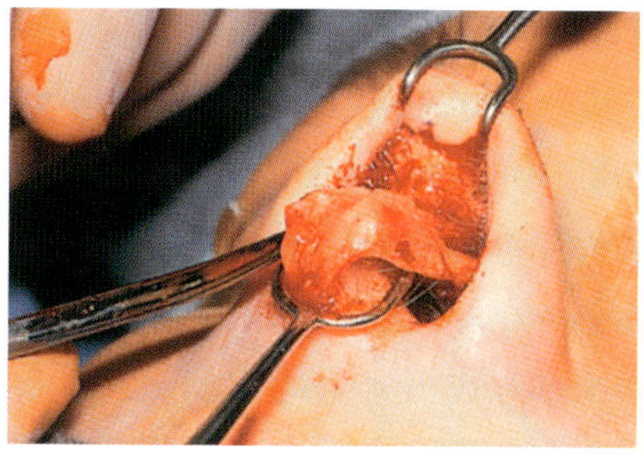

그림 5. **비외 접근법을 이용한 비성형술.**

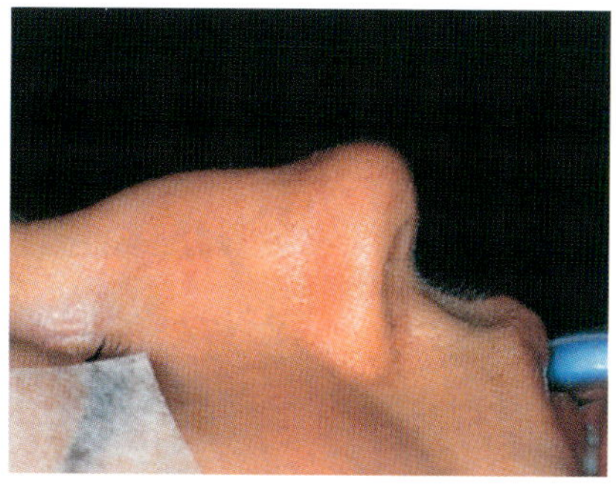

(a)

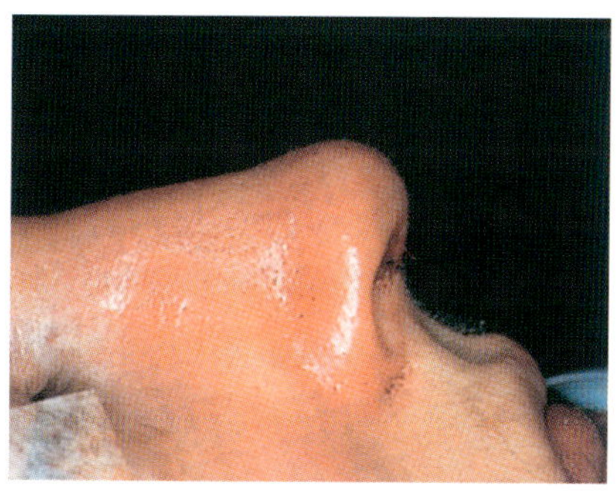

(b)
그림 6. **연골 이식을 이용한 안장코의 융비.**

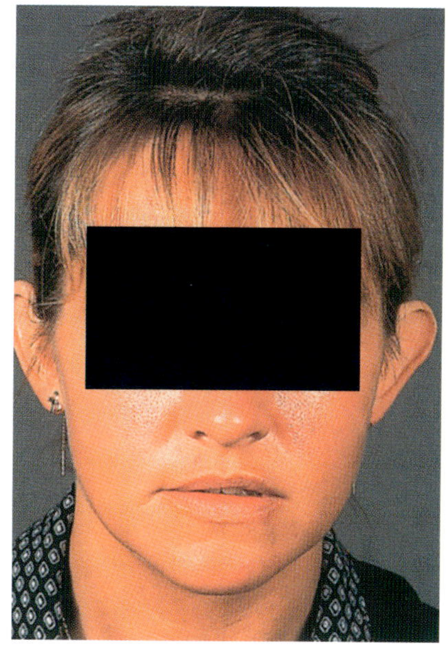

(a)

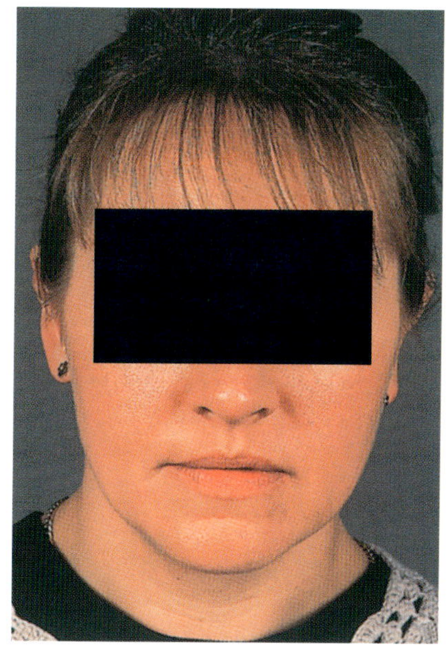

(b)
그림 7. **성인의 귀성형술.**

이개성형술

돌출귀(prominent ear)는 서양에서는 많은 어린이들에게 조롱을 받는 원인이 된다. 이 기형은 심부 이개와 대이륜의 공통적인 발달 장애이다. 대이륜의 경우 만약 출생시에 발견된다면 태어난 지 5일 안에 귀에 부목을 대어 고정하여 치료할 수 있다. 그렇지 않다면 치료는 취학 전까지 미룰 수 있으며 3.5세 이후라면 언제라도 고려할 수 있다. 연골을 절개하고 봉합하는 다양한 방법이 있다. 치료는 어린이들의 경우에는 전신마취하에 시행하며 수술 후 압박은 10일 정도 후에 제거한다. 수면중에는 2–3주 정도 머리띠를 착용한다. 성인의 이개성형술의 경우는 특히 편측성인 경우에 국소마취하에 실시될 수 있다(그림 7).

핵심 포인트

- 임상적 진단이 불확실할 때에는 조직 검사가 필요하다.
- 다양한 방향으로 부드럽게 피부를 압축시켜서 피부이완선(relaxed tension line)을 확인할 수 있다.
- 환자를 전문적인 안면성형의사에게 의뢰한다.

비출혈

환자에게 있어서 비출혈은 비록 사소하더라도 충격적이고 놀라운 일일 수 있다. 비출혈의 양이 많고 급격하게 치명적일 수 있다는 것을 평가할 줄 아는 것이 중요하다. 대부분의 비출혈은 저절로 호전되지만 아무리 사소한 비출혈이라도 전신적인 측면에서 접근하는 것이 중요하다.

원인

비출혈의 원인은 국소적인 것과 전신적인 것으로 나누어 생각하는 것이 유용하다(표 1). 비출혈의 약 90%가 Kiesselbach plexus와 비중격의 전반부(Little area)에서 생긴다. 이 두 부분에서 풍부하게 혈관의 종말부위가 서로 연결된다. 국소적인 원인의 비출혈 중 가장 흔한 것은 손가락으로 코후빔에 의해 섬세한 비점막이 손상을 받는 것이다. 다른 국소적인 원인은 바이러스 감염이다. 전신적인 원인중 흔한 것은 고혈압이다. 고혈압 자체가 코피를 일으키지는 않으나 출혈이 생기면 그것을 지속시키는 역할을 한다. 동맥경화나 다른 심혈관계 질환 또한 코피를 유발할 수 있다. 혈액응고장애도 전신적인 비출혈의 원인 중 하나이며 백혈병과 같은 전신적인 질환에 의해 생길 수 있다. 또한 몇몇 종류의 약품(항응고제나 아스피린)들도 비슷한 결과를 일으킬 수 있다. 선천성 출혈성 모세혈관확장증(Osler-Weber-Rendu disease)은 모세혈관의 이상으로 특징지워지는데 반복적인 비출혈의 주요한 원인이다(그림 1). 이런 상태는 혈뇨, 흑변, 지주막하 출혈이나 뇌출혈을 일으킬 수 있다. 모든 종류의 비, 부비동의 종양은 비출혈을 일으킬 수 있으나 양성 혈관성 종양인 유년성 혈관섬유종의 경우가 특징적이다(109쪽).

치료

비출혈의 치료는 네 단계로 이루어진다.

- 초기 구급치료
- 실혈량의 측정
- 원인의 평가
- 지속적인 출혈을 막는 단계

초기 구급치료

비익을 손가락으로 강하게 압박하고 입으로 숨을 쉰다. 턱 아래쪽에 피를 받을 수 있는 적절한 기구를 위치시킨다. 환자는 혈압을 낮추기 위해 똑바로 앉아야 하고 등을 약간 앞으로 숙여 혈액이 넘어가지 않도록 해야 한다. 비출혈을 막기 위한 이런 자세를 Trotter의 방법이라고 한다. 코의 골부를 압박하는 것은 아무 소용이 없다(그림 2).

위의 방법들과 단순 전기 소작이 비출혈을 멈추지 못하였다면 실혈량을 측정하고 비출혈의 원인을 감별하고 출혈이 지속되는 것을 막기 위하여 입원치료가 필요하다.

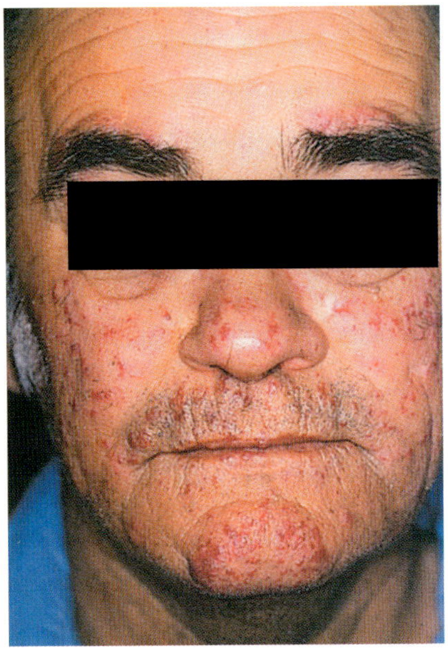

그림 1. **유전성 출혈성 모세혈관확장증.** 다수의 피부병변으로 인하여 쉽게 진단이 가능하다. 사진을 찍을 때 환자는 150단위 이상의 수혈을 필요로 하였으며, 양측 전사골동맥과 상악동맥 및 외경동맥의 결찰과 색전술을 통해 지혈되었다. 이러한 모든 방법에도 불구하고 환자는 여전히 반복적인 비출혈을 호소하고 있다.

실혈량의 측정

맥박과 혈압을 측정하는 것으로부터 평가가 시작된다. 젊은 사람에서는 심박수를 올리는 것으로 혈압이 유지되나 이런 보상작용은 급격하게 소실될 수 있으므로 이것을 평가하는 것은 매우 중요하다. 창백이나 땀흘림 등의 다른 쇼크의 징후들도 관찰해야 한다. 정맥 주사를 확보하고 수혈을 대비한 혈액검사를 해야 하며 적당한 혈장 증량제를 주입한다. 기본적인 혈색소 수치, 총혈구수, 혈액응고검사 등도 이루어져야 한다.

원인의 평가

출혈량이 줄어들게 되면 대개는 출혈부위를 볼 수 있게 된다. 이것은 Little area의 경우에도 마찬가지이다. 검진 시에 종양이나 이물질을 발견할 수도 있다. 만약 혈괴에 의해 시야에 장애가 있다면 제거해야 한다. 비강내에 적절한 마취액을 적신 거즈를 넣어두는 것은 더욱 많은 조작을 할 수 있게 해준다. 글러브를 끼고 눈을 보호하고 가운을 입고 처치를 하는 것이 현명하다.

표 1. **비출혈의 원인**

유형	원인
국소	원인 미상
	감염
	외상
	종양
	이물
전신	고혈압
	약물 복용(항응고제)
	혈액 질환(백혈병)
	유전성 출혈성 모세혈관확장증

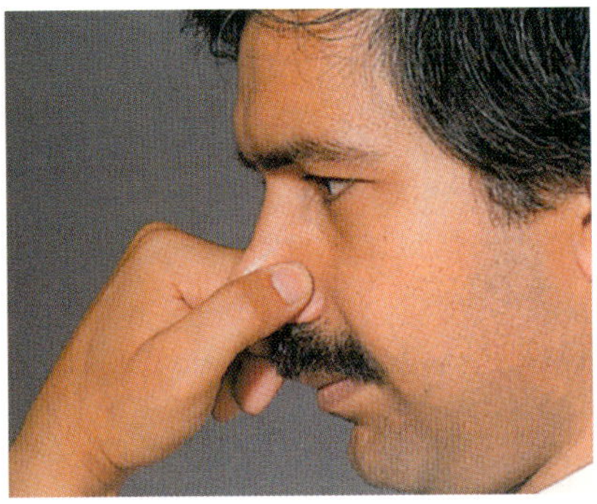

(a)

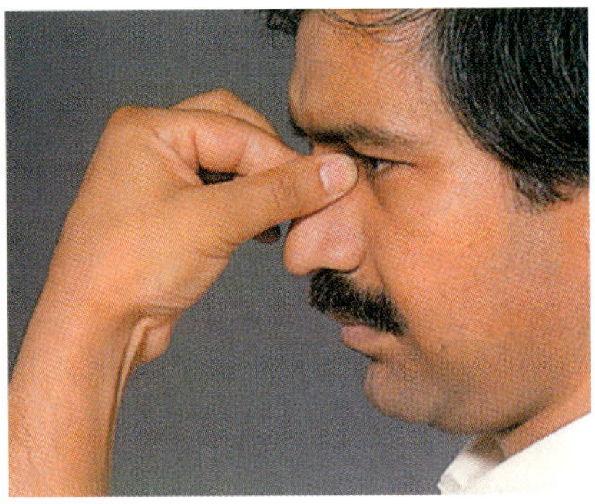

(b)

그림 2. **비출혈시 손을 이용해 코를 압박하여 지혈하는 방법.** **(a)** 올바른 방법 **(b)** 상부의 비골을 압박하는 것은 지혈에 도움이 되지 않는다.

가능하면 출혈이 중비갑개 위쪽(내경동맥)에서 나는지 혹은 아래쪽(외경동맥)에서 나는지 확인하는 시도가 있어야 한다. 혈액검사 결과를 확인하여 일차적인 혈액질환 여부를 확인한다.

출혈의 치료

정확한 지혈 방법을 결정하는 것은 출혈이 멈추는지 혹은 의심되는 출혈 부위가 어딘지에 달려 있다. 명백한 출혈 부위는 표면의 혈괴에 의해 알아볼 수도 있다. 이런 병변은 국소 마취후에 소작술로 쉽게 치료된다. 질산은 소작술이 가장 간단하기는 하나 전기소작술이 대개는 사용된다. 만약 정확한 출혈부위를 알 수 없다면 비강내 패킹을 시도하게 된다. 전통적인 패킹은 비스무스 파우더가 스며든 리본 거즈 패킹이다. 리본 거즈의 삽입 전에 혈괴를 모두 제거하고 비강의 바닥부터 층층히 패킹해야 한다(그림 3). 어른에서 콧구멍부터 후비공까지의 거리가 약 6cm 라는 것을 알아야 한다. 공기가 들어간 풍선 탐폰 이나 미세열공 스폰지 등이 대체물로 사용될 수 있다. 전비강 패킹이후에도 출혈이 지속된다면 접형구개동맥의 가지에서 출혈이 있는 후비강 출혈이며 후비강 패킹이 필요할 수 있다. 풍선이 2개로 되어있어 전비강과 후비강을 모두 압박할 수 있는 특수한 패킹도 있다(그림 4). 일반적인 거즈를 이용한 후비강 패킹은 전신마취하에서 시행한다. 후비강 패킹의 범위는 환자의 엄지 손가락의 끝마디와 거의 일치한다. 후비강 패킹을 하거나 전비강 패킹이 48시간 이상 지속된다면 항생제를 사용해야 한다. 고령의 환자에서는 BIPP (bismuth iodoform paraffin paste) 패킹의 요오드 성분 때문에 급성 혼동 상태가 일어나는 경우도 있다. 경도의 저산소혈증도 드물지 않으며 이런 현상은 요오드 독성과 상승작용을 일으킬 수도 있다. 만약 이런 시술 이후에도 코피가 지속되거나 재발하게 되면 전신마취하의 검진이 필요하다. 내시경적으로 출혈 부위가 보이면 소작술을 이용해 지혈이 가능하다. 만약 그렇지 않다면 접형구개동맥의 내시경적 결찰이나 상악동 입구를 통한 상악 동맥의 결찰이 필요할 수 있다. 드물게는 경부의 외경동맥을 결찰하는 경우도 있다. 몇몇의 경우 만약 전문가가 있다면 혈관조영술과 색전술로 출혈을 막을 수 있다.

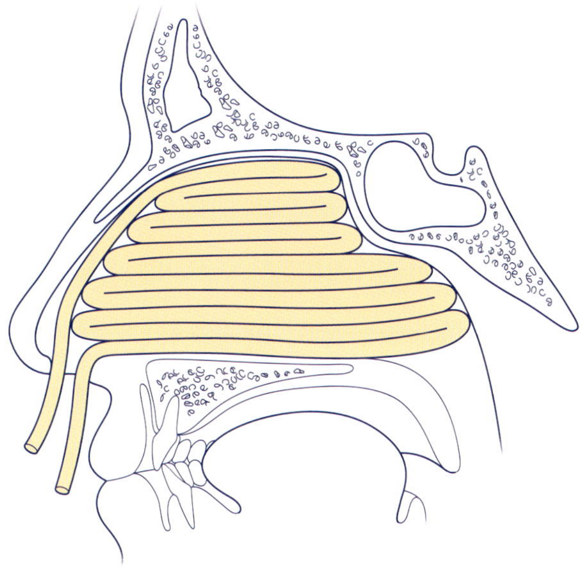

그림 3. **BIPP를 이용한 전비공 패킹.**

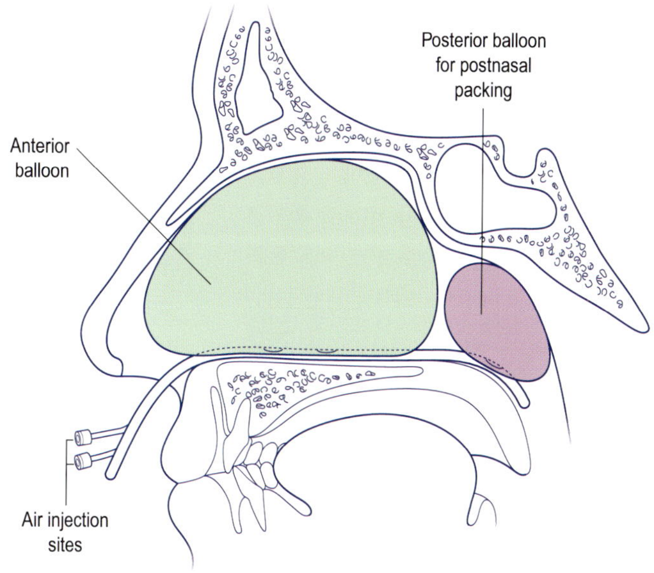

그림 4. **이중풍선을 이용한 비강 패킹.**

일반적인 처치

환자는 똑바른 자세로 앉아있도록 한다. 하지만 쇼크가 오면 머리를 아래쪽으로 가게하고 다리는 위로 올리는 자세를 취해야 뇌로 가는 혈류량이 보존된다. 주의 깊게 안정제를 사용할 경우 출혈을 보고 불안하게 되어 혈압이 올라가는 현상을 막을 수 있어 유용하다. 고혈압의 경우는 적절한 약물치료를 필요로 한다. 백혈병이나 종양과 같은 특징적인 원인은 출혈이 조절된 후 꼭 치료해야 한다.

핵심 포인트

- 비출혈(코피)은 때로는 치명적일 수 있다.
- 대부분의 비출혈은 Little 부위에서 발생하며 국소마취 하에 전기소작술로 쉽게 치료할 수 있다.
- 리본 거즈 패킹보다 팽창성 풍선(inflation표 balloon)이 더 간편하고 비강 점막에 손상을 덜 준다.
- 코피의 원인으로 항상 국소 병변 및 전신 질환 모두를 고려한다. 출혈량은 종종 과소평가될 수 있다.
- 항상 침착해야 한다.

급성 및 만성 부비동염

정의

부비동염은 부비동내 점막에의 염증 과정이다.

원인

부비동염의 대부분 원인은 비과적인(rhinogenic in origin) 경우가 많으나 치과 질환, 안면 외상, 종양의 경우도 원인 인자가 된다. 비강의 점막이 부비동의 점막과 연속적이기 때문에 비염을 일으키는 어떠한 과정도 부비동염을 일으킬 수 있다. 상악동, 전두동, 접형동은 사골동을 통하여 비강으로 배출 되기 때문에 사골동의 환경 조건이 중요하며 특히 중비도에 의존하는 다른 큰 부비동 때문에 중비도의 환경이 중요하다. 부비동 질환의 만족스런 치료를 위해 비강의 치료가 중요하다.

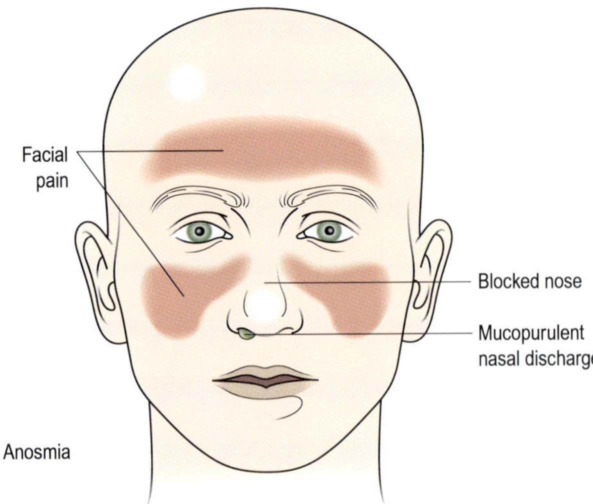

그림 1. **급성 부비동염의 임상 양상.**

급성 부비동염

급성 부비동염은 바이러스성 비부동염에 의해 흔히 일어난다. 자연 개구공 폐쇄 및 점액섬모 청소기능의 마비는 점액의 정체를 야기하며, 만일 청소되지 않으면 남아있는 세균에 의해 이차적 감염이 일어난다. 자연적인 기류를 막는 어떠한 기계적인 폐쇄(예를 들면 용종, 비중격 만곡, 비갑개 비대)도 감염의 발생에 기여한다. 부비동염의 진단은 어렵지 않고(그림 1, 2) 보통 한 개 이상의 부비동의 침범된다. 안면부의 종창은 부비동염의 합병증이나 치아의 병변 혹은 드물게는 악성 종양에 의해서도 생길 수 있으므로 추가적인 평가가 필요하다.

치료

치료는 통증에 대한 증상 경감과 자연 개구공의 폐쇄와 세균 감염을 극복할 수 있는 치료로 이루어진다.

- 통증의 경감을 위해 paracetamol 혹은 codein의 사용
- 비점막의 울혈을 막기 위해 oxymetazoline 혹은 ephedrine 비액의 사용
- 광범위 항생제
- 따뜻한 증기나 멘톨 흡입
- 위의 처치가 실패할 경우 부비동내의 내용물을 흡인(그림 3)

예후

대개의 급성 부비동염은 내과적인 치료로 호전된다. 치료의 실패는 초기 치료가 부적절 했거나 만성 부비동염이 내재하고 있는 경우이다.

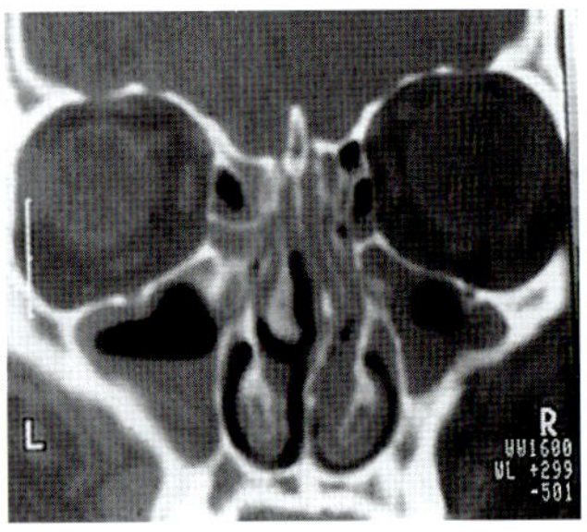

그림 2. **양측 급성 전부비동염의 관상면 CT 영상.** 좌측 상악동에 기수위(air-fluid level)가 관찰되며, 흡인 후 미생물학적 검사가 가능하다.

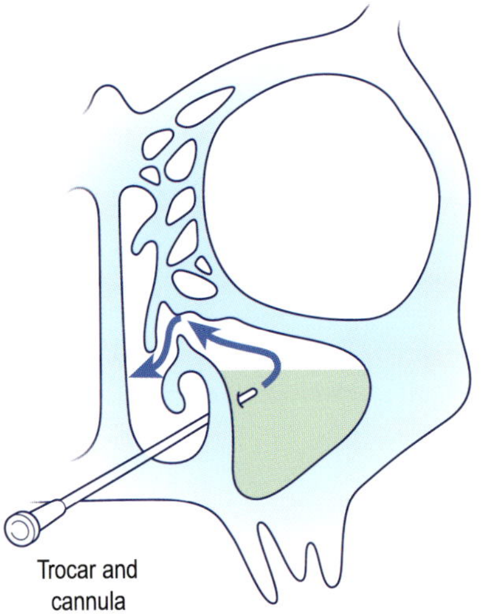

그림 3. **적절한 천자 방법.** 급성 감염 후 내과적 치료가 실패했을 때 천자를 통해 상악동 흡인과 관주를 시행함으로써 정상 점액섬모운동을 복원할 수 있다.

급성 전두동염

급성 전두동염은 두개내 합병증의 위험 인자이기 때문에 잠재적으로 심각한 상황일 수 있다(그림 4). 심한 전두부의 두통과 부비동 주위의 압통이 흔하다. 안구나 두개내 침범 등의 합병증이 의심된다면 전산화 단층 촬영을 시행하여야 한다(그림 5, 6).

치료

급성 전두동염의 치료는 다음과 같은 것이 포함한다.

- 농의 배양으로 원인균을 확인한 이후에 높은 농도의 광범위 항생제의 사용

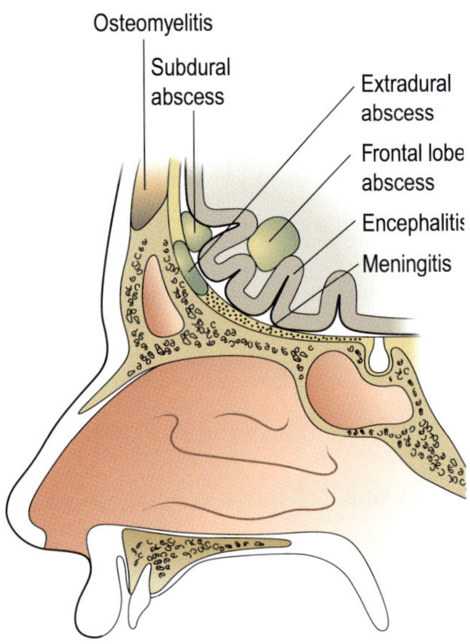

그림 4. **급성 전두동염의 합병증.**

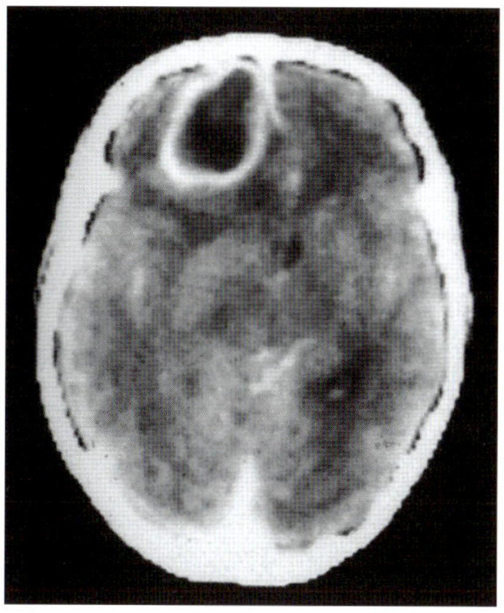

그림 5. **CT에서 관찰되는 전두엽의 농양.**

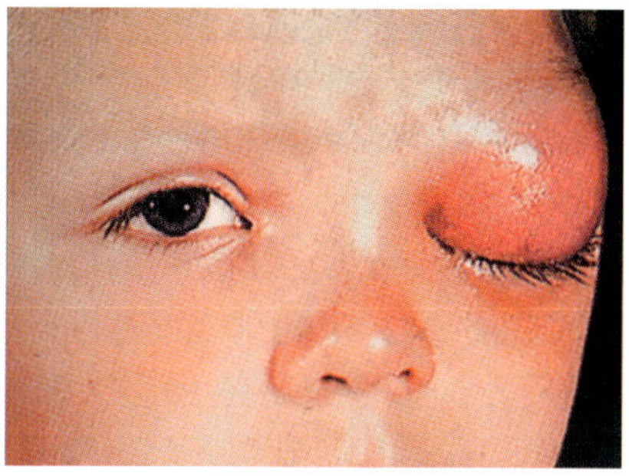

그림 6. **사골동염으로 인한 안구 농양.** 주로 소아에서 관찰되며, 급성 전두동염의 합병증으로 발생할 수도 있다.

- 비점막을 수축시키고 정상적인 환기를 촉진하기 위해 국소혈관수축 비액의 사용
- 동반된 상악동, 사골동, 접형동의 염증을 시험적 천자를 통해 치료(그림 3)
- 필요하다면 농을 배액하고 감염원을 배양하기 위해 천공 및 배액을 시행

만성 부비동염

부비동내에 저류된 분비액은 세균이 집락하게 하고 세척작용을 방해한다. 만성 부비동염의 임상증상은 다음과 같다.

- 만성적인 화농성의 비루 혹은 후비루
- 비폐색
- 안면부 불쾌감 및 두통
- 구취

폐쇄된 부비동 점막의 확장은 점액류라고 부른다. 이것은 사골동, 전두동, 그리고 드물게는 접형동에 생기며 수술을 요한다.

치료

확진된 만성 부비동염의 경우에는 비가역적으로 변성된 점막을 제거하고 적절한 배액을 위해 수술을 요한다. 이것은 한 개의 부비동 이상의 수술을 포함한다(주로 사골동과 상악동). 하지만 수술은 알레르기와 같은 점막 병변은 치료하지 못한다. 따라서 적절한 비점막 수축제나 항생제와 같은 적절한 약물치료가 지속되어야 한다. 수술적인 방법들은 아래에서 다루어진다.

사골동

- 경비도 사골동절제술은 대개 내시경적으로 이루어지며 재발성의 급성, 만성 부비동염의 우선적인 수술 방법으로 사용되고 있다. 이곳을 통해 상악동으로 통하는 생리적인 관통이 이루어지며 이것은 정상 섬모 운동을 회복할 수 있게 해준다.
- 비외 접근법 사골동 절제술은 병변으로 접근을 위해 안면부에 절개를 하게 된다. 이 접근법은 내시경의 사용과 함께 부비동염의 수술 목적으로는 사용되고 있지 않다(그림 7).

상악동

- 상악동 자연공 개방술로 적절한 환기와 배액을 할 수 있다. 이 방법은 최근에는 개구비도단위의 자연공을 통해 이루어진다.
- C-L operation은 곰팡이나 치성 감염 등의 특별한 감염에 대해 구순내 절개 접근법을 통해 부비동으로 접근하여 병변을 제거할 수 있도록 해준다.

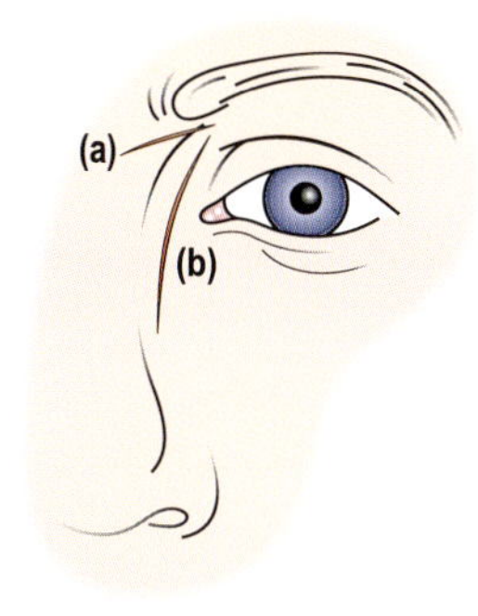

그림 7. **전두동(a)과 사골동(b)의 비외 접근법.**

전두동

- 전두사골동 절제술: 전두동과 전두동 입구부를 사골동과 함께 절제함으로써 비강내로 배액되게 해준다. 이것은 대개 내시경적으로 이루어진다.

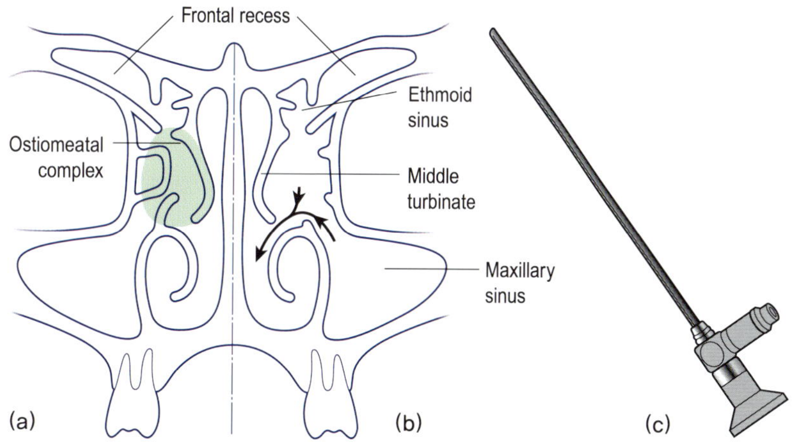

그림 8. **개구비도단위.** (a) 개구비도단위는 전두동, 사골동, 상악동의 환기와 배액을 위한 통로이다. (b) 개구비도단위를 열어줌으로써 주요 부비동의 환기와 배액을 증대시킬 수 있다. (c) 개구비도단위의 수술은 비내시경을 통해 가능하다.

핵심 포인트

- 만성 부비동염의 많은 부분이 비강의 문제에 기인한다.
- 접형동을 제외한 모든 주요 부비동은 중비도로 배액된다.
- 중비도와 개구비도단위(ostiomeatal complex)의 질환은 이곳과 연결된 주요 부비동에 질병을 일으킨다.
- 급성 사골동염은 소아에서 흔한 질환으로 합병증이 조기에 발생할 수 있다. 예, 안와봉와직염(orbital cellulitis)
- CT는 급성 부비동염의 파급 범위를 평가하는 데 많은 도움을 준다.

두경부 통증 I

역사적으로 많은 의사들이 두경부 통증의 원인을 부비동염 및 비강 병변으로 생각하였다. 그러나 현재 이러한 증상들은 많은 다양한 원인으로부터 기인되었음을 알게 되었다. 많은 다양한 요인들로 인해 정확한 진단을 내리는 것은 어렵다. 두경부의 감각 신경지배가 복잡하고 수많은 통증 수용기가 존재 하기 때문이다. 안면은 연관통이 흔하게 생기는 부위이다.

두경부 통증의 관리에는 자세한 병력이 필요하다. 두경부 통증의 주요한 임상증상을 유도해내기 위해 고안된 질문들은 여러 원인을 감별하게 해준다(표 1). 통증의 양상은 중요한 단서를 제공한다. 박동성의 통증은 대개 혈관성인 경우가 많으며 편두통이나 급성 축농증에서 혈류가 증가한 경우에 볼 수 있다. 예리하게 찌르는 통증은 삼차 신경통에서 볼 수 있다. 웅크린 자세를 취할 때처럼 두부의 위치에 따라 정맥혈이 울혈되는 현상이 있어 혈관성 통증은 악화되는데 이는 전두동염의 특이한 특징이다. 시력 장애는 시신경염이 있을 때만 아니라 혈관성 두통에서 흔하게 볼 수 있다. 저린감이나 감각 저하와 동반된 통증처럼 감각의 특징적 변화가 있으면 신경의 종양성 침범을 생각해야 한다. 따라서 안면의 감각 검사는 매우 중요하다.

두통

두통은 흔한 증상이며 긴장성 두통이 가장 흔하다. 그 외에 세 가지 다른 종류의 두통이 알려져 있으며 모두들 혈관의 이상과 관련이 있다.

긴장성 두통

긴장성 두통은 스트레스 연관 두통, 정신적 혼란, 근육 수축과 관련된 두통을 일컫는 일반적인 용어이다. 두통은 간헐적이나 만성적

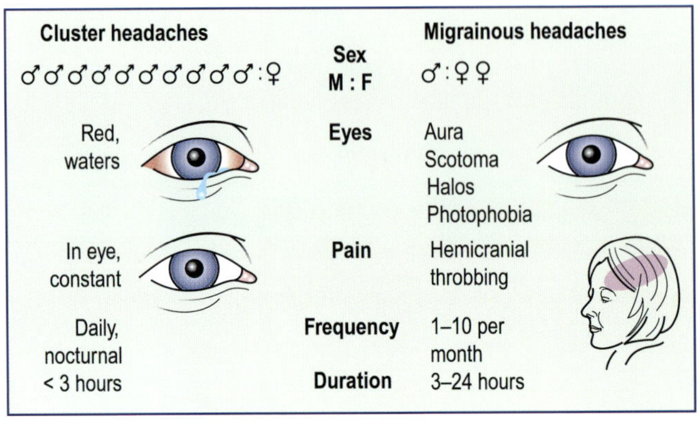

그림 1. **편두통과 군발두통의 비교.**

표 1. **두경부 통증을 진단에 도움이 되는 중요한 임상 양상들**

임상 양상	악관절 장애	경추증	긴장성 두통	편두통	군발 두통	치과 질환	급성 부비동염	1차 신경통	2차 신경통	측두 동맥염	비전형적 두경부 통증
위치											
원발부위	귀	목	머리	일측 두개부	눈	치아	부비동 주위	삼차 신경의 지각 부위	구인두, 귀	측두부	모든 부위
통증 방사 부위	측두부, 뺨, 목	귀, 후부두			코, 뺨, 귀, 목	뺨, 귀		삼차 신경의 지각 부위	구인두, 귀	눈	모든 부위
양상											
지속적			✓심한 죄어드는 느낌			✓				✓	
반복적	✓	✓			✓						✓
찌르는듯한 통증	✓	✓						✓	✓		✓
박동성 통증				✓	✓심함	✓	✓			✓	✓
악화 인자											
씹기	✓					✓					
머리 위치		✓					✓				✓
유발 부위								✓	✓		
완화 인자											
머리 위치		✓		✓			✓				
진통제	✓	✓	✓	✓	✓	✓부분적	✓부분적				
어두운 곳				✓							
동반 증상											
구역, 구토				✓							
시각 장애				✓			✓ 합병증			✓	
감각 이상				✓					✓		
기타			스트레스, 우울증 & 근육 경련이 흔하다		눈물, 콧물						정신과 의뢰로 많은 도움

인 증상도 가능하다. 통증은 양측성이며 환자는 머리를 조이는 것과 같은 통증을 호소한다. 특별한 단일 치료는 만족시킬만한 것이 없으며 많은 환자들이 스트레스를 줄이고 정신적 안정을 갖게 하는 것이 치료에 도움이 된다. 근육 수축과 관련된 두통은 마사지만으로도 치료가 되며 진통제와 항우울제, 진정제와 같은 약물치료도 일부 환자에서 도움이 된다.

편두통성 두통

편두통은 주로 여자에서 일어나는 편측성의 돌발성 두통이다. 암점이나 후광과 같은 눈관련 전조 증상이 흔하다. 두개내 혈관의 확장이 주 원인이며 에르고트 제제, 베타 차단제, 급성 증상에는 세로토닌작용제(5HT agonist)와 같은 혈관 수축제가 증상을 완화할 수 있다.

군집성 두통

군집성 두통은 주기적 편두통성 섬모 신경통과 동의어이다. 증상은 특징적으로 이른 시간에 대개 군집하여 나타나고 수개월 동안 관해기를 갖는다. 편두통에서 사용하는 예방적 혈관 수축제가 효과적이다.

측두 동맥염

측두 동맥염의 경우는 표층 측두 동맥이 부풀고 촉지 가능한 점이 특징적이다. 시력 약화가 진행하여 실명으로 진행되는 것이 가장 위험하다. 통증은 동측 눈과 관자놀이 부분으로 국소화된다. 진단은 적혈구침강속도나 혈장 점도의 증가소견으로 가능하다. 임상적 판단에 의거하여 응급으로 스테로이드 치료를 한다. 의심스러운 경우 측두 동맥 조직 검사를 시행한다.

두경부 통증의 신경학적 원인

신경원적 통증은 신경 주행을 따라 나타난다. 통증은 대개 일측성이고, 간헐적이며 극심하다. 환자는 건드리거나 먹거나 면도할 때, 찬 바람에 노출 될 때 혹은 말할 때와 같은 자극에 의해 활성화되는 특정 악화 부위가 있다. 감각 저하와 같은 신경학적 소견은 일차성 신경통보다는 이차성 신경통을 시사한다.

일차성 신경통

삼차 신경통은 신경의 모든 가지에서 일어날 수 있으며 가지가 가장 흔하게 관여하며 통증은 머리를 빗을 때 악화된다. 대개 수개월간 관해가 유지되기도 하며 재발이 흔하다. 동측의 눈물 및 콧물 증상이 흔하다. 대개 환자에서 카바마제핀 약물이 도움이 되며 신경의 대뇌 부분의 이상주행을 보이는 혈관을 분리시키는 혈관 감압술이 도움을 준다.

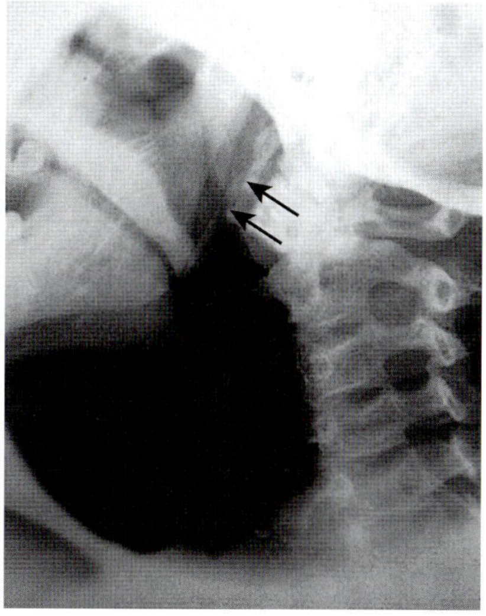

그림 2. **측면 경부 촬영에서 관찰되는 긴 경상돌기.** 이는 설인두 신경통을 유발하였으며, 경상돌기 절제 후 신경통은 소실되었다.

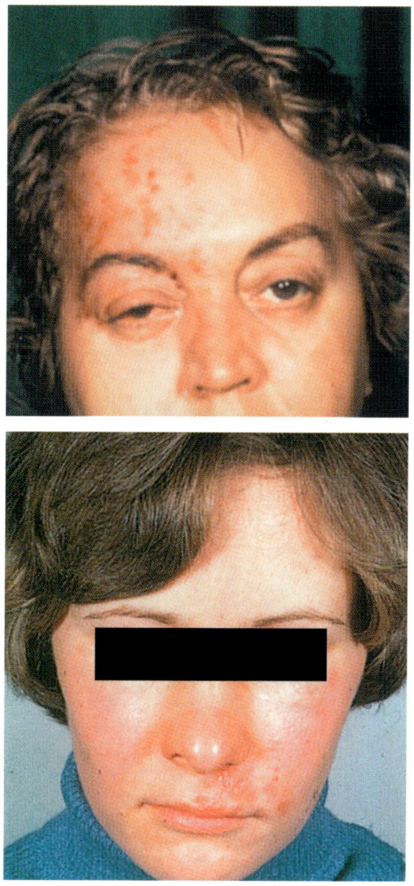

그림 3. **삼차신경 안분지 부위의 대상 포진(위), 상악분지는 흔히 침범되지 않는다(아래).**

혀인두 신경통은 귀로 퍼져 나가며 목을 찌르는 듯한 통증이 특징적이다. 편도선이 악화 유발 지역이며 음식을 삼키거나 하품에 의해 통증이 심해진다. 카바마제핀은 삼차 신경통에서 보다는 덜 효과적이다. 편도와나 두개 내에서 혀인두 신경을 자르는 방법이 약물치료가 효과없는 환자에서 시도되어 왔다.

고실 신경통은 귀안 깊숙한 곳의 통증이다. 중이내에서 고실 신경을 자르는 것이 통증 경감에 도움이 된다.

이차성 신경통

이차성 신경통은 신경의 물리적 손상, 압박이나 종양의 침범으로 인한 것을 일컫는다.

소뇌교각에 팽창하는 청신경 종양은 삼차신경 및 혀인두 신경에 압박을 일으킬 수 있다. 정상보다 긴 경상돌기는 편도선와를 지나가면서 혀인두 신경을 자극하여 신경통을 일으킬 수 있다. 비인강암도 두개저 미란을 일으키고 삼차신경을 침범할 수 있다.

Sluder 신경통 혹은 전방 사골 신경통은 비강의 상부로 들어가는 전방 사골신경의 자극으로 인해 생기는데 중비갑개가 비중격과 접하고 있는 경우에 발생 가능하다. 비강 천장의 극심한 통증이 이마까지 방사된다. 코를 코카인으로 마취시키거나 비갑개를 제거하는 수술이 치료가 될 수 있다.

헤르페스 감염후 흔한 합병증으로 신경통이 생긴다. 삼차 신경의 눈가지가 흔히 침범되며 수포성 발진이 나은 후 수개월간 지속된다.

핵심 포인트

- 두경부 통증을 진단하는 데에는 검진보다 병력이 더 중요하다.
- 긴장성 두통은 두경부 통증의 가장 흔한 원인이다. 이때 유발되는 신체 징후는 거의 없다.
- 측두동맥염은 실명을 일으킬 수 있다. 만약 이 질환이 의심된다면 임상적 근거에 의하여 스테로이드 사용이 권장된다.
- 일차성 신경통은 신경학적 징후를 동반하지 않는다.
- 이차성 신경통은 신경학적 결손을 보일 수 있고, MRI나 CT 같은 영상검사가 필요하다.

두경부 통증 II

두경부 통증의 기타 원인

두경부의 연관통은 여러 상황에서 발생 가능하다. 치아 우식증이나 제3대구치가 자라 나오려는 치과 병리 상황이 흔한 원인이 된다. 경부 척추 이상이나 경부 근육의 경련도 후두부와 귀로 뻗치는 목의 통증을 유발할 수 있다.

악관절의 이상

악관절의 이상은 안면 통증을 일으키는 원인중에 하나이며 연관통으로 이통도 아주 흔하게 일어난다(13쪽). 통증은 관자놀이와 뺨에 주로 나타난다. 부정교합에 의해 관절낭이 신장되어 관절의 신경말단이 자극되어 발생한다. 씹는 동작과 같은 턱 관절의 움직은 불편감을 더욱 심하게 한다. 관절의 촉진으로 통증이 유발되고 염발음이 느껴지거나 들릴 수 있다. 치료로 올바르게 씹는 동작 훈련과 근육연축(myospasm)의 이완을 위해 근육 이완제를 사용한다.

부비동 질환

급성 부비동염으로 인한 통증은 연관된 부비동으로 국소화되며 전신 및 코 증상으로 쉽게 진단된다. 그러나 안면 통증이 있는 일부 환자에서는 상악동, 사골동 및 전두동의 이차적 병변을 유발할 수 있는 중비도의 해부학적 협소화나 중비도에 국한된 질환이 문제가 되기도 한다(그림 2). 부비동 내시경 수술이 증상을 개선 시키고 정상 점막 재생에 도움을 준다.

비전형적인 두경부 통증

가능한 모든 기질적 원인을 제거한 후에야 비전형 두경부 통증을 진단할 수 있다. 환자는 전형적으로 폐경기 여성이다. 괴롭히는, 혹은 타는 듯한, 소름 끼치는 통증이라는 극단적이고 서술적인 언어로 통증을 표현한다. 대개 통증은 특정 부위가 아닌 전체 얼굴, 머리, 목을 포함하는 경향이 있고 여러 가지 유발 요인이 있다.

통증이 매우 심해 환자는 일상적인 가정, 사회 생활을 할 수 없을 정도이다. 비록 많은 환자들이 여러 가지 수술을 받았지만 신체 검진 및 검사는 대부분 음성이다. 발치가 매우 흔했고, 다양한 비과 수술이나 심지어 두개내 수술 까지 시행되었었지만 증상의 경감은 잠시 뿐이다.

이러한 복잡한 증상을 인식하고 불필요한 수술을 피하는 것이 중요하다. 이런 환자는 정신적 피폐로 우울해 하기 때문에 진단이 내려지면 정신과 의뢰가 요구된다.

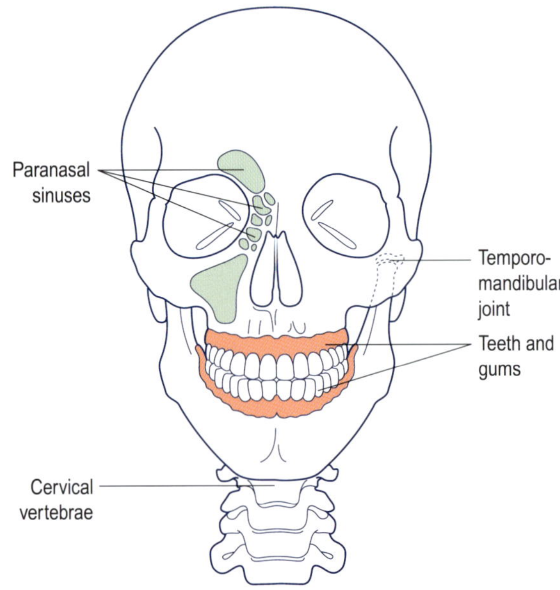

그림 1. **두경부의 연관통을 흔히 유발하는 병변이 위치하는 부위.**

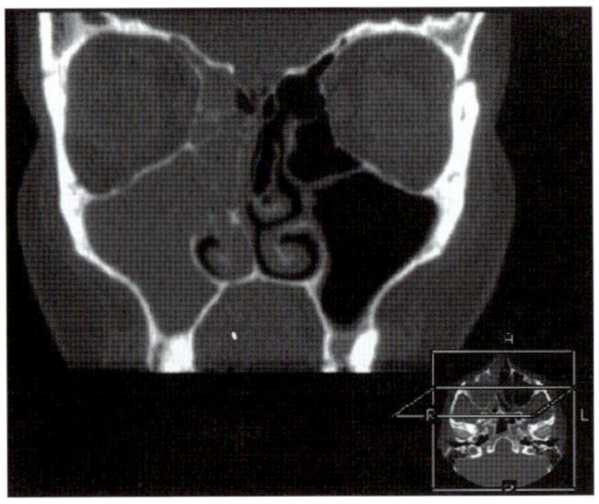

(a)

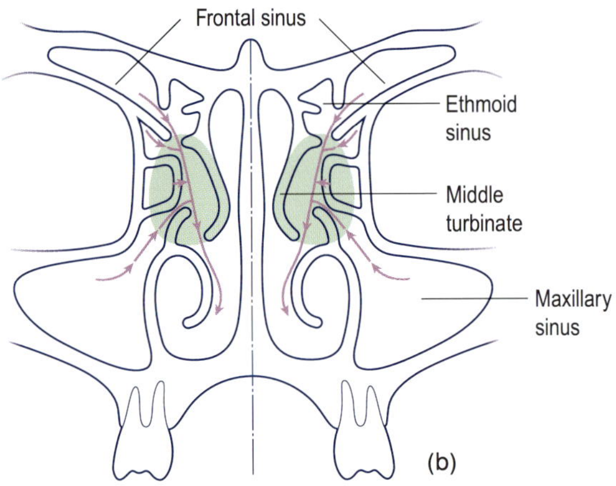

(b)

그림 2. **(a) 급성 부비동염에서 사골동과 상악동의 병변을 보여주는 CT. (b) 주요한 부비동의 배출통로로서 개구비도단위의 중요성을 보여주는 그림.**

핵심 포인트

- 급성 및 만성 부비동염은 두경부 통증을 초래할 수 있다.
- 두경부 통증의 원인은 불명확한 경우가 많다.
- 두경부 통증은 연관통에 의한 경우가 매우 흔하다.
- 악관절 이상과 경추의 관절염은 두경부 통증의 매우 흔한 원인이다.
- 치성 질환은 두경부 통증의 흔한 원인이다.
- 비전형적 두경부 통증은 배제진단을 통해 진단한다.
- 눈의 피로는 두경부 통증의 매우 드문 원인이다.

두경부

해부 및 생리

이 섹션은 인후의 비종양성 질환에 대해 다루겠다. 광범위한 용어인 '인후'는 다음의 영역을 포함한다.

- 구강
- 인두
- 후두
- 타액선

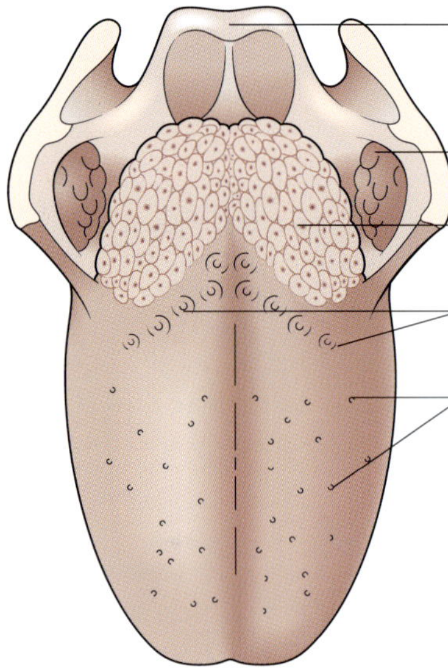

그림 1. **혀의 해부학.**

구강

구강은 종종 입이라고 불린다. 그러나 사실 부가적으로 혀의 앞 2/3, 입술, 경구개, 치아, 상악골과 하악골의 치조돌기를 포함한다. 이의 주된 역할은 만족스런 저작을 위한 환경을 제공한다.

혀(그림 1)는 각화 편평상피에 쌓인 교차하는 근육으로 이루어진 덩어리이다. 무수한 미뢰를 포함하며 효율적인 교합, 저작, 연하에 필수적이다.

치아는 음식물을 갈아내는 역할을 하며 사기질(enamel), 상아질(dentine), 시멘트질(cementum)로 이루어져 있다.

20개의 일차생치(젖니)는 3세경 완성된다. 영구치아는 6세경 나타나기 시작하여 약 18세에 완성된다(그림 2). 치아를 포함하는 상악골의 치조돌기는 상악동과 밀접하게 연관되어 있다. 종종 치아의 뿌리가 부비동 내 위치하고 치아 질환에 의한 이차적인 부비동염을 유발할 수 있다.

음식물이 저작되면서 타액과 섞이고 연구개가 비인두를 막은 후에 덩어리를 형성하여 삼켜진다. 이것은 연하의 구강기(첫 번째 단계)이며 이는 수의운동이다.

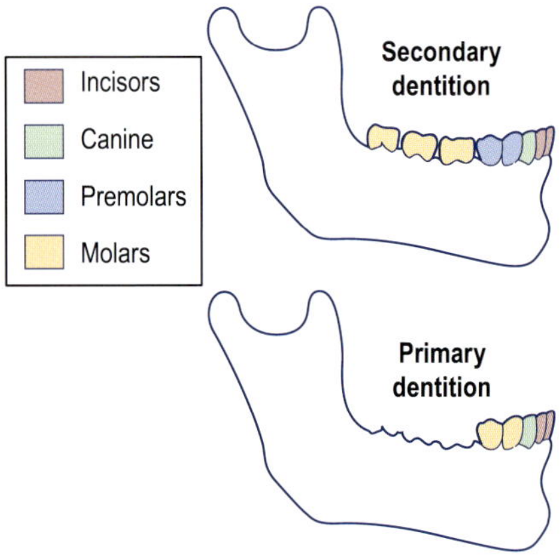

그림 2. **일차 및 이차 생치.** 일차 생치가 완성되면 턱의 각 부위(네 부위)는 5개의 치아를 갖는다. 영구치아가 완성되면 8개씩의 치아를 갖게 된다.

인두

임상적으로 인두는 다음 세 구역으로 나뉜다.

- 비인두
- 구인두
- 하인두

인두는 위로는 두개저부터 아래로 윤상인두근까지 이어진다. 구인두와 하인두는 주로 연하와 관련이 있지만 후두입구와 매우 가까이 연관되어 있어 이 지역의 병변은 주변 지역의 증상과 증후를 유발한다. 인두의 중요한 임상적 구조물은 그림 3에 나타나 있다.

연하의 인두기(두 번째 단계)는 음식물 덩어리(식괴)가 인두의 뒷벽에 닿을 때 시작된다. 연구개는 비인두를 막고, 후두는 상승되며, 후두 덮개는 뒤로 떨어진다. 이 마지막 두 움직임이 후두 입구를 보호한다. 일단 음식물이 식도로 들어가면 불수의적 연동 운동(세 번째 단계)에 의해 추진된다.

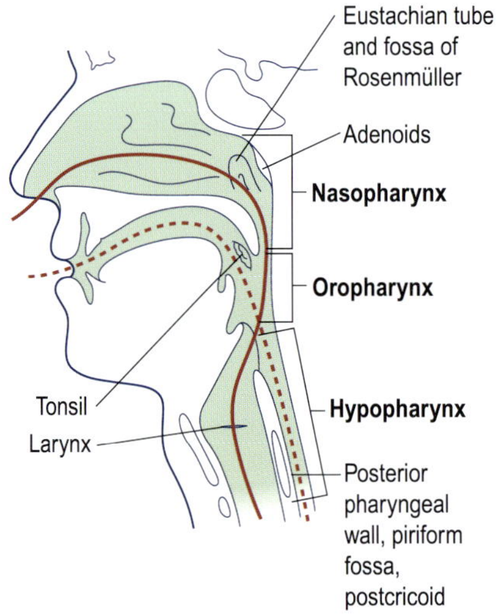

그림 3. **인두의 세 부위.**

후두

후두의 첫 번째 기능은 기관과 기관지를 보호하는 것이다. 이후 진화를 통하여 발성이라는 두 번째 기능이 발달했다. 후두는 몇 개의 연골로 이루어진 단단한 골격을 가지고 있다(그림 4). 연골들 중 가장 돌출된 것은 갑상연골이며, 아래쪽으로 윤상연골(반지연골)과 관절을 이루고 있다. 피판 같은 후두 덮개는 갑상연골에 붙어 있고 피열후두개근(모뿔후두덮개근)이 수축함에 따라 후두 입구를 막는다. 윤상갑상막(반지방패막)은 응급상황에서 기도가 유지될 수 있도록 하는 적절한 장소를 제공한다(68쪽).

후두는 다음 세 구역으로 나뉜다.

- 성문부
- 성문상부
- 성문하부

성문은 성대 사이의 공간이다. 성대의 뒤쪽 1/3은 피열 연골부이며 앞쪽 2/3은 막성부이다. 성문상부는 후두실 공간에서부터

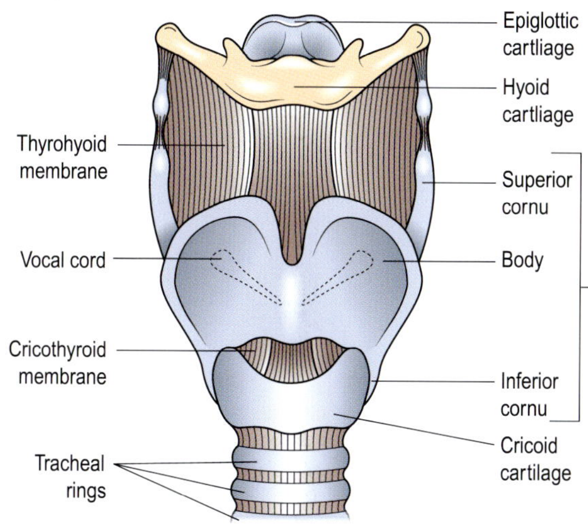

그림 4. **후두골격을 이루는 연골.**

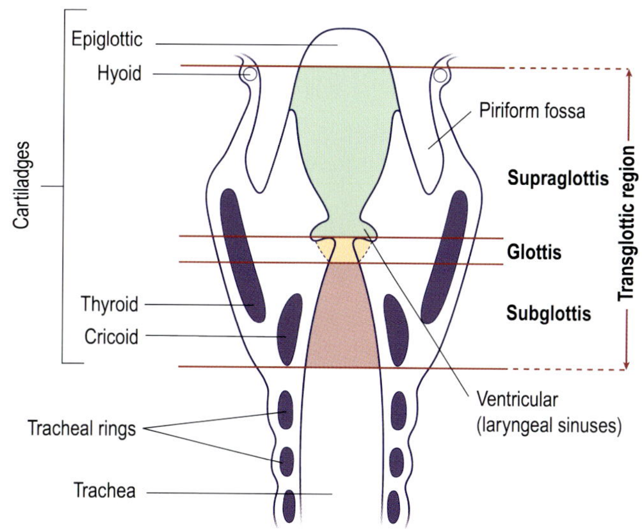

그림 5. **주요한 세 구역을 나타내는 후두 관상면.**

설골(목뿔뼈)까지 이어진다. 성문하부는 성문 1cm 아래부터 윤상연골 아래쪽 경계까지 이어진다. 음식과 타액은 진성대와 가성대의 조임 운동에 의해 하기도로 들어가지 않게 된다. 부가적으로 연하 과정에서 후두는 혀 아래에 위치하도록 설골과 함께 상승한다. 이때 후두는 정중앙보다 이상와 쪽으로 통과한다. 후두개는 보호작용의 일환으로 뒤로 젖혀진다.

발성

후두는 또한 음성이 생성될 수 있는 기본적인 발성을 제공한다. 성대의 모음은 폐에서 후두로 공기가 넘어갈 때 기압이 낮아지는 제한된 공간을 생성한다(베르누이 효과). 성대 점막은 함께 빨려 들어가 성문하부 압력을 높이고 성대가 다시 열리도록 한다. 이 순환은 반복되어 진동을 발생시켜 소리를 발생시킨다. 성문하부의 압력을 변화시킴으로써 음량을 변화시킨다. 음조변화는 성대 길이와 장력을 변화시킴으로써 발생한다. 기본 후두 발성의 특성은 인두, 구강, 비강의 공명강을 변화시킴으로써 변화된다. 언어는 궁극적으로 이 조음과정에서 교합기(이, 혀, 입술)의 상호작용에 의해 생성된다.

침샘

임상적으로 3쌍의 침샘으로 나뉜다.

- 이하선
- 악하선
- 설하선

이하선은 주로 장액성의 침을 만들고, 악하선은 장점액성의 침을 분비한다. 이하선관은 위쪽 두 번째 어금니 반대편 협부(볼부위) 고랑에 개구한다. 악하선관은 설소대 바로 옆쪽 구강저에 개구한다. 설하선관은 여러 개의 조그만 관으로 열리며, 악하선관과 구강저로 개구한다. 또한 구강과 인두에 무수한 소타액선이 위치한다. 침샘의 기능은 타액의 특성과 양과 관련되어 있다(표 1).

림프배액

머리와 목의 림프절은 염증성 질환 혹은 암의 전파를 막는 장벽 역할을 한다. 림프절 비대는 일차적으로 림프절에 생긴 병변 때문일 수 있고, 두경부에 생긴 병변에 의한 이차적으로 발생할 수 있다. 그러나 쇄골아래 병변에서 유발되는 경우는 드물다. 철저하고 체계적인 경부 촉진은 필수적이다.

표 1. **침의 기능**
음식물의 윤활작용
저작 및 연하작용을 용이하게 함
조음을 도움
미각에 필수적임
구강 청결을 유지함
면역기능(IgA 포함)
소화의 시작단계

신경지배

후두는 인두신경얼기에서 분지한 신경가지에 의해 지배 받는다. 윤상갑상근을 제외한 후두근은 되돌이 후두신경에 의해 지배된다. 윤상갑상근은 상후두신경에 의해 지배받는다. 성문하부와 성문의 감각은 되돌이후두신경의 지배를 받고, 성문상부는 상후두신경이 지배한다.

구강에서 감각과 저작근은 삼차신경의 지배를 받는다. 혀의 근육은 설하(혀밑)신경의 지배를 받는다. 혀의 앞 2/3 미각은 설신경에서 주행하는 고삭신경의 지배를 받고, 혀의 뒤 1/3 미각과 인두벽은 설인두신경의 지배를 받는다.

핵심 포인트

- 구인두, 하인두, 인두의 질병은 주변 구조물에 문제를 발생시킬 수 있다.
- 후두의 기능은 하기도의 보호, 발성, 발살바(Valsalva) 이다.
- 목의 림프절 비대는 일차적인 병변일 수도 있고 이차적인 병변으로도 생길 도 있다.
- 응급상황에서 기도는 윤상갑상막을 통해 유지될 수 있다.

증상, 징후 그리고 검진

진단을 위해 철저하고 정확한 병력청취는 아무리 강조해도 지나치지 않다. 인후의 특정질환에 대한 직접적인 질문은 필수적이며, 흡연 습관과 음주력도 확인해야 한다.

증상과 징후

구강

구강질환의 주요 증상과 징후는 다음을 포함한다.

- 통증
- 종괴
- 궤양
- 출혈
- 구취
- 변색

통증

치과질환은 구강 내 통증의 가장 흔한 질환이다. 치아우식증은 온도가 변하거나 음식을 씹을 때 통증을 유발한다. 치주질환은 양치 시 통증을 유발할 수 있으며, 부패한 음식물 찌꺼기가 쌓이는 것에 의한 구취와 관련이 있다. 틀니는 크기가 잘 안 맞거나 교합이 맞지 않을 때 통증을 유발할 수 있다. 치조돌기의 위축은 틀니로 인한 통증을 유발할 수 있으며, 이는 노인에게서 흔하게 볼 수 있다. 상악동 부비동염은 치아의 뿌리가 부비동 점막으로 돌출되어 있을 경우 치통을 유발할 수 있다(그림 1). 암으로 인한 통증은 극심하고 지속적이며 약간의 연하곤란을 일으킬 수 있다.

구강 종괴

종괴를 호소할 때 그 병변이 보이지 않더라도 그 부위의 촉진이 필요하다. 실제로 모든 종괴는 암을 제외하고 조직검사가 필요하다. 혀의 종괴는 거의 항상 종양이다. 한가지 예외는 드문 질환인 능형설염(마름모혀염)이며, 혀의 등쪽에 붉은 영역으로 나타나며 양성이다(83쪽).

설하선관이 막히면 구강저에 하마종이라고 불리는 낭종성 병변을 유발한다. 경구개의 외골증(뼈돌출증)인 '구개융기'는 전형적으로 정중앙에 위치하며 촉진시 단단하게 만져진다(그림 2).

궤양과 출혈

지속적인 궤양은 아니라고 밝혀지기 전가지는 악성종양으로 간주되어야 한다. 구강 내에 위치를 옮겨가면서 재발하는 통증성 궤양은 아프타성 궤양이다. 다른 원인으로는 외상, 편평 태선, 헤르페스, Vincent's Angina가 있다. 모든 치유되지 않는 궤양은 조작검사가 필수적이다.

출혈은 치아우식으로 인한 잇몸질환에서 주로 발생한다. 그러나 악성 종양이나 출혈성 소인이 기저질환일 수 있다.

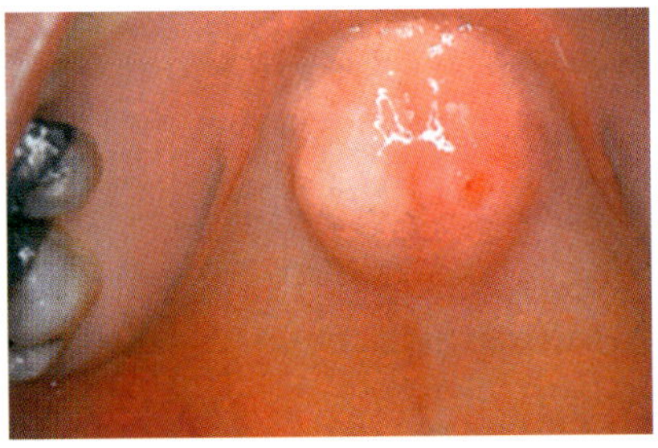

그림 2. **구개융기는 경구개의 골종으로 주로 정중앙에 위치한다.**

구취

치아위생 저하가 구취의 주된 원인이다. 치아 사이와 잇몸의 점막 주머니에 음식물찌꺼기의 부패가 강력한 원인이다. 알코올 섭취, 마늘 섭취, 흡연 또한 구취를 유발한다. 역류성 식도염과 만성 부비동염에서의 후비루도 구취를 유발한다. 구강내와 구인두의 악성종양은 매우 심한 악취를 생성한다.

변색

백반과 홍반은 원인이 제거되지 않으면 악성화 가능성이 있다.

인두

각각의 증상은 이환된 인두의 위치에 따라 다르다. 구인두와 하인두의 주요 병변은 염증성이든 종양성이든 어느 정도의 연하곤란을 유발할 수 있다(76쪽, 그림 3). 청력 감퇴가 비인두 병변에 의해 유스타키오관이 막혀서 생길 수 있다. 점차 심해지는 비폐색과 이과적 증상을 동반한 비출혈이 있으면, 비인두의 악성종양을 생각해야 한다. 큰 구인두 종양은 음성변화(뜨거운 감자 목소리, hot potato voice)와 호흡곤란을 유발할 수 있다.

하인두 종양에서의 음성변화는 후두를 직접 침범해서 발생할 수 있고, 되돌이 후두신경을 침범해서 성대마비가 생겨서일 수 있다. 인두종양에서 이차적인 경부전이는 매우 흔하고 주증상일 수 있다. 인두질환에서 통증은 인후에 국한될 수 있지만 보통 귀에 연관통을 갖는 경우가 더 흔하다.

후두

음성 변화는 후두질환의 특징적인 증상

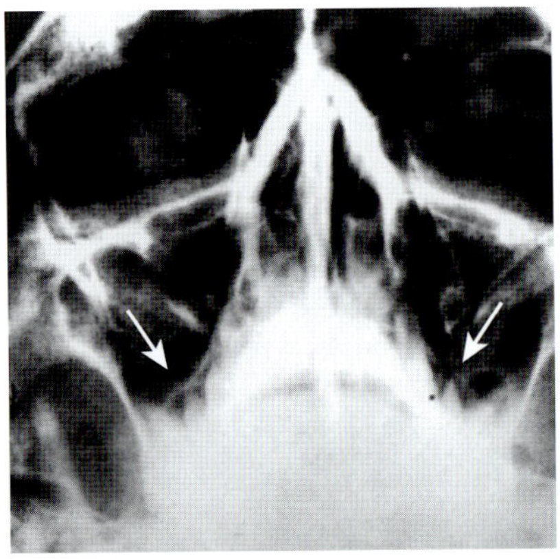

그림 1. **X선상 상악동에 돌출된 치아 뿌리.**

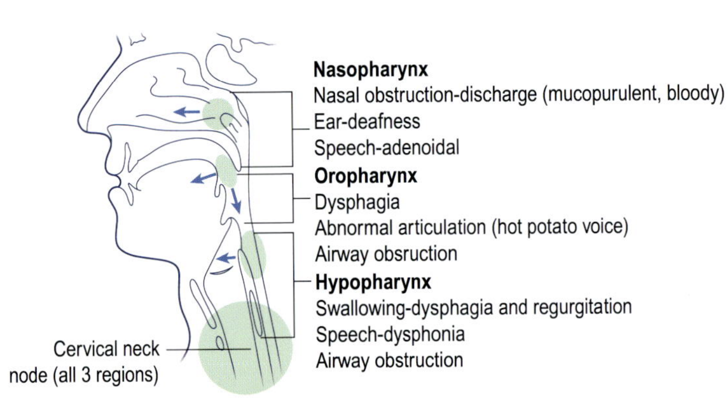

그림 3. **인두의 세 부위에서 질환 및 증상.**

이다. 호흡곤란은 보통 나중에 발생한다. 통증, 연하곤란, 음성변화와 관련된 경부종괴는 후두 악성종양에서 나타난다. 고형물이나 액상의 흡인은 성대마비로 인한 후두 기능저하가 있을 때 발생한다. 그러나 성문상부의 감각 저하를 유발하는 신경질환에서는 일정치 않다.

침샘

주침샘 병변의 주증상은 통증과 부종이다. 통증의 양상은 정확한 진단을 가능하게 할 수 있다. 만약 저작과 관련이 있거나 일시적인 부종, 특히 턱 아래쪽의 통증은 침샘관의 폐색에 의한 것일 수 있다. 점차 증가하는 지속적인 통증은 악성종양을 더 의심해야 한다.

침샘의 영구적인 비대는 양성이 아니라고 밝혀지기 전까지 악성 종양을 시사한다. 쇼그렌 증후군(sjögren's syndrome)은 하나 이상의 주침샘 부종을 일으킬 수 있다. 특정 내분비질환(예: 점액수종)과 약물(예: 경구혈당저하 약물)은 침샘비대를 유발할 수 있다. 이하선 질환에서 안면신경 마비는 악성 질환의 가능성을 높여준다.

경부 종괴

지속되는 경부 종괴는 검사가 필요하다. 검사에는 초음파가 사용가능 하다면 초음파의 유도하에 세침흡입세포검사가 포함되어야 한다. 상기도와 음식물이 지나가는 부위의 철저한 검진이 필요하며 악성종양이 의심되면 조직검사도 시행해야 한다.

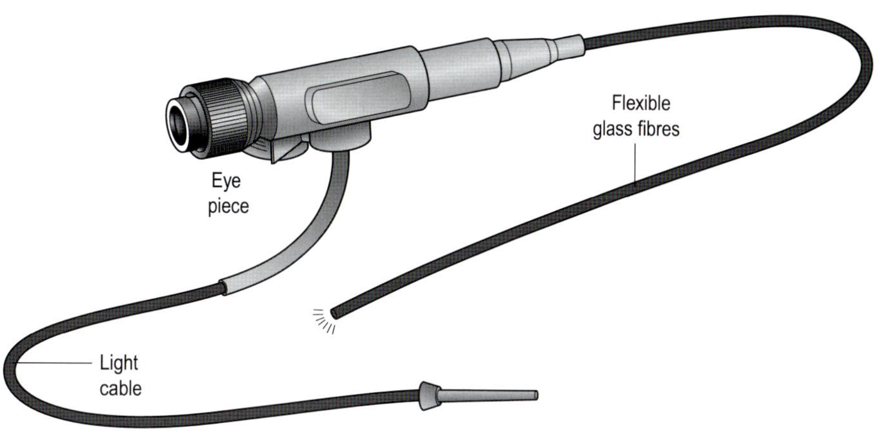

그림 4. **굴곡 비후두경.** 비강, 비인두, 구인두, 후두 및 하인두의 검사를 할 수 있다.

검진

경험이 쌓이면 적절한 조명, 설압자, 거울을 가지고 구강과 인두와 후두를 모두 관찰하는 것이 가능하다. 최근 인후두 검진은 광섬유내시경으로 행해지고 있다(그림 4). 촉진은 평가에서 필수적인 역할을 한다. 병변은 자주 보이는 것보다 더 잘 느껴질 수 있으며 경계가 쉽게 만져질 수 있다. 경부 촉진은 두경부 종양의 모든 경우에서 필수적이다.

영상

구강의 단순 촬영은 치아질환을 보는데 있어 한계가 있다. 반면에 CT, MRI 는 더 우월하다. 그러나 인두의 측면 X-레이 사진은 유용하며 비정상적인 음영을 보일 수 있다. 조영제 연하검사는 하인두와 식도 병변에 대한 정보를 제공할 수 있다(그림 5). 침샘의 다양한 방사선 소견을 얻을 수 있으며 의심되는 병변에 따라 영상 검사 방법을 선택할 수 있다(표 1).

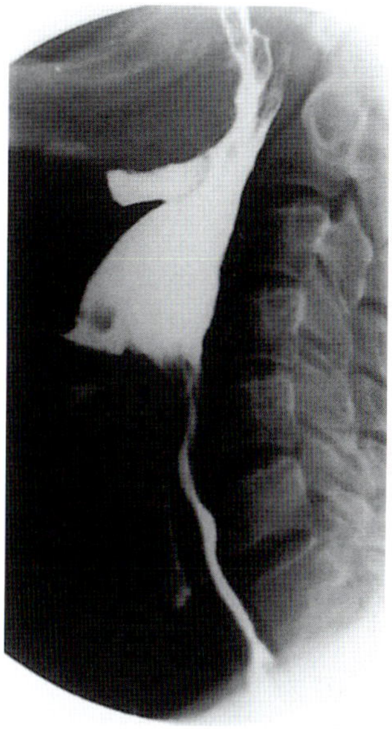

그림 5. **바륨 조영 영상에서 인두식도부위에 큰 결손 음영을 보이고 있다.**

생검

지속되는 종괴나 종창은 조직검사가 행해져야 한다. 구강 내에 있는 병변은 간단한 국소마취 하에 시행이 가능하다. 인두에 위치한 종괴는 종종 전신 마취가 필요하며 조직검사에 특수한 도구가 필요하다. 모든 후두 종괴는 조직검사가 필요하다. 주침샘의 부종은 외래에서 시행 가능한 세침흡인 검사로 조직검사를 할 수 있다. 다른 경우에는 절제 생검이 필요하다.

표 1. **침샘병변에서 이용 가능한 이미지**

의심되는 병리	이미지 모드
악하선 결석	단순 촬영/초음파
타액선 확장	타액선조영술
이하선 결석	CT/초음파
종양	MRI/CT
자가면역질환	방사성동위원소

핵심 포인트

- 상기도와 음식물의 경로의 감염성과 종양성 병변은 경부 침샘의 비대로 나타날 수 있다.
- 모든 종괴는 크기, 경도, 고정 여부를 판단하기 위해 촉진되어야 한다.
- 인후의 모든 부분은 외래에서 관찰할 수 있다.
- 조영제 검사는 하인두와 식도병변에서 필요하다.

발성장애 – 기질적 원인

음성변화는 종종 쉰소리로 기술되지만, 발성불능과 발성장애의 용어를 쓰는 것이 더 정확하다. 발성불능은 음성을 못 내거나 단순한 속삭임만 가능할 때 적용된다. 발성장애는 음성의 특성이 변화했을 때 사용된다. 갑작스러운 발성불능의 대부분의 원인은 심리적 원인이다. 후두 질환은 발성장애로 나타나며 천명으로 진행할 수 있다(64쪽). 발성장애의 기질적 원인은 표 1에 폭넓게 분류되어 있고 아래에 논의되어 있다. 비기질적 발성장애는 62–63쪽에서 논의된다.

염증성 후두병변

급성 후두염

급성 후두염은 매우 흔하며 종종 상기도 감염과 관련된다. 또한 음성 남용(예, 소리침) 후에 비감염성으로도 발생할 수 있다. 인후에 다양한 정도의 통증이 있을 수 있다. 저절로 호전되는 질환이지만 증기 흡입과 음성 휴식에 의해서도 상당한 호전을 기대할 수 있다. 만약 증상이 4주 이상 지속되면 이비인후과 전문의의 진료가 필요하다.

용종과 이물

일측 염증성 용종은 흔하지 않다(그림 1). 병력은 급성 후두염과 비슷하지만 애성은 용종이 후두미세수술 하에 제거되기 전까지 저절로 좋아지지 않는다. 이물은 후두를 자극해서 음성장애를 일으킬 수 있다(84쪽). 그러나 만약 성문에 들어오게 되면 생명을 위협하는 호흡기 폐색을 일으킬 수 있다. 증기 흡입은 담배든 화학물질에서든 급성 음성장애를 일으킬 수 있다. 감염이나 외상에서 모든 염증성 병변은 호흡을 곤란하게 만드는데 충분한 부종을 일으킬 수 있다.

표 1. 발성장애의 기질적 원인	
종류	원인
염증성	급성 후두염(감염성), 만성 후두염
종양성	후두암, 소아 호흡기 유두종
신경질환	중증 근무력증, 폐암, 유방암, 갑상선 수술 후 성대마비, 연축성 발성 장애
전신성	갑상선 기능저하증, 류마티스 관절염

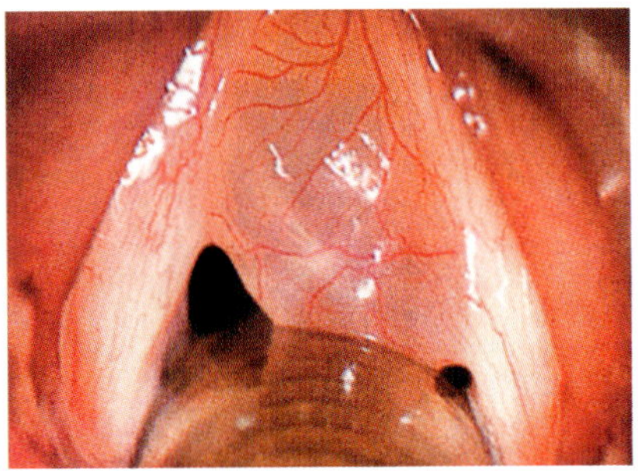

그림 1. **우측 성대에 생긴 큰 젤라틴양 폴립.**

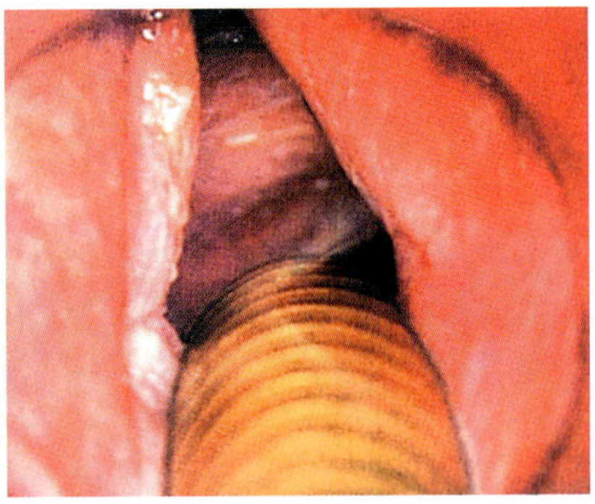

그림 2. **만성 과증식성 후두염.** 백색 모양은 백반증을 나타낸다.

만성 후두염

만성 음성장애는 만성 후두염의 결과로 종종 발생한다. 이 질환은 음성 남용, 음주, 흡연과 다른 환경오염물질이 지속될 때 장기간의 시너지 효과에 의해 발생한다. 후두의 호흡상피는 각화 상피세포로 변화한다. 이 변화는 후두의 거시적 모양에 반영되어 과증식된 상피와 백반(그림 2)으로 나타난다. 이런 모습은 종양으로 변할 수 있어 조직검사가 필요하다. 만약 종양이 배제되면 치료는 알려진 환경 요인을 회피하는 데 맞춰져야 한다.

종양성 병변

음성장애를 일으키는 종양성 병변은 이 책의 뒤에 논의되어 있다.

신경질환

신경질환은 중추성 또는 말초성 질환이다. 중추성 병변은 가성 구마비, 뇌성마비, 다발성 경화증을 포함한다. 말초성 병변은 중증근무력증, 운동신경질환, 미주신경과 되돌이후두신경에 영향을 미치는 질환을 포함한다. 대부분의 말초성 원인에서 성대마비에 2차적인 음성장애가 있다.

일단 성대마비가 진단되고, 다른 국소적인 후두 병변이 배제되면 원인을 찾기 위한 체계적인 접근이 요구된다. 이는 미주신경과 되돌이후두신경의 주행을 고려하면 쉽게 할 수 있다. 더 긴 주행으로 인해 좌측 되돌이후두신경이 병변에 더 잘 침범된다(그림 3). 뇌에서 시작하여 뇌기저부, 경부, 흉부를 거쳐 후두까지 주행한다. 성대마비의 가장 흔한 원인은 흉부의 악성종양이다. 이는 폐문을 침범하여 되돌이 후두신경의 결손을 일으킨다. 경부의 검진에서 이전 수술(예, carotid endarterectomy 또는 갑상선 수술)의 흉터를 확인할 수 있다. 일측성 성대마비는 문진과 신체검진이 원인을 밝혀주지 않기 때문에 뇌간부터 흉부까지 CT이미지를 시행해야 한다.

연축성 발성 장애

연축성 발성 장애는 일부의 경우 심리적 원인 때문이지만 주 원인은 신경 장애이다. 가장 흔한 형태는 진성대와 가성대의 과내전이다. 음성은 독특하고 정제된 또는 억압된 양상을 갖는다. 그러나 노래하거나 소리치거나 웃을 때 음성은 정상일 수 있다. 어떤 환자에서 증상의 발생은 삶의 중요한 이벤트와 관련될 수 있다(예, 애도, 가정 불화, 교통사고).

전통적인 음성치료방법은 심리적 원인에 의한 경우 효과적이나, 신경인성 질환에서는 효과가 거의 없다. 치료에는 운동신경말단에서 신경근전달을 막기 위해 성대에 반복적으로 보톡스를 주사하는 것도 포함된다.

전신적 원인

많은 전신적 상황이 발성 장애를 일으킬 수 있다.

- 갑상선기능 저하증은 성대의 만성부종을 일으킬 수 있다. 이는 적절한 내과적 치료에 의해 호전된다.
- 제 1형 알레르기 반응으로 나타나는 혈관신경부종은 발성장애 형태로 시작되는 후두부종을 일으킬 수 있지만 기도폐색까지 빠르게 진행할 수 있다.
- 류마티스 관절염은 윤상피열관절을 고정시키고 성대를 고정시킬 수 있다. 그런 환자들은 손과 발의 작은 관절들에도

심한 경화를 함께 갖는다.

관리

조사의 목표는 임상 병력과 신체 소견에 의해 결정된다. 치료 방침은 원인을 없애고 줄이는데 초점을 맞춘다.

일측성 성대마비에서 철저한 조사에도 불구하고 원인이 밝혀지지 않는 경우가 많다. 그런 경우에 특발성이라고 명명하게 된다. 몇몇은(12개월이 소요될 수도 있지만) 저절로 호전되거나 반대측 성대가 보상적으로 움직여 증상이 없어진다. 만약 일측 성대마비의 보상이 적당하지 않으면 성대를 모아주는 작업이 효과적일 수 있다. 이것은 움직이는 성대가 쉽게 맞닿을 수 있도록 마비된 성대를 가운데로 옮겨 주는 방법을 포함한다(그림 5).

말기 환자(예, 폐암, 유방암)에서 음성장애 증상을 즉시 개선하고 기도흡인을 줄이기 위해 성대내전술을 반드시 시행해야 한다.

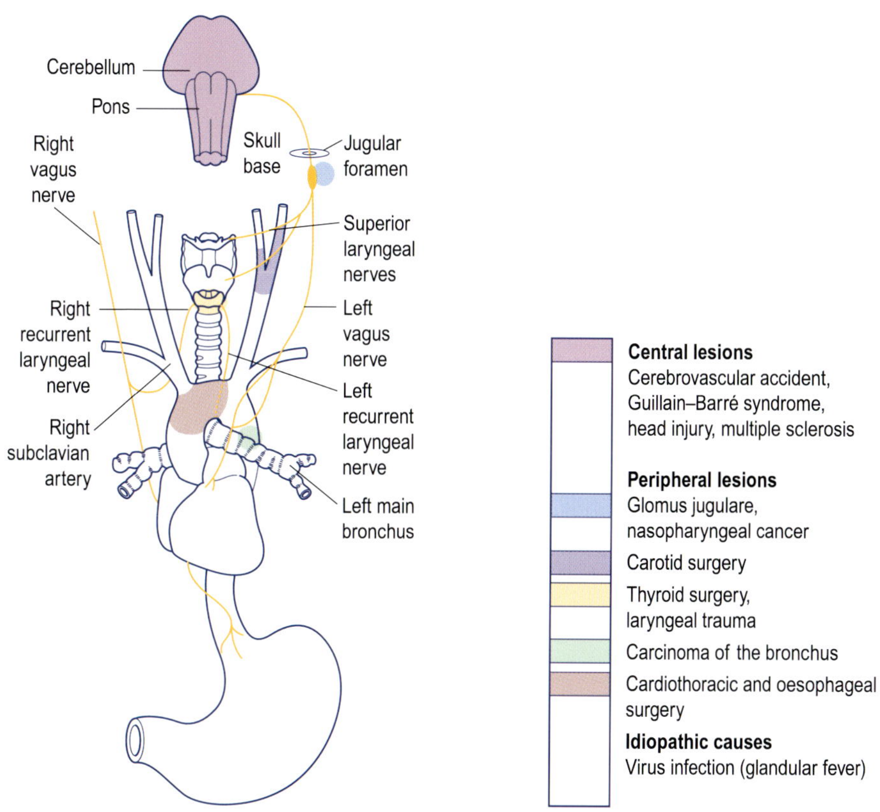

그림 3. **우측 및 좌측 미주신경의 경로.** 부위별 병변은 성대마비를 일으킬 수 있다.

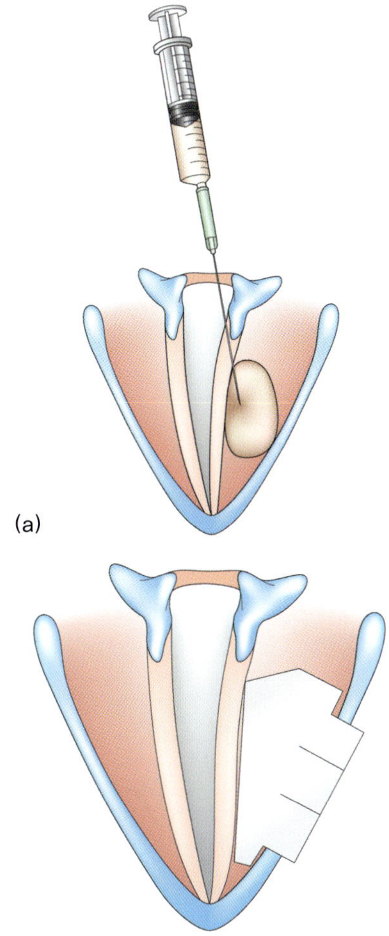

그림 5. **마비된 성대를 내전시키는 음성 수술.** (a) 콜라겐, 실라스틱, 지방을 이용한 성대 주입술 (b) 합성 뼈, 실라스틱 블록 등 조직을 이용한 보형물 삽입술.

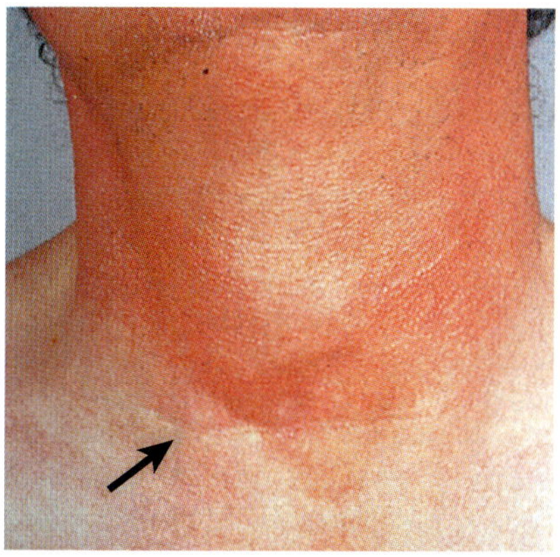

그림 4. **갑상선절제술의 피부절개에 의한 반흔.** 수술 후 반회후두신경 손상에 의한 양측성 성대마비가 초래되었다.

핵심 포인트

- 급성 후두장애가 4주 이내에 호전되지 않으면 종양을 감별하기 위해 이비인후과 진료를 반드시 받아야 한다.
- 만성 발성장애는 종양을 배제하기 위하여 후두 검진을 반드시 받아야 한다.
- 외상(흡연, 음성 남용)을 회피하는 것이 급성 발성장애를 호전시키고 만성 후두염을 호전시킨다.
- 소아에서 갑작스런 발성 장애는 염증성 후두 병변일 수 있는데, 완전 기도 폐색을 일으킬 수 있다.
- 성대 모양이 정상인데 발생한 성대마비는 폐암을 감별하기 위해 흉부 X-ray를 반드시 찍어야 한다. 만약 흉부 X-ray가 정상이라면 미주 신경과 되돌이 후두신경의 주행을 확인하기 위해 CT가 반드시 필요하다.

발성장애 - 비기질적 원인

비기질적 원인에 의한 발성장애는 심리적 혹은 습관적 원인을 갖는다. 정상적인 기능을 하지 못하게 하는 기질적 장애는 없지만 목소리의 과용 혹은 오용에 의해 2차적인 특정한 후두 병변이 발생할 수 있다. 표 1은 비기질적 음성장애를 구분해 놓았다. 매우 어린 나이부터 노인까지 모든 연령 그룹이 관련된다.

습관적 발성장애

습관적 또는 운동과다에 의한 발성장애 환자에서 음성의 특성은 종종 감정적 스트레스의 정도와 관련이 있다. 대부분의 경우에 갈수록 점점 악화되는 양상을 가지며, 일반적으로 말을 한 후에 더 악화된다. 이 양상은 심리적 발성장애에서는 나타나지 않는다. 습관적 발성 장애는 수정의 여지가 있는 잘못된 발성 패턴을 갖는다. 그러나 습관적인 성대의 과용과 오용이 지속되면 2차적인 기질적 변화를 만들 수 있다. 이 변화는 적절한 재교육에 의해 되돌릴 수 있지만 어떤 경우에는 수술적 치료가 필요하다.

음성 남용은 성대의 과내전에 의하며 여러 2차적인 병변을 만들 수 있다(예, 급성 염증, 성대 부종, 성대결절, 만성 염증, 접촉성 궤양). 이런 경향은 남자보다 여자와 아이들에서 더 흔하다.

급성 비감염성 인후염

인후염은 과도하게 노래를 부르거나 소리칠 때, 비명을 지를 때 발생할 수 있다. 원인은 세게 소리를 내려는 감정적인 욕구이다. 성대는 붉어지고 약간의 부종이 생길 수 있다. 종종 점막하 출혈이 성대에서 발생한다. 치료는 급성 염증을 없애 주고 재발을 방지하기 위해 발성습관을 교정해 주는 것이다.

성대결절

결절은 남자 아이들과 성인 여성에서 흔하며, 특히 힘을 줘서 말을 하는 사람에게서 더 흔하다. 대중가요를 부를 때 과도한 음성 남용 역시 성대결절을 만들 수 있다.

결절은 앞과 중간 1/3이 만나는 곳에서 발생한다(그림 1). 이 부분은 소리지르거나 노래하는 등의 고성을 낼 때 가장 큰 힘을 받는 곳이다. 발성장애는 낮은 음의 거친 숨소리로 나타나고 이는 성대에 생기는 종괴 때문이며 만족스럽게 닫히지 못해서 발생한다.

스트레스를 줄이고 적절한 음성치료를 통해 성대결절은 없어지거나 큰 호전을 이룰 수 있다. 소수에서만 후두내시경수술이 필요하다.

성대 부종과 용종

성대부종은 보통 대칭적이고 성대 전장에 걸쳐 나타난다. 이는 상피하 라인케 공간에 액체가 쌓여서 발생하며 '라인케 부종'이라고 한다. 제한된 공간에 발생한 부종은 용종을 생성하며, 보통 앞 1/3에 발생한다.

경도의 성대부종은 저절로 좋아지는 경우가 많다. 라인케 부종 같이 심한 경우에는 점막을 보존하면서 시행하는 후두미세수술로 가장 잘 치료될 수 있다(그림 2). 음성치료는 음성과용을 교정하기 위해 시행되어야 한다. 용종은 항상 수술적 제거와 조직학적 검사가 필요하다.

만성 비감염성 후두염

성대의 상피변화는 만성적인 음성과용과 장기간의 흡연과 음주로 인해 생길 수 있다. 음성은 '진(Gin)과 심야 음성'이라고 기술된다. 이러한 상피 변화는 음성치료와 습관변화로 치료될 수도 있으나, 대부분에서는 과증식된 상피에 대한 수술적 치료가 필요하다(그림 3). 이형성 혹은 종양은 만성 과증식성 후두염에서 발생할 수 있다.

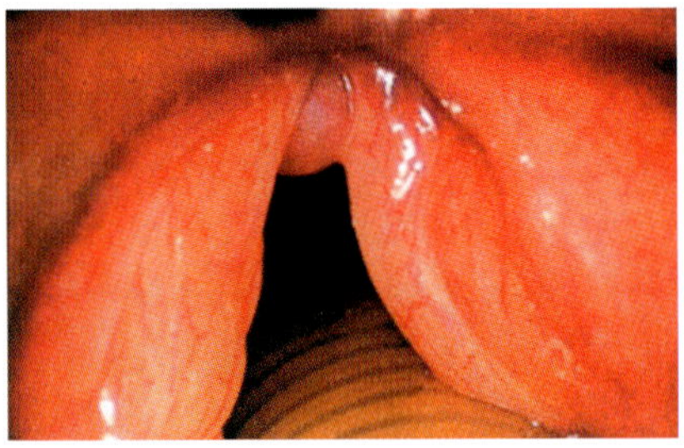

그림 2. **양측 성대의 라인케씨 부종.** 전방에 성문하 성대 폴립도 관찰된다.

접촉성 궤양

성대의 과내전에 의한 성대남용은 표면 점막의 미란을 초래할 수 있다. 특히 중간과 위 1/3이 만나는 부분이 취약하다(그림 4). 이것은 접촉성 궤양이라고 불리며 피열연골의 성대돌기에 생길 수 있다. 이 변화는 상당한 육아종성 조직을 만들 수 있고, 접촉성 육아종을 형성할 수 있다. 위식도 역류는 이 문제를 악화시키거나 영구적으로 지속시킬 수 있다.

일측성 궤양은 악성종양을 감별하기 위해 조직검사가 필요하다. 육아종이 두드러지게 생기지 않는 양측성 궤양은 음성 치료 단독으로도 좋아질 수 있다. 그러나 삽관 육아종은 수술이나 레이저 절제 및 이후의 치료를 돕고 재발을 막기 위한 발성훈련이 필요하다.

표 1. **음성장애의 비기질적 원인**

종류	원인
습관적 음성장애	음성 남용 - 급성 후두염, 성대결절, 성대부종, 만성 후두염, 접촉성 궤양
심리적 음성장애	근긴장성 장애 전환성 음성 장애 - 발성불능, 발성이상, 변성 장애

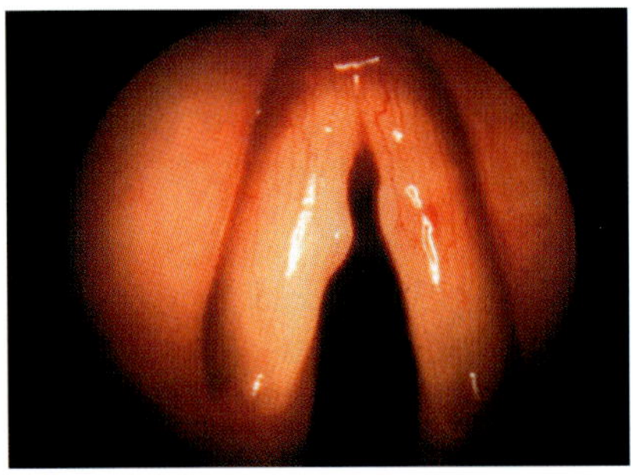

그림 1. **성대 결절.**

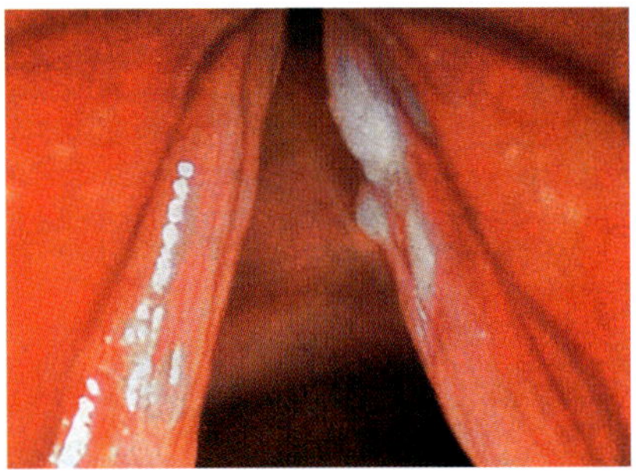

그림 3. **장기적 음성 과용에 의한 만성 과증식성 후두염.** 우측 성대 전방부에 백반증 영역이 관찰된다.

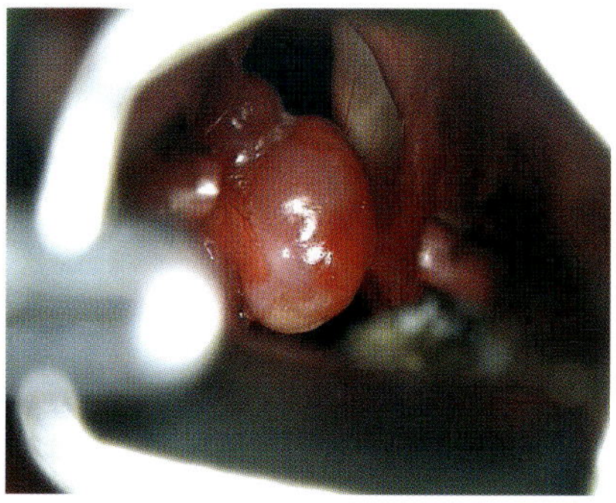

그림 4. **접촉성 궤양은 주로(우측) 성대의 성대돌기 부위에 위치한다.**

심리적 발성장애

심리적 발성장애는 후두의 질환 없이 생기는 음성장애이다. 대부분은 생활 스트레스, 인성장애, 정신질환으로 인한 긴장과 우울이 원인이 된다. 음성은 인성에 대한 단서가 되는 명확한 지표이다.

근긴장성 장애

개인의 긴장은 외부적인 요인에 의한다(예, 과로, 가정생활의 근심. 내부적 요인의 긴장, 높은 야망, 완벽주의, 절제되지 않는 화). 이러한 스트레스는 후두의 많은 근육의 수축을 유도한다. 이런 과긴장은 후두내시경 소견은 정상이지만 음성장애를 유발한다.

주된 양상은 발성장애와 후두 주변의 불편감 또는 통증이다. 의사는 후두를 촉진함으로써 통증을 유발할 수 있다. 종종 환자는 후두 이물감이나 연하곤란을 호소할 수 있다.

후두를 부드럽게 견인할 때 음성이 호전되면 확진할 수 있다. 보통 스트레스 요인을 줄이면 증상을 빠르게 호전시킬 수 있다. 스트레스가 적은 상황(예, 휴일)에 음성이 정상으로 돌아가는 환자에서는 치료에 빠르게 반응한다.

후두실 발성장애 (dysphonia plicae ventricularis)

후두실 발성장애는 가성대를 진동을 만드는데 사용함으로써 생기는 음성장애이다. 이는 보통 긴장을 많이 하는 사람에게서 나타난다. 그러나 진성대 병변이 있는 환자에서는 가성대로 음성을 보상한다. 음성은 화난 것처럼 거칠고 저음이다.

근육의 긴장을 위한 적절한 음성치료가 좋은 결과를 가져온다.

전환성 음성장애(히스테리성 음성장애)

전환 반응은 특정 기저 질환 없이 증상을 유발한다. 후두가 전환 반응의 매개가 되면, 발성불능이나 발성장애를 유발한다. 전환성 음성장애의 진단은 후두 구조나 기능이 정상일 때만 진단한다. 기저에 긴장이나 우울, 사람간 분쟁이 존재한다. 대부분의 경우에 전환성 음성장애는 심리적 분쟁이나 스트레스와 관련이 있다. 음성 증상은 환자로 하여금 감정적 고통을 피할 수 있게 한다.

치료의 기본은 스트레스의 원인을 밝혀내고, 맞설 수 있게 하는 것이다. 음성회복은 빠르게 되어야 한다. 그렇지 않으면 치료가 잘 되지 않을 가능성이 높다.

변성 장애(mutational falsetto) 혹은 무변성(puberphonia)

변성기 가성(falsetto)은 사춘기의 높은 음조에서 성인의 낮은 음조로 변화하는데 실패한 것이다. 이것은 후두나 성대의 미성숙에 의한 것은 드물다. 종종 만성 장애(예 심한 아동기 천식)가 후두의 발달은 막거나 지연시킬 수 있으나, 변성장애의 대부분에서 후두는 해부학적으로나 생리학적으로 정상이다.

음성은 특징적으로 높은 음조이고, 약하며, 거칠고 단음이다. 여성적인 음색 특성을 지닌다.미성숙하고 부적절하게 주장하는 것처럼 들린다. 그러나 갑작스러운 음성 발생시(예, 기침, 웃음) 음조가 떨어질 수 있다. 성숙된 후두만이 낮은 음조를 만들고, 생식샘 기능저하의 원인을 없앨 수 있다. 치료는 낮은 음조를 낸 적이 있는 청소년에게서 빠른 회복이 될 수 있다. 드문 경우지만 근본적인 음성 주파수를 낮추기 위해 장기간의 음성 치료가 필요할 수 있다.

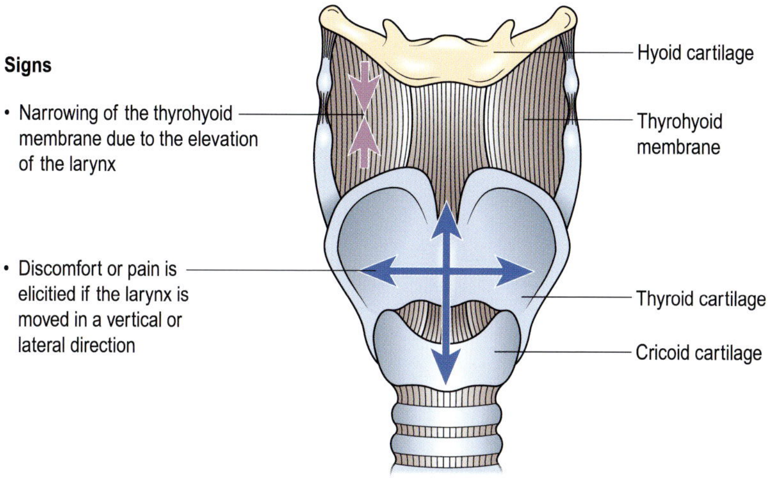

그림 5. **근골격계 긴장 장애에 의한 이차성 발성장애 환자에서 후두 증상.**

핵심 포인트

- 4주 안에 회복되지 않은 발성장애는 종양을 배제하기 위해 이비인후과 검진이 필요하다.
- 갑작스러운 발성불능은 전환성 음성장애일 수 있다.
- 대부분의 경우에 변성장애는 내분비적인 문제가 아닌 심리적인 원인 때문이다.
- 성대결절은 올바른 발성으로 가장 잘 치료될 수 있다. 하지만 어린 아이들에게선 쉽지 않을 수 있다.
- 과증식성 상피를 동반한 만성 비감염성 후두염은 암의 전단계일 수 있다. 따라서 반드시 조직검사를 시행해야 한다.

천명(협착음, stridor)

정의

협착음은 후두 또는 후두 아래 기도가 좁아져 숨소리가 커져서 생긴다. 성문상부 협착은 흡기성 천명을, 성문이나 경부기관이 좁아지면 이중 천명이 생긴다. 반면에 기관지가 좁아지면 호기성 천명이 생긴다.

코골이는 후두 위쪽 기도가 좁아져서 숨소리가 커지는 것을 뜻한다. 편도, 아데노이드가 커졌을 때 생길 수 있다.

원인

천명은 표 1에 요약되어 있는 다양한 상황에서 생길 수 있다.

기도 폐색에 의한 호흡 부전의 일반적 증상과 징후가 표 2에 나와 있다.

후두기관기관지염

후두기관기관지염은 보통 parainfluenza virus 또는 respiratory syncytial virus에 의한 바이러스 감염이며 대부분 6개월에서 3세 사이에 발생한다. 임상적 양상은 다음을 포함한다.

- 발열
- 통증이 있는 개기침(barking cough)
- 하기도의 점막 부종
- 흡기성 천명, 악화 시 흡기, 호기 천명
- 진행된 경우에서 완전 기도폐색

기도 문제는 끈적이는 분비물이 있고 성문하부 점막이 부었을 때 생길 수 있으며 끈적끈적한 점액으로 기도가 막혀버릴 위험이 있다.

아주 경미한 경우를 제외하고는 모든 경우에서 입원 치료가 추천된다. 아이들은 끈적거리는 분비물을 제거하기 위해 습하고 따뜻한 공기가 있는 환경에서 간호해야 한다. 산소는 저산소증을 교정하기 위해 투여된다. 스테로이드 흡입이나 전신적 투여도 도움될 수 있다.

기도 삽관은 진행되거나 심각한 경우에 요구된다. 기관절개술은 기도 삽관을 할 수 없는 경우에 요구된다. 정기적 식염수 흡인과 물리치료는 수술 후 시행한다. 대부분의 경우에 기도 삽관은 2-5일 정도만 필요하다.

표 1. **연령별 천명의 원인**

연령	원인
신생아*	선천성 종양, 낭종
	후두 횡격막증
	후두연화증
	후두하협착
	성대마비
소아*	후두기관기관지염
	성문상부염증(후두개염)
	급성후두염
	인두 후(retropharyngeal) 농양
성인	후두암
	후두외상
	급성후두염
	성문상부염증(후두개염)

*소아는 기도가 더 좁고 연골이 부드러워 허탈이 쉽게 발생되기 때문에 성인에 비해 상기도 폐색 위험이 더 높다.

표 2. **기도 폐색에 의한 심각한 호흡부전의 징후**

청색증/창백
코벌렁임
호흡보조근의 사용
기관전색
흉벽후전
빈맥
빈호흡

성문상부염

성문상부염(급성후두개염)은 Group B Haemophilus influenzae에 의해 발생하고 성문상부의 부종이 특징적이다(표 1). 주로 3-7세에 발생하지만 성인도 발생할 수 있다.

임상적 특징

- 발열
- 심한 인후통과 연하곤란
- 천명
- 적하(방울 떨어짐)
- 턱을 들고 입을 벌리고 숨쉼.

성문상부염은 천명에서 완전기도폐색까지의 시간이 매우 짧을 수 있기 때문에 응급 질환이다. 소아에서 어떠한 곤란(distress)도 피해야 한다. Heliox(헬륨산소 혼합기체)와 아드레날린(에피네프린) 흡입기는 마취과와 이비인후과 의사가 도착할 때까지 시간을 벌어줄 수 있다. 대부분의 경우에 마취과의사는 소아에서 기도삽관을 할 수 있으나 응급 기관절개술이 필요할 수 있어 옆에서 대기하여야 한다. 3세대 세팔로스포린 항생제를 정맥주사하고 후에 세균배양 검사 결과에 따라 바꾼다. 환자는 보통 치료에 반응하면 며칠 뒤 기도삽관을 제거한다. 성문상부염은 백신 프로그램 덕분에 소아에서 이전에 비해 많이 줄어들었다.

선천성 종양, 후두 횡격막, 낭종

성문하 혈관종은 천명을 유발하는 가장 흔한 선천성 낭종이다. 이는 경부 측면 단순촬영에서 관찰될 수 있다. 확진은 조직검사 없이 내시경소견으로 한다. 생후 1년 이후에는 종양이 감퇴하면서 저절로 줄어든다. 그러나 때로는 기도폐색 때문에 기관절개술이 필요하다. 후두 횡경막 또는 큰 낭종은 천명을 유발할 수 있다. 특히 감염이 동반되면 기도가 더 좁아질 수 있다.

후두연화증(선천성 후두 천명)

후두연화증은 흡기시 무너지는 성문상부 구조를 특징으로 한다. 특히 과도한 활동이나 울 때 심해진다. 심한 협착음은 호흡기 감염이 있을 때 병발할 수 있다. 질환은 저

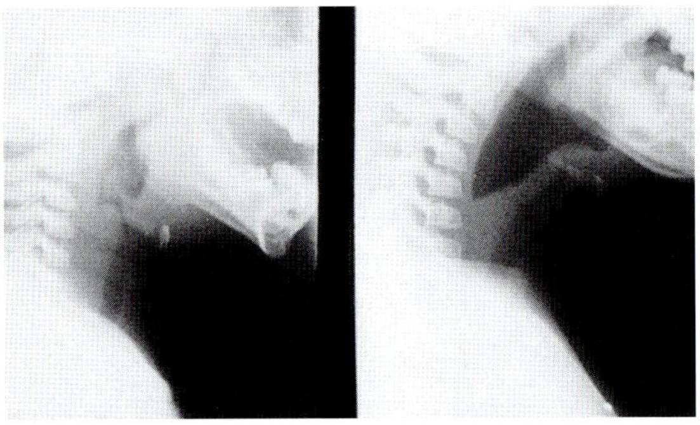

그림 1. **성문상부염.** 임상적으로 진단하며 기도확보가 우선이다. 인후두의 이학적 검진은 호흡정지를 유발할 수 있으므로 즉각적 삽관이나 기관절개술이 가능한 상황이 아니라면 피해야 한다.

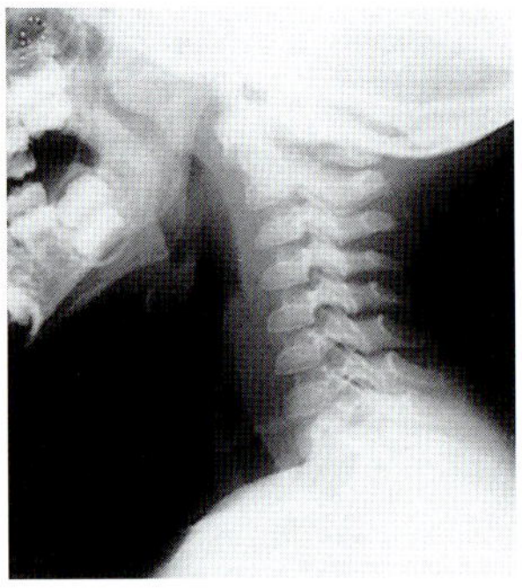

그림 2. **성문하부 협착.** 미숙아에서 상태는 경부 X선을 통해 확인할 수 있다.

저절로 호전되며, 2세경 보통 호전된다. 수술은 숨쉬기 힘들 때에 적응증이 된다.

성문하협착

성문하 협착은 선천적일 수 있다. 후천적 성문하협착은 장기간의 기관내삽관 특히 미숙아에서 외상 후에 생긴다(그림 2). 과도한 활동 시나 호흡기 감염이 있을 때 협착음을 특징으로 한다.

기관 절개는 기도 확보를 위해 필요할 수 있다. 후두하부는 점차 커질 수 있고, 연령에 따라 내부 단면이 충분히 넓어지면 캐뉼라를 제거할 수 있다. 심한 경우에 레이저 절개나 후두재건술이 필요할 수 있다.

이물 폐색

이물 흡인은 소아에서 가장 흔하다. 성인에서 발생할 경우에는 정신 질환이나 알코올 중독과 관련된다. 이물은 후두, 기관, 기관지 어느 곳에나 들어갈 수 있고(그림 3), 장기간 증상 없이 남아 있을 수 있다. 주된 증상은 다음과 같다.

- 이전에 건강하던 소아에서 갑작스런 기침, 쌕쌕거림, 또는 협착음
- 기도 하부 이물에서 유래된 흉부 감염

이물은 방사선 투과성일 수 있어 단순 촬영에서는 놓칠 수 있다. 식도 이물 또한 천명을 유발할 수 있다.

소아에서 이물은 다리를 잡고 환아를 올린 후 등을 세게 쳐서 제거할 수 있다. 하임리히 술식은 성인과 소아 모두에서 쓰일 수 있다(그림 4). 임상적 징후나 영상 소견이 없어도, 기도폐색이 있었던 소아에서는 기관식도경을 고려하여야 한다.

인두 후 농양

지금은 드문 질환이지만 인두 후 농양은 어린 영아, 소아에서 가장 잘 발생한다. 인두 후 공간의 염증과 부종은 구인두 감염에 이차적으로 발생하며 호흡곤란과 심한 연하곤란을 유발할 수 있다(그림 5). 소아는 목을 뒤로 젖힘으로써 호흡이 편해질 수 있다. 목은 견고히 유지한다. 긴급하게 경정맥 항생제가 투여되어야 하고, 저절로 터져서 고름이 흡인될 위험이 없도록 수술적 배농이 시행되어야 한다.

호흡기 유두종

호흡기 유두종은 사람 유두종 바이러스에 의해 후두에 발생하는 사마귀 같은 병변이다(그림 6). 기관, 기관지, 인후는 다발성 유두종증에서 이환될 수 있다. 이는 자궁 감염에서 발생하는 것으로 생각된다. 그러나 성인에서 발생하는 경우에 유전적 소인 혹은 성매개로 발생할 수 있다. 임상적 특징은 천명과 애성을 포함한다.

이산화탄소 레이저 또는 현미경하 절제는 후두 점막에 손상을 최소화시킬 수 있다.

만약 증상 조절을 위해 수술이 반복적으로 요구될 경우 인터페론 같은 내과적 치료가 관해를 유도하기 위해 고려될 수 있다. 기관절개는 심한 경우에 종종 필요하다.

급성 후두염

급성 후두염은 호흡기 감염에서 또는 음성 남용, 흡연, 음주에 의해 2차적으로 발생할 수 있는 성대의 염증을 유발한다. 임상적 특성은 쉰소리와 인후 불편감을 포함한다.

치료는 대증적이고 음성 휴식, 증기 흡인, 흡연과 음주를 피하는 것을 포함한다.

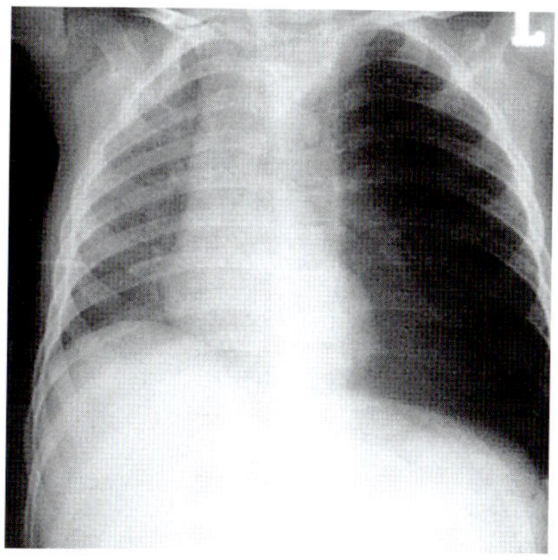

그림 3. **이물.** 호기 후 흉부 X선. 이물(땅콩)이 좌측 주기관지에 박혀 동측폐가 과팽창하고 종격동이 우측으로 이동한 소견이다.

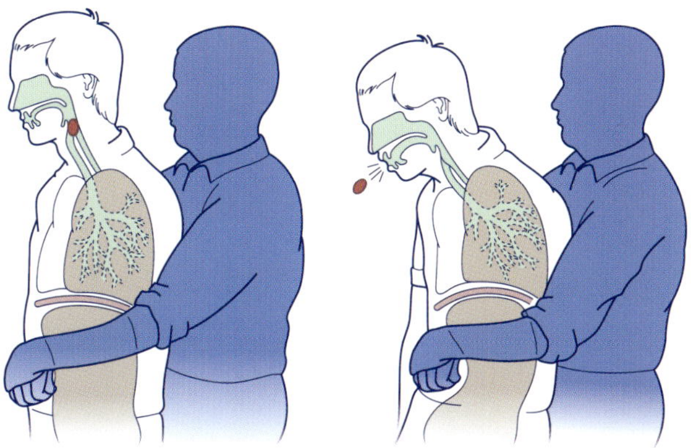

그림 4. **하임리히 술식.** 상복부와 검상흉골부위를 중심으로 뒤에서 안고 급격히 당기며 시행한다.

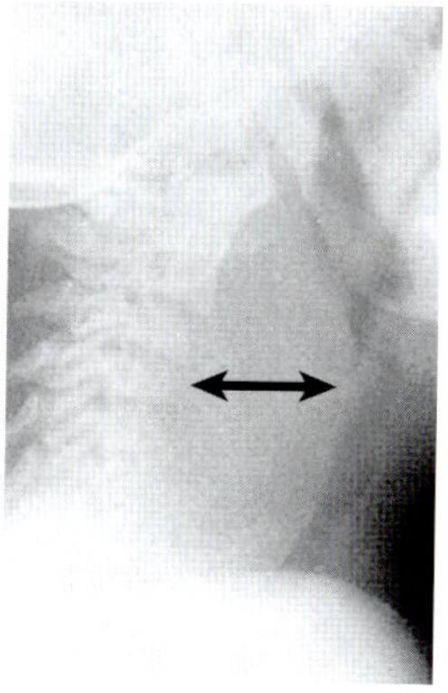

그림 5. **인두후농양.**

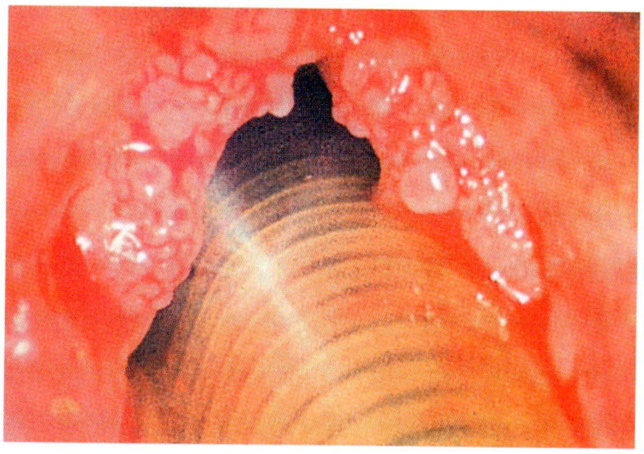

그림 6. **호흡기 유두종.**

핵심 포인트

- 후두기관지염과 성문상부염에서 기도삽관이 기관절개보다 선호된다.
- 이전에 건강하던 아이에서 갑작스런 쌕쌕거림과 천명이 발생했을 때 기도흡인을 의심해야 한다.
- 기도흡인은 장기간 증상이 없을 수도 있다.
- 방사선 투과성의 이물은 드물지 않아 영상에만 의존해서는 안된다.
- 식도 이물도 천명을 유발할 수 있다.

후두기관 손상

후두기관 상해의 빈도는 운전벨트 착용이 의무화되면서 급격하게 감소하였다. 요즘 대부분의 손상은 스포츠 활동(아이스하키 등) 때문에 발생한다. 그러나 칼이나 총알 때문에 발생하기도 한다. 연기 흡인과 부식성 물질의 흡인은 매우 심한 후두 부종을 유발할 수 있다. 전신마취시에 서툰 후두 기관삽관 또는 장기간의 기계환기가 필요한 경우 만성적인 후두기관 문제를 유발할 수 있다(표 1).

후두 손상은 보통 후두가 경추에 눌릴 때 발생한다(그림 1). 손상은 골화로 인해 후두연골의 탄성도가 감소한 노인에서 더 심하다.

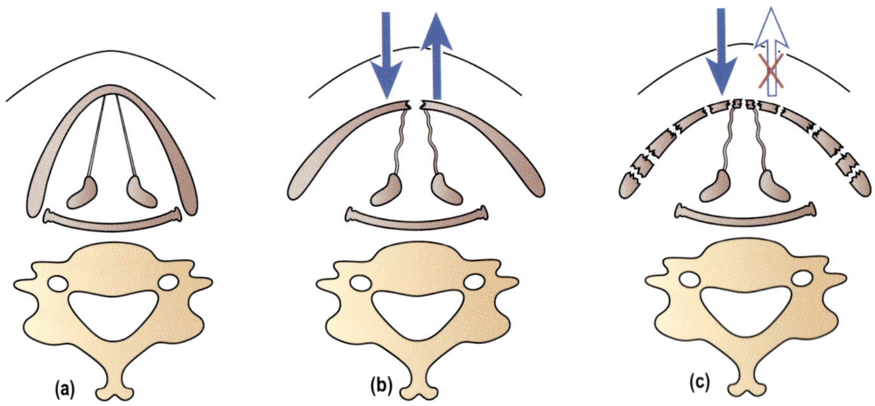

그림 1. **후두손상.**

임상적 특성

후두기관 손상의 임상적 특성은 손상의 정도에 좌우된다. 주된 양상은 다음과 같다.

- 출혈
- 천명
- 발성장애
- 발성과 연하시 통증
- 외과적 기종

관리

상체 손상에서 후두기관손상의 존재를 고려하는 것은 필수적이다. 굴곡 후두경은 후두손상과 상해 정도를 파악하는데 필수적이다. 기도 유지와 보호가 급성 상해에서 우선시된다. 따라서 기도삽관이나 기관절개가 응급으로 요구된다. 일단 기도가 확보되면, CT가 손상의 정도를 파악하고 재건 계획을 세우기 위해 고려되어야 한다(표 2).

기도 보호와 발성 기능을 보존하기 위한 재건에는 혈종 제거, 미니플레이트를 이용한 골절 고정, 점막 표면의 봉합이 요구된다.

부드러운 스텐트를 유치하는 것이 후두 골격을 유지하고 1-2주 안에 협착되는 것을 예방할 수 있다(그림 3).

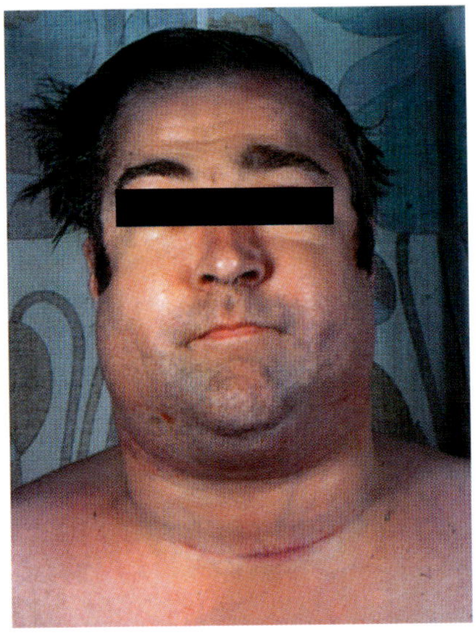

그림 2. **후두의 폐쇄성 손상에서 두경부 및 상흉부의 외과적 기종.**

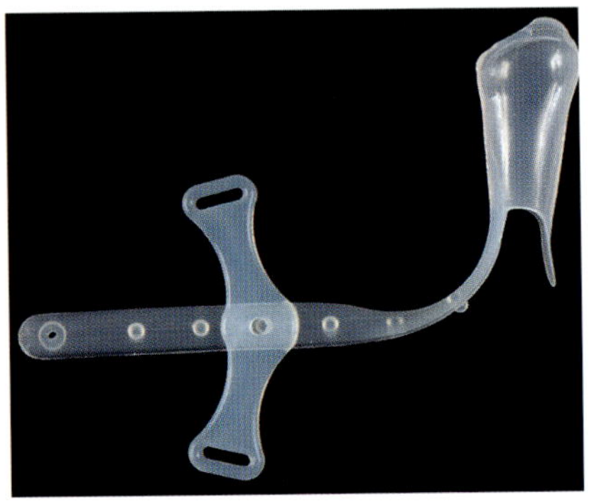

그림 3. **후두골절을 지지하는 부드러운 실라스틱 스텐트**(Hood 연구실).

표 1. **후두기관 손상의 원인**

유형	원인
관통상	칼, 유리 등
둔상 (경증&중증)	교통사고 스포츠
기타	연기 흡인 부식물질 흡인 기도삽관

표 2. **후두기관손상 치료원칙**

상해 유형	치료
관통상	후두 혈종 제거 관통 물질(예, 총알)을 제거하기 위한 검사 연골 골절의 재건
경증 둔상	경과관찰, 후두 부종이 기도 폐색을 일으키면 기도삽관 후두 검사와 재건이 필요할 수 있다.
중증 둔상	보통 기도삽관, 후두 검사, 후두재건이 필요하다.
모든 경우에서 기도가 확보되어야 하고 출혈이 조절되어야 한다.	

만성 후두기관 협착

성인에서 기도의 만성적 협착은 여러 가지 원인에 의해 생길 수 있다.

- 성문하/기관 협착
- 양측 성대 마비
- 후두 횡경막

성문하/기관 협착

성문하 협착은 선천적일 수 있고 후천적일 수 있다. 소아에서 성문하 협착의 관리는 문제의 심각성에 따라 좌우된다. 경미한 경우에는 보존적 치료로 할 수 있고, 기도가 적절한 크기로 클 때까지 기관절개술만 필요로 할 수 있다. 심한 경우에는 연골 이식을 이용한 기도확대가 필요할 수 있고, 다각적인 접근을 통한 특수한 치료로 가장 잘 관리될 수 있다.

성인 성문하 또는 기관 협착은 빈도가 늘어나고 있고 종종 천식으로 오진된다(그림

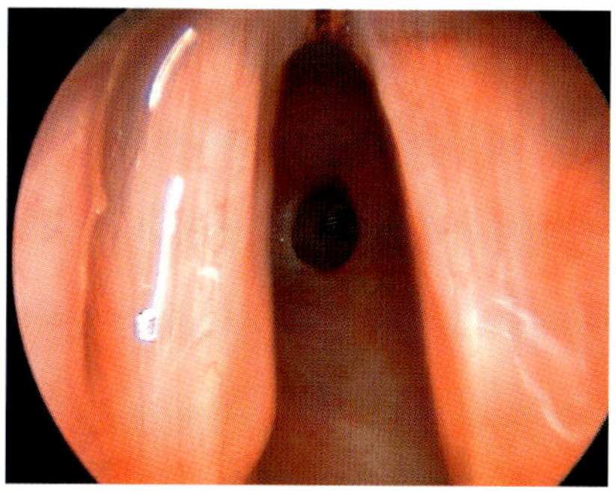

그림 4. **후천성 성문하 협착.**

4). 내과적 치료의 발달은 더 많은 환자들이 중환자실에서 기계환기에 의해 생존기간이 늘어나는 것을 뜻한다. 그러나 기도에 대한 손상은 지속될 수 있고 다음 중 하나 이상의 요인들이 역할을 할 수 있다.

- 기관 삽관으로 인한 손상
- 기관내관이 너무 크거나 커프 압력이 너무 높은 경우
- 위식도 역류
- 감염
- 기관절개로의 전환이 늦춰질 경우
- 잘못된 위치의 기관절개창
- 일부 환자들은 기도 이물에 대해 심한 염증 반응을 보일 수 있다.

임상적 양상

임상적 양상은 협착의 정도와 부위에 좌우되지만 다음을 포함한다.

- 호흡곤란
- 협착음
- 발성장애

관리

굴곡 후두경을 이용하면 성문하 협착을 보는 것이 종종 가능하다. 협착의 위치, 정도, 길이는 경부 측면 단순촬영에서 확인할 수 있다. CT는 종종 더 유용하다(그림 5).

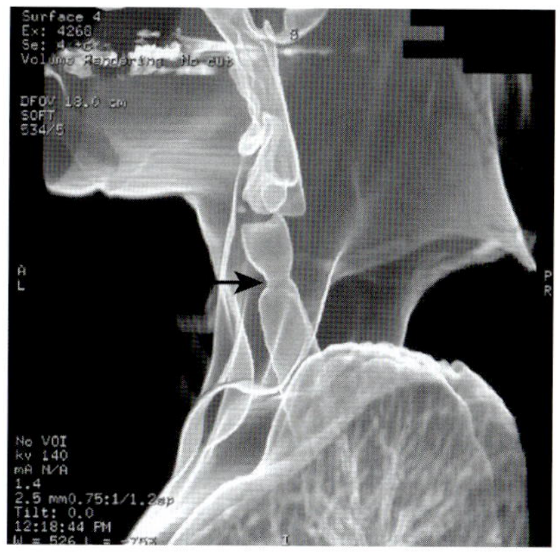

그림 5. **성문하 협착을 보이는 CT 소견.**

호흡기 기능 검사는 협착과 관련된 장애 정도를 계측하는데 도움을 줄 수 있다.

그러나 많은 환자들이 기관절개를 가지고 있고 이 검사들은 항상 가능하지는 않다.

기관 또는 성문하 협착은 만일 경미하다면 칼이나 레이저로 십자로 자르고 넓혀주는 것으로 치료될 수 있다. 만약 협착이 더 심하다면 일시적으로 스텐트가 필요할 수 있다(그림 6).

Mitomycin C(세포독성 항생제)를 표면에 적용하는 것이 저농도로 쓰이면 섬유모세포의 활동을 막고 재협착을 막을 수 있다. 더 심하게 손상된 기도는 앞쪽 기도확대가 항상 필요하며 만일 이것이 실패하면 기관절제 및 단단 문합술이 필요하다.

양측성 성대마비

양측 성대마비는 선천적일 수 있고 후천적일 수 있다. 성대는 정중앙에 올 수 있고 방정중에 위치할 수 있다. 목소리나 울음소리가 정상인 경우도 있지만 보통은 천명이나 호흡곤란이 있다. 선천적 양측 성대마비는 소아가 자라면서 종종 좋아지고 일시적인 기관절개만이 필요할 수 있다. 후천적 양측 성대마비는 목이나 경부 수술 후에 오는

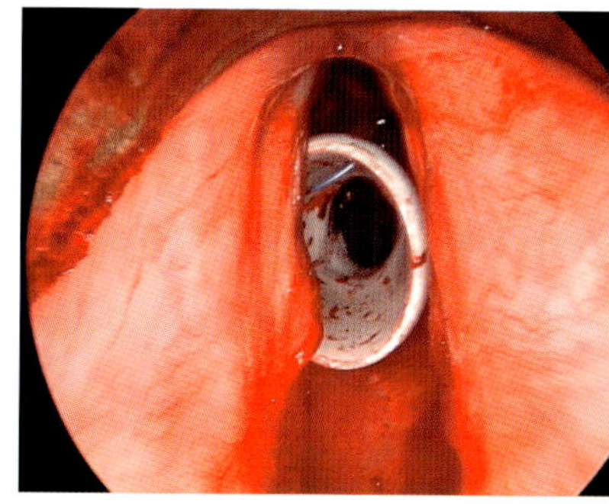

그림 6. **실라스틱 기관스텐트.**

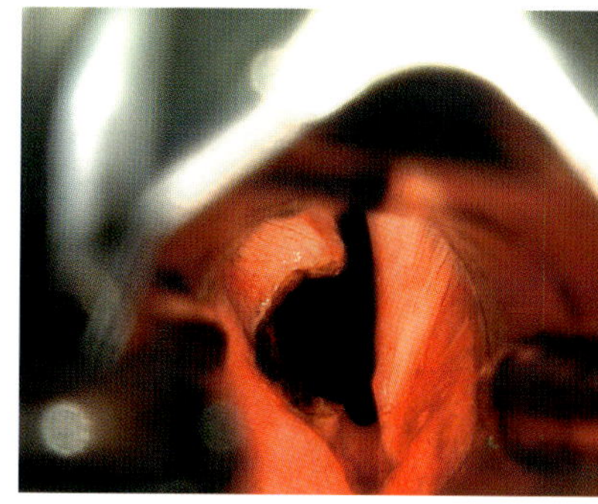

그림 7. **레이저 성대절제술.**

의인성이 가장 흔하고, 환자는 보통 다시 기도 삽관을 하거나 응급 기관절개를 하게 된다. 성대에 대한 추가적인 시술 후에 기관절개를 제거하는 것이 가능하다. 성대를 수술적으로 측면으로 위치시키거나 성대 뒤쪽에 레이저로 기도를 만들어줄 수 있다(그림 7). 환자는 이후 캐뉼라를 제거할 수 있지만 약하고 거친 목소리를 갖게 된다.

후두 횡격막

작은 후두 횡격막은 발성장애를 만들 수 있고, 만약 심한 경우라면 호흡곤란을 일으킬 수 있다. 작은 횡격막은 절개 후 mitomycin C를 적용함으로써 치료될 수 있다. 그 과정은 횡격막이 다시 생성되기 때문에 여러 번 필요할 수 있다.

큰 횡격막도 또한 나누어질 수 있지만 부가적으로 silastic sheet를 전 교련에 넣어주거나 후두절개하고 keel을 넣어 주는 것이 필요할 수 있다(그림 8).

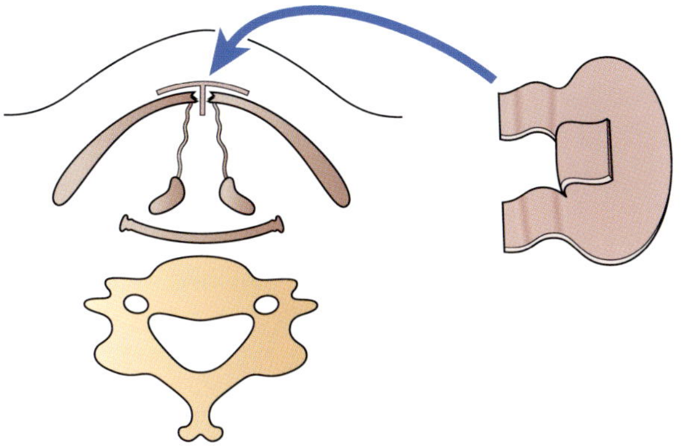

그림 8. **전교련부의 손상은 후두격막을 초래할 수 있다.** 이러한 합병증을 방지하기 위해 탄탈룸이나 실라스틱으로 만든 용골(keel)을 후두절개를 통해 삽입하기도 한다.

핵심 포인트

- 심각한 후두기관 손상은 심한 목의 외부 징후와 관련 없을 수 있다.
- 후두기관손상은 다른 몸의 심한 손상이 없다면 간과될 수 있다.
- 모든 후두기관손상 환자는 손상을 파악하기 위해 후두경을 확인해야 한다.
- 치료의 우선은 기도를 보호하고 확보하고, 출혈을 막는 것이다.
- 가능하다면 조기에 후두기관 수술을 시행하는 것이 만성적인 후두기관협착 관리 문제를 크게 예방할 수 있다.

기도 유지와 보호

기도를 유지하기 위한 술식은 많은 내과적 외과적 질환에서 요구된다. 따라서 가능한 합병증을 피할 수 있게 이것을 시행 가능하도록 과정을 명확히 하는 것이 중요하다. 기도 조작을 요구하는 문제들은 다음과 같다.

- 상기도 폐색
- 기관기관지 보호
- 호흡부전
- 두경부 시술에서의 선택 기관절개

상기도 폐색

폐색의 원인은 다음과 같다.

- 감염(성문상부염, 후두기관기관지염)
- 후두내 이물
- 손상(후두기관)
- 폐색을 유발하는 후두 종양

생명을 위협하는 호흡폐색

생명을 위협하는 호흡폐색은 보통 이물 흡인이나 후두기관의 감염 때문이다. 소아에게서 어른보다 더 잘 발생할 수 있다. 기관 삽관이나 기관절개가 가능할 수 있기까지 일시적인 안정을 위해 큰 구경의 바늘을 직접 기관으로 넣을 수 있다(그림 1).

유사한 방법으로 윤상 갑상막을 통해 기도를 확보할 수 있다(윤상 갑상막 절개술)(그림 1). 그 막은 윤상 연골과 갑상 연골의 하연 사이에서 쉽게 만져질 수 있다. 어떤 날카로운 물질(예, 칼이나 작은 칼)을 그 부위에 넣고 기도에 들어가면 돌린다. 기도 삽관이나 정식 기관절개술이 가능하기 전에 어떤 이용 가능한 튜브(예, 카테터나 펜 몸통)를 기도유지하기 위해 넣는다.

요즘에는 국소마취 하에 응급 기관절개를 하는 것은 드물다. 기도에 대한 우선적 임상 평가를 통해 시술을 선택적으로 하도록 한다.

점차 진행되는 폐색

생명을 위협하는 폐색으로 나빠지는 상황이 되어선 안된다. 심해지는 협착음, 호흡보조근의 사용, 빈호흡, 빈맥, 늑간 후전은 위험신호이다(65쪽, 표 2).

모든 연령그룹에서 기관삽관은 숙달된 마취과의사에 의해서만 시도되어야 한다(그림 2). 기도삽관이 어려운 경우 기관지경이나 굴곡후두경의 도움이 필요할 수 있다. 만약 기도삽관이 실패할 경우에 기관절개를 할 수 있도록 이비인후과 의사가 옆에 대기하여야 한다. 여러 가지 이유에서 소아에서 기관절개는 응급상황을 제외하고는 피해야 한다(70쪽, 표 2).

선택적 기관절개

선택적 기관 절개 방법은 그림 3에 나와 있다. 피부 절개는 윤상 연골과 흉골 상 절흔 사이 중간에 시행한다. 수직으로 주행하는 피대근을 확인하고 정중앙에서 가른다. 갑상선 협부가 나눠져야 하고 갑상선 조직이 기관창으로 빠지지 않게 하기 위해서 고정되어야 한다. 성인에서 2-3번 사이 또는 3-4번 기관륜 사이에 작은 창을 만든다. 소아에서는 기관을 자르지 않기 위해 세로 절개를 한다. 윤상 연골과 1번 기관륜은 손상받지 않아야 한다. 그렇지 않으면 나중에 성문 하 협착의 위험이 높다.

크기는 크고 압력은 낮은 커프가 있는 절절한 크기의 기관내관이 그 다음 들어가야 한다. 그것은 목을 둘러싸는 끈으로 안전하게 고정되어야 한다. 기관절개관의 커프를 부풀게 하고 환자는 기계환기를 계속할 수 있다.

경피 기관 절개관 삽입이 특히 중환자실에서 널리 사용된다. 이것의 상대적 금기는 후두와 기도를 만지기 어려운 사람(비만)이나 혈액응고장애가 있는 사람이다.

몇 개의 경피기관절개 키트가 이용 가능하다. 모든 것은 경부기관에 바늘을 넣는 것을 기본으로 하고, 그것으로 유도 철사가 통과할 수 있다. 순차적으로 확장기(그림 4)를 넣거나 확장 겸자로 한 번의 확장으로 기관절개관이 들어갈 만큼 충분히 큰 구멍을 만든다.

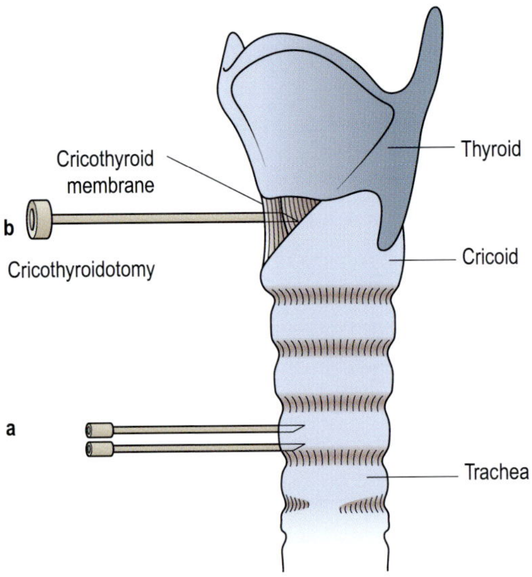

그림 1. **생명을 위협하는 기도 폐색에서 기도를 확보하는 응급 시술.** (a) 기관에 직접 바늘 삽입. (b) 윤상갑상막을 통해 바늘 삽입(윤상갑상절개술, 후두절개술). 대구경 정맥 캐뉼라를 사용하였다.

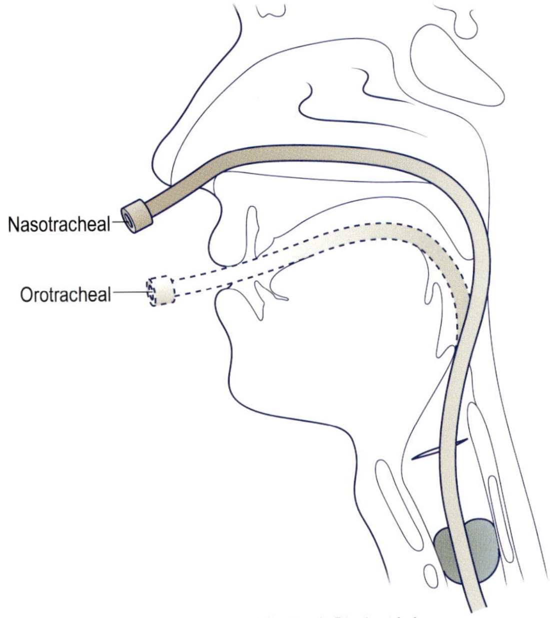

그림 2. **기관삽관은 코나 입을 통해 할 수 있다.**

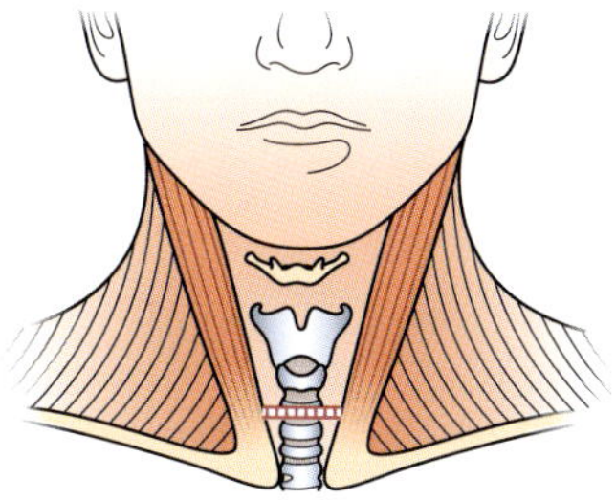

1 Horizontal skin incision midpoint between cricoid and suprasternal notch.

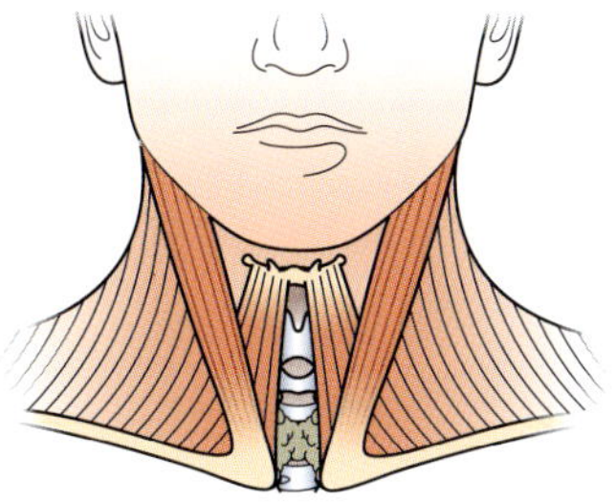

2 Strap muscles exposed and separated in midline.

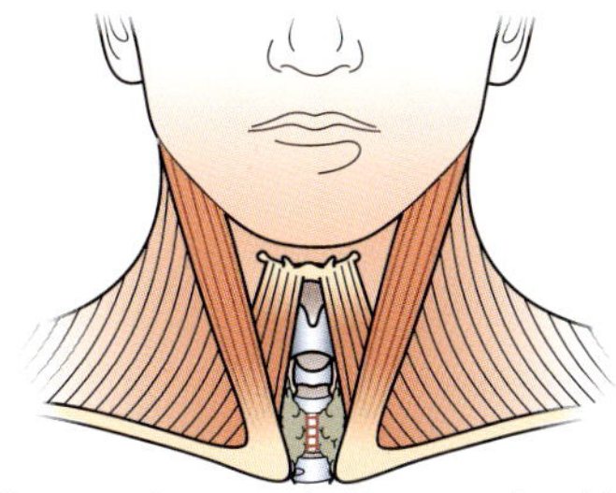

3 Strap muscles separated to expose thyroid isthmus, which is usually divided and ligated.

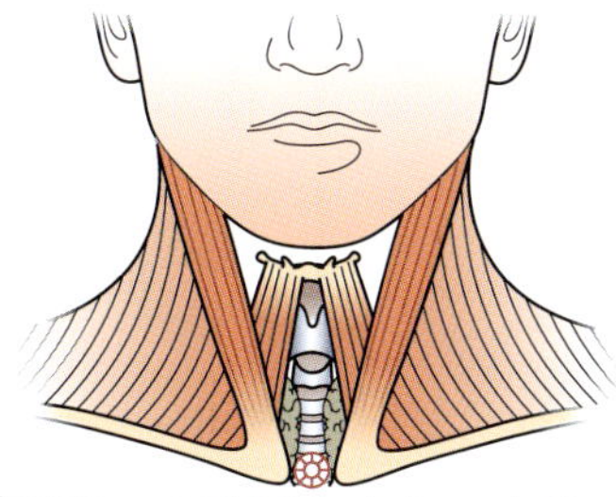

4 Trachea exposed. A fenestra is created by excising anterior tracheal rings. A simple vertical incision is used in children.

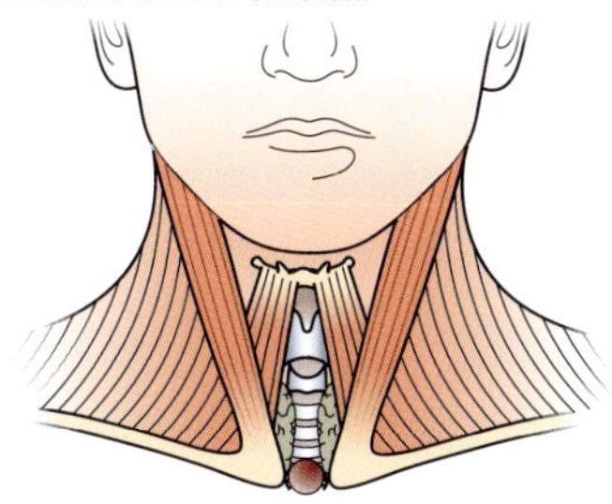

5 The opening into the trachea is ready to take the appropriate diameter tracheostomy tube.

그림 3. **기관절개술.**

기관절개의 이후 관리는 중대한 합병증을 막기 위해 세심하게 시행되어야 한다. 간호 인력을 적절하게 교육해야 한다(70쪽, 그림 1).

기관 및 기관지의 보호

기도 삽관이나 기관절개를 통한 기관기관지의 보호는 인후 분비물의 흡인이나 기관지 분비물의 축적을 유발하는 상황에서 필요할 수 있다. 이것은 두부 손상, 음독, 신경외과 수술 후의 혼수상태에서 볼 수 있다. 특정한 신경 질환은 분비물을 해소하는 역할을 약하게 할 수 있다(예, Guillain-Barre 증후군과 중증 근무력증). 구인두 분비물의 흡인은 운동신경질환에서 볼 수 있다.

갑상선 수술이나 심장-식도 수술 후에 성대마비가 되돌이 후두신경의 손상으로 생길 수 있다. 만약 양측성이면 후두 기능을 잃고 흡인을 초래할 수 있다.

기관지 분비물로부터의 보호

내과적 기술의 발전과 중환자실 이용으로 많은 환자들이 이전에 가능했던 것보다 오래 살게 되었다. 중환자실의 많은 환자들이 타액 체류의 위험이 있다(예, 만성 기관지염 또는 기침 반사가 없는 혼수상태 환자).

최신기술은 이런 환자들을 경피 기관 절개 관을 넣음으로써 관리하는 것이다(그림 4). 이 방법은 절개 시술을 피하고 중환자 의사 또는 이비인후과 의사에 의해 수행된다.

넘쳐 나오는 것과 흡인으로부터의 보호

분비물이 넘쳐 나오는 것(overspill)의 가장 빈번한 원인은 인후-식도의 악성종양이다. 그것은 음식과 음료, 침을 삼키는 것을 방해한다. 흡인은 연하 체계가 조화되지 않거나 후두 기능저하에 의해 2차적으로 발생한다. 후자는 성대 마비(보통 양측성) 때문이거나 후두감각저하 때문이다.

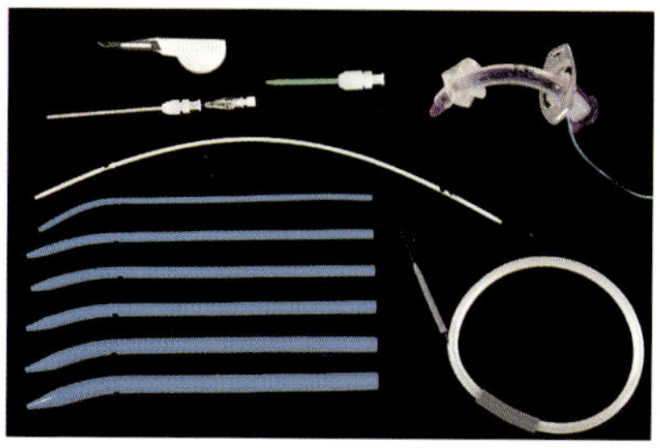

그림 4. **경피적 기관절개술 시행에 필요한 기구들.**

커프 있는 기관절개관은 구인두분비물이 후두기관으로 들어가는 것을 막는다. 후두 기능의 회복을 기대할 수 없는 심각한 경우에 후두절제술이 필요할 수 있다.

호흡 부전

확보된 기관을 통한 기계호흡은 호흡부전의 경우에 필요하다. 환기 작용을 방해하는 특정 신경근육질환은 호흡부전을 초래할 수 있다. 심각한 가슴 손상에서 흉곽 손상도 역시 '동요가슴(flail chest)'으로 인해 호흡부전을 초래할 수 있다.

기계적 호흡부전은 단독으로 발생하거나 기관지 분비물의 저류와 함께 발생할 수 있다. 만약 기저 원인이 수주 안에 해결될 수 있으면, 기도 삽관이 호흡을 돕기 위한 가장 좋은 수단이다. 다른 모든 경우에 기관절개가 필요하다. 이것은 장기간 기도 삽관에 의한 합병증(예, 성문하와 기관 협착)을 막을 수 있다.

핵심 포인트

- 생명을 위협하는 호흡 폐색은 긴급한 치료를 요구한다. 성인에서 기관에 바늘을 찔러 넣거나 후두절개를 시행한다.
- 소아에서는 기관절개보다 기도삽관을 해야 한다.
- 타액 저류는 작은 기관절개로 해결될 수 있다.
- 일반적으로 기관절개보다는 기도 삽관이 더 좋다.
- 기관절개를 수행하는 과정에서 윤상 연골과 제 1 기관륜이 손상되지 않아야 한다.

인공기도의 수술 후 관리와 합병증

옛 격언에 '기관 절개를 시행하는 순간은 당신이 처음 생각이 났을 때이다.' 라는 말은 여전히 매우 유용하다. 기도 상황이 급박하고 치명적인 순간에 기도 보호를 위해 기도 삽관이 더 선호된다(표 1). 만약 환자가 7-10일 이상 기계호흡이 필요로 하면 수술적 또는 경피 기관절개가 계획되어야 한다. 소아에서 기관절개의 수행은 표 2에서 언급된 이유에 의해 성인에서보다 더 사려 깊게 시행해야 한다.

수술 후 기관절개 관리

기관절개의 수술 후 관리는 합병증을 막기 위해 세심하게 이루어져야 한다(그림 1). 코는 흡기된 공기를 따뜻하고 습윤하게 하는데 도움을 주고 이 기능은 기관절개 후에는 지나치게 된다. 다량의 기관 분비물은 결과로서 발생하고 그 상황은 환자가 기침을 만족스럽게 하지 못해서 더 악화된다. 정기적인 가습은 딱지 형성을 막는다. 흉부 물리요법은 기관지 분비물 배출을 돕는다.

가피는 기관 절개관의 끝과 내경 안에 발생하는 경향이 있다. 단일 내경 튜브는 정기적인 제거, 청소, 재삽입이 요구된다. 최신의 이중 내경 튜브는 상당한 장점을 가진다(그림 2). 안쪽 튜브는 외부 튜브의 방해 없이 교환될 수 있다. 최신의 큰 부피의 저압력 커프로 정기적인 커프 수축은 필요치 않다.

수술 직후에는 환자가 말을 할 수 없기 때문에 의사소통을 위한 문서 작성판이 필요하다. 기관절개관을 가지고 있는 상태에서 발성 밸브가 환자가 말하는 것을 도와줄 수 있다(그림 3).

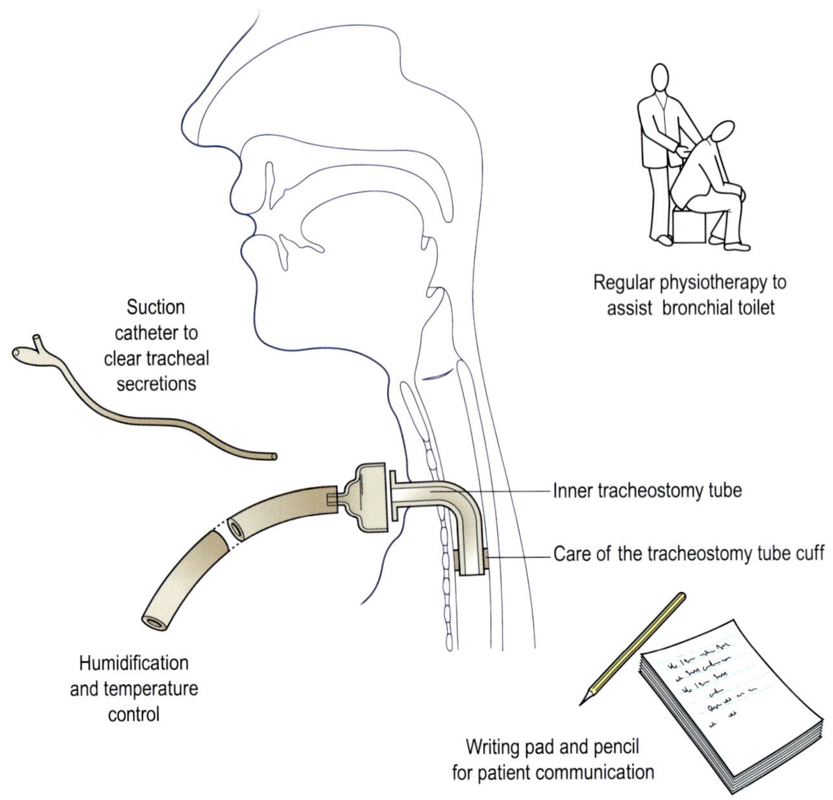

그림 1. **기관절개 수술후 관리에서 중요한 사항들.**

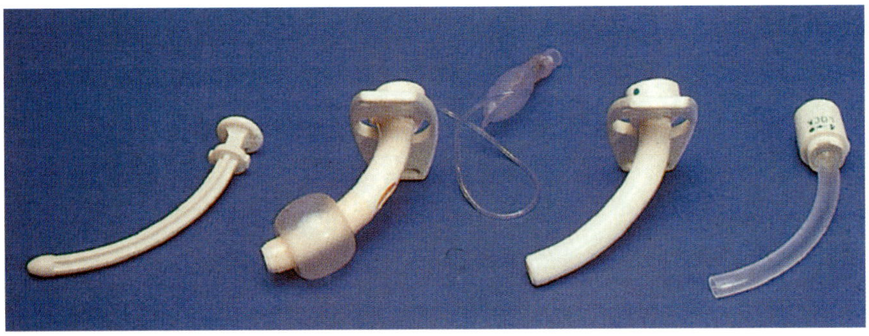

그림 2. **현대의 기관절개관.** 좌측에서 우측으로: 유도관; 커프 있는 개방형 외부튜브; 커프 없는 폐쇄형 외부튜브; 내부튜브

표 1. 기관절개에 비해 기도삽관의 유리한점
- 기도삽관은 기관절개보다 빠른 시술이다.
- 기도삽관에 능한 의사가 기관절개에 능한 의사 보다 더 많으며 더 쉽게 이용가능하다.
- 기관절개는 기도삽관되고 마취된 환자에서 더 쉽게 행해질 수 있다.
- 기도삽관의 조기 합병증은 기관절개의 합병증보다 더 적으며 덜 심하다.

표 2. 소아에서 기관절개를 피해야 하는 이유
- 소아 호흡기 폐색의 가장 흔한 원인은 감염성 질환이며 72시간 내에 기도 발관이 가능할 수 있게 충분히 호전된다.
- 기관 절개는 목이 짧고, 흉선이 존재하거나 팔머리동맥이 더 높게 위치한 경우에는 시술시에 더 위험이 따른다.
- 육아종을 동반한 성문하 부종이 쉽게 발생하기 때문에 소아에서는 기관절개관의 제거가 어렵다.

기관절개의 합병증

기관절개의 합병증은 표 3에 요약되어 있다. 즉각적인 합병증은 갑상선이나 전경정맥에서의 출혈을 포함한다. 공기 폐색전은 다행히 지극히 드물다.

수술적 폐기종은 흔하며 보통 수술부위를 너무 세게 봉합해서 생긴다. 폐기종은 목에서 종격동으로 확장되어 심폐기 곤란을 유발할 때 문제가 된다. 며칠간 경미한 연하곤란이 흔하며 성문하 압력이 소실되거나 팽창된 기관절개 커프로 인해 발생한다.

만약 가습이 부절절하면 큰 마른 딱지가 기관과 기관 절개관 안에 쌓인다. 이것은 적절한 가습, 정기적인 흡인과 물리치료로

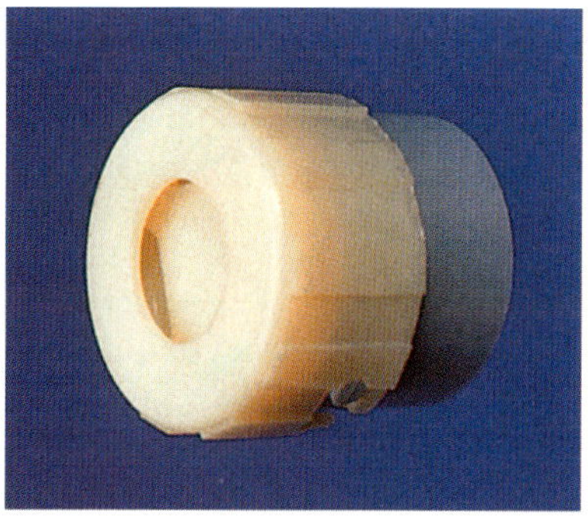

그림 3. **기관절개관에 부착하는 Rusch 발성밸브.** 밸브는 흡기시 열리고, 호기시 닫혀 발성을 위한 성문의 공기 흐름을 가능하게 한다.

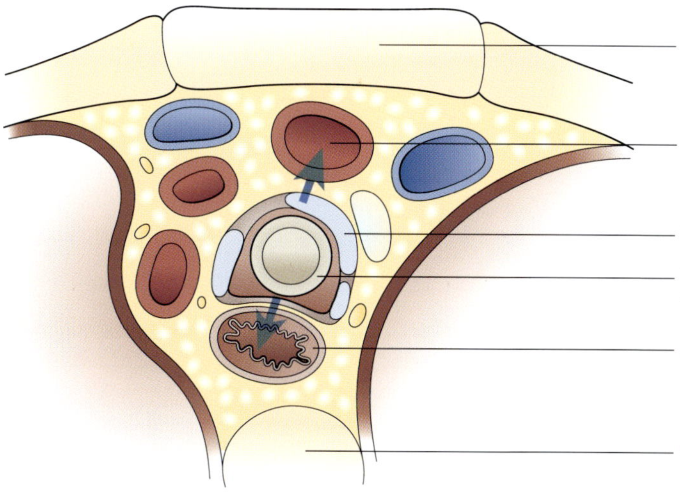

그림 4. **기관절개관은 전방으로 기도의 미란을 일으키며, 팔머리동맥 출혈이나 후방으로 기관식도누공을 초래할 수 있다.**

표 3 **기관절개에 비해 기도삽관의 유리한점**

단계	합병증
수술중	출혈
	공기폐전색
	윤상연골 손상
	수술적 폐기종
	기흉
수술후	
조기	기관염과 기관내 딱지
	무기폐
	튜브 막힘
	기관미란
후기	기관연화증
	후두기관 협착
	캐뉼라제거문제
	기관피부누공/흉터

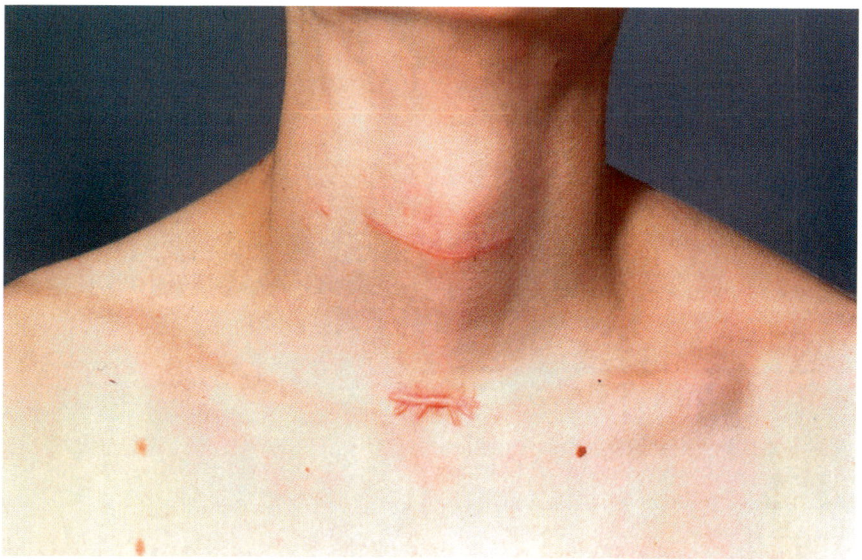

그림 5. **기관절개술 후 반흔.** 상부의 반흔은 외상 후 후두구조 재건을 위한 후두절개에 의한 것이고, 아래의 심한 켈리이드 반흔은 기도 유지를 위한 기관절개 부위이다.

예방되어야 한다.

기관괴사는 기관 절개관이 기관 내경에 부적당한 위치에 있을 때 발생할 수 있다. 이것은 팔머리 동맥을 손상시켜서 치명적인 출혈을 일으킬 수 있다. 괴사가 뒤쪽에 위치하고 있으면 기관식도 누공을 만들 수 있다(그림 4).

캐뉼라 제거가 잘 안되거나 기관 협착 같은 후기 합병증도 생길 수 있다. 전자는 주로 기관절개창 있는 부분의 내경이 육아종으로 좁아졌을 때 발생한다. 캐뉼라 제거는 만약 기관이 만족스럽게 유지되고 기계환기를 뗄 경우에 효과가 있다. 기관제거는 튜브를 막아도 숨쉴 수 있을 때까지 점차 작은 크기의 기관 절개관으로 바꾸는 과정을 거쳐 시행한다. 기관협착은 팽창된 커프나 부적절한 기관절개에 의한 흉터의 결과로 생길 수 있다. 횡격막이나 켈로이드를 형성하는 피부 흉터는 보기 흉하다. 머리를 중립자세로 놓고 가로 절개를 하면 그런 문제를 거의 일으키지 않는다(그림 5).

핵심 포인트

- 적절한 간호가 기관절개 후에 필수적이다.
- 적절한 가습, 기관 석션, 물리치료는 가슴에서 분비물이 없도록 하고 가피로 인한 합병증을 예방할 수 있다.
- 기관절개의 대부분의 합병증은 부적절한 수술 기법, 팽창된 커프 또는 기관 절개관 모양이 잘못되거나 위치가 잘못됐을 때 발생한다.
- 기관 절개의 모든 합병증은 예방할 수 있다.

인후통

인후통은 의학에서 접하는 가장 흔한 증상 중의 하나일 것이다. 환자는 이 용어를 건조감부터 실제 통증까지 인후에 어떤 느낌이 있을 때 모든 경우에 호소한다. 따라서 병력 청취할 때 빨리 인후통의 정확한 양상을 파악하는 것이 중요하다. 그러나 심한 경우에는 고형물, 액체, 종종 타액에 대해 연하곤란을 유발할 수 있다. 각 그룹에서 임상적 질환군이 배제적인 것은 아니지만 성인과 소아에서 인후통을 분리하여 생각하는 것이 도움이 된다(표 1).

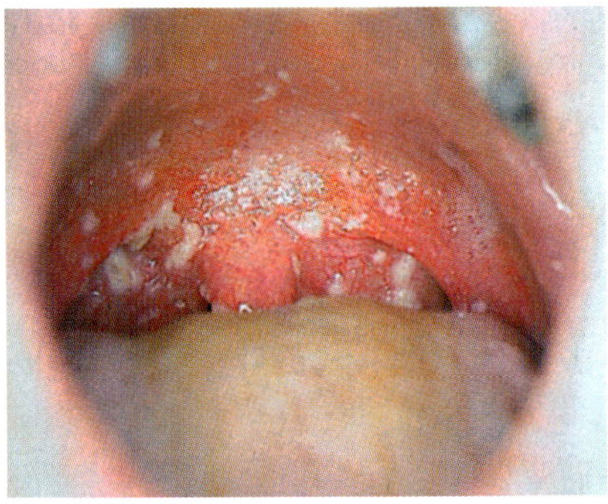
그림 1. **HIV 감염환자에서 구인두의 칸디다증.**

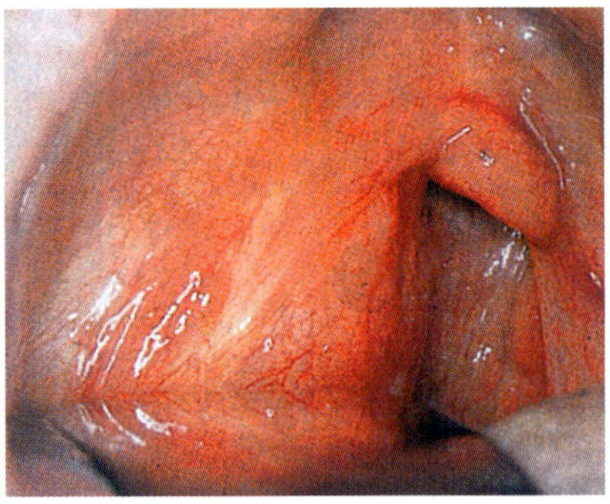
그림 2. **편도주위농양에 의한(우측) 편도의 육안적 종대.** 구개수가 중앙선을 넘어 밀려 있다.

성인에서의 인후통

인두의 급성 염증성 병변이 가장 흔하고, 항생제가 있거나 없거나 면역체계가 원인균을 극복하면서 급격히 줄어든다. 성인에서 만성적인 인후통은 잘 설명되지 않는다.

급성 인후통

감염성 질환

상기도의 바이러스 감염은 빈번하게 인두에 같은 병변을 유발한다. 연쇄구균은 바이러스에 병발하여 생기는 2차 감염보다는 종종 첫 번째 원인 균으로 작용한다. 임상적으로 환자는 인후통을 호소한다. 경부림프절종대와 발열이 흔하다.

만약 바이러스성이면 항상 콧물과 흉부감염으로 인한 가래를 동반한 기침을 호소한다. 인두벽에 농양점액이 있으면 세균감염을 의미한다. 비록 인후 도말 검사가 항상 도움이 되진 않지만 세균감염을 배제할 수 있다. 치료는 대증적이다. 질병이 저절로 호전될 수 있도록 경구 진통제와 적절한 수액 섭취와 침상 안정이 3-4일간 요구된다. 항생제는 세균 감염이 의심될 때만 투여한다. 급성 편도염은 소아에 비해 성인에서 드물지만 임상적 치료 방법은 양쪽 연령 그룹에서 유사하다(73쪽).

칸디다 감염은 인후통을 유발하며 면역력이 저하된 환자(예, 당뇨, 방사선치료나 항암치료 받는 환자, 림프종 환자)에서 드물지 않다. 후천성 면역 결핍증(AIDS) 역시 이러한 진균성 감염의 위험을 증가시킨다. 전형적인 양상과 세균배양검사(그림 1)로 진단한다. 치료는 국소 항진균제를 투여하나 전신감염이 있을 때는 정맥 주사가 필요하다.

표 1. **인후통의 원인**	
연령	**원인**
소아	급성 인후염, 급성 편도염, 전염단핵구증, 혈액질환, 디프테리아
성인	
급성	편도염, 인후염, 편도주위농양, 칸디다증(AIDS)
만성	편도염, 인후염(흡연, 음주), 위산역류, 비타민 결핍, 길어진 경상돌기

편도주위농양

편도주위농양은 편도 피막과 상인두 수축근 사이에 고름을 형성하는 상황을 의미한다. 편도주위 연조직염이 이것에 선행된다. 환자는 연하곤란을 유발하는 매우 심한 일측성 인후통을 호소한다. 이 통증으로 인해 침조차 삼키지 못하여 침을 흘릴 수 있다. 목소리는 '뜨거운 감자 목소리' 의 특성을 가진다. 개구 장애가 심해서 구인두를 보는 것을 어렵게 할 수도 있다. 같은 쪽의 이통과 경부림프절종대는 또 다른 양상이다. 가장 명확한 임상적 징후는 목젖을 편위 시키는 일측성 편도 염증이다(그림 2).

편도주위 연조직염은 정맥주사 항생제로 치료한다. 만약 농양이 의심되면 치료는 농양의 절개, 배농과 정맥주사 항생제로 치료한다. 베타용혈성연쇄구균이 가장 흔한 원인균이며, 항생제로는 페니실린이 적절하다. 편도절제는 선택된 환자에서 시행할 수 있다.

기타 질환

혈액질환이 인후통을 유발하는 병변을 나타낼 수 있다. 과립구증가증과 급성 백혈병이 면역체계를 손상시키고 구강 괴사와 인두 궤양을 유발할 수 있다. 통증은 보통 매우 심하고 출혈과 동반될 수 있다. AIDS는 반복적인 급성 편도염 또는 인두염을 유발한다.

만성인후통

만성적인 인후통이 있는 환자에서 구강 또는 인두내 악성종양을 의심해야 한다. 체중 감소, 연하 곤란, 애성, 흡연과 과도한 음주력 같은 관련된 주 증상은 진단을 더욱 명확히 한다(76쪽, 그림 1).

성인에서 만성 인후통의 가장 흔한 원인은 만성 인두염이다. 이런 염증은 다인성이며 비감염성이다(그림 3). 흡연과 음주는 인두 점막에 특히 더 자극적이다. 편도와에 감염된 하얀 찌꺼기(편도결석)를 특징으로 하는 만성적으로 감염된 편도는 인후 불편감을 유발할 수 있다. 위산 역류를 동반한 열공 헤르니아는 인두염증으로 인해 지속적인 인후통을 유발할 수 있다.

치료는 자극물질의 효과를 줄이거나 없애기 위한 보존적 치료를 포함하고 편도절제는 선택된 경우에 시행한다.

소아에서의 인후통

어린 소아는 인후통에 가장 흔히 이환되는 환자군이며 급성으로 발현한다.

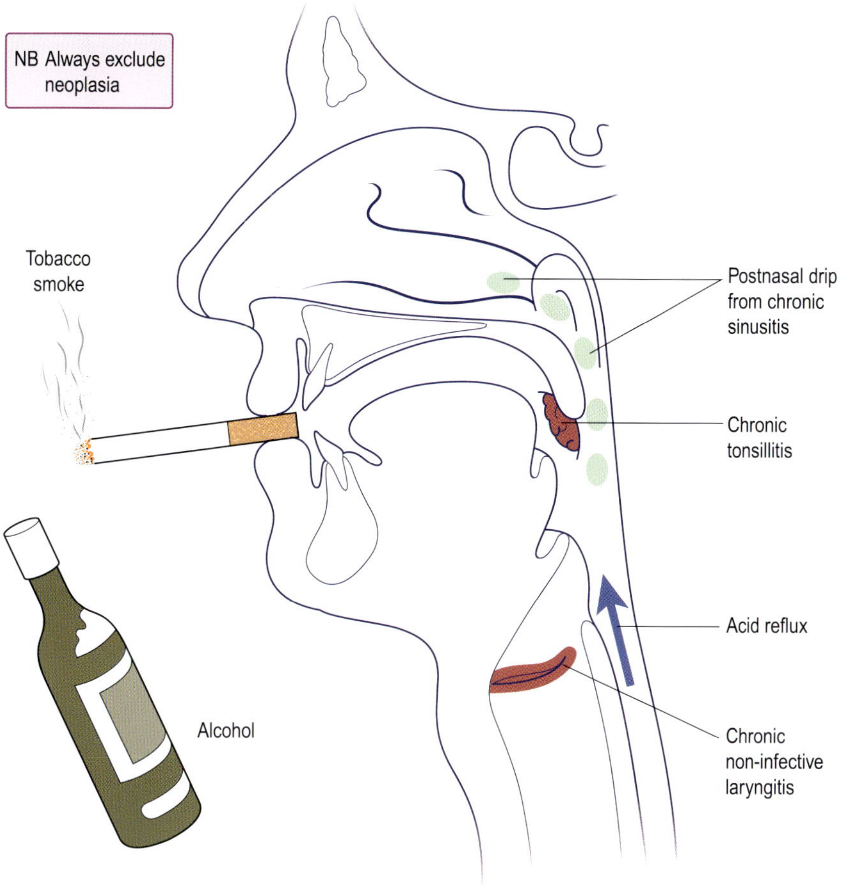

그림 3. **만성인두염:** 인후통 증상과 만성 염증의 잠재적 원인 인자.

급성 인후통

바이러스 감염

바이러스가 인후통 대부분을 일으킨다. 바이러스성 인두염은 다른 상기도(예, 코, 기관)에 동일한 균에 의한 감염을 빈번하게 동반한다. 따라서 환자는 콧물, 기침 같은 부가적인 증상을 나타낸다. 그런 경우 편도는 상대적으로 정상 모습을 나타낸다. 이런 소아에서 항생제는 필요하지 않으나 충분한 수액공급, 진통제, 침상 안정을 함으로써 저절로 호전되게 하기 위한 보존적 치료를 한다.

편도염

급성 편도염은 바이러스 감염과 다른 임상적 양상을 나타낸다. 소아는 전신적으로 증상을 호소하여, 연하곤란, 구취, 발열, 경부 림프절종대가 생긴다. 진단은 편도 모양을 보면 명확하다(그림 4). 유사한 양상을 나타내는 드문 질환이 배제되어야 한다. 디프테리아(보통 편도가 막에 의해 덮인다)와 혈액질환이 감별 진단에 포함되어야 한다. 가장 흔한 균이 연쇄구균으로 인후 도말 검사는 보통 치료에 도움이 된다.

급성 편도염의 치료는 침상 안정과 페니실린 같은 항생제 투여이며 첫 번째 용량은 비경구적으로 투여할 수 있다. 수액 섭취를 지속하는 것이 중요하며 해열진통제를 투여하여 적절한 진통과 해열작용을 한다. 증상은 보통 며칠 내로 좋아진다. 환자가 심한 반복적 감염이 있을 때는 편도절제술이 추천된다(74쪽). 편도염의 합병증은 흔하지 않으나 염증이 퍼져서 편도주위, 인두 후공간, 후두주위 공간에서 농양을 형성할 수 있다(그림 5).

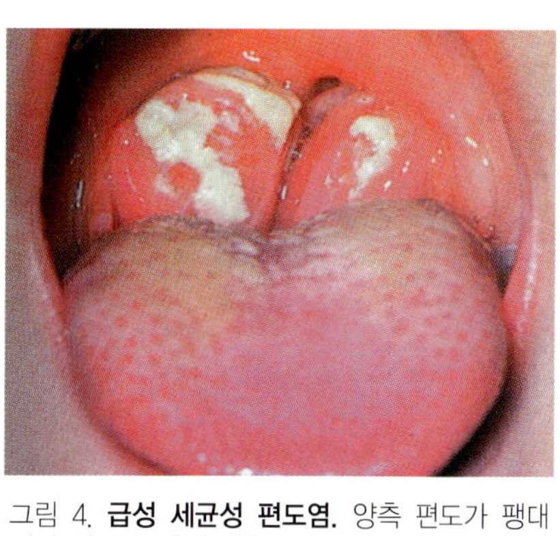

그림 4. **급성 세균성 편도염.** 양측 편도가 팽대되어 있고 표면에 삼출물이 관찰된다. 선열 편도선염도 유사한 양상을 지닌다.

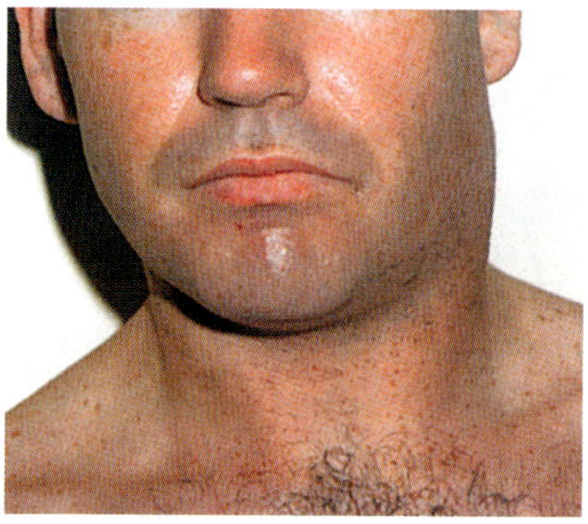

그림 5. **부인두강의 감염.** 편도나 치아의 일차적 감염에서 유래되며, 경부의 심한 압통, 종대가 관찰된다.

전염성 단핵구증

전염성 단핵구증은 10대에서 흔하게 보이고 급성 인후통이 나타난다. 편도는 커지고 막성 삼출액으로 표면이 덮인다. 경부 림프절 종대가 관찰되고 점상 출혈이 구개에 관찰될 수 있다. 종종 간, 비장 종대가 촉진된다. 진단은 말단 혈액에서 비정형적인 림프구가 발견될 때 확진 한다. Monospot 이나 Paul-Bunnell 검사에서 대부분 양성 반응을 보인다. 치료는 대증적이다. 항생제는 감염원이 Epstein-Barr 바이러스이기 때문에 의미 없다. 만약 연쇄구균에 의한 급성 편도염으로 오진되어 페니실린이 투여되면 피부발진이 나타난다.

핵심 포인트

- 대부분의 급성 인후통은 바이러스성이다.
- 세균성 편도염은 편도를 관찰함으로써 쉽게 진단된다.
- 편도주위 농양(quinsy)은 소아에서는 드물다
- 항생제는 단지 세균성 편도염의 치료기간을 짧게 할 뿐이다.
- 궤양성 편도염은 기저 혈액질환에 의할 수 있다.
- 만성 인후통을 가진 성인환자에서는 종양을 감별해야 한다.
- 10대에서 편도가 특히 막성 삼출액으로 덮여 있을 때는 감염성 단핵구증을 고려해야 한다.

편도절제술과 아데노이드

편도절제술

편도절제술은 소아에서 시행하는 수술 중 매우 흔하고, 빈번하게 아데노이드 절제술과 같이 수행된다. 성인에서의 편도절제술도 드물지 않다.

적응증

편도절제술의 적응증은 논란이 있다(표 1). 1년에 3-4번 이상 편도염에 걸리는 소아는 매년 1-2개월을 질병 치료에 소비하게 되기 때문에 반복적인 편도염은 가장 논란이 적은 적응증일 것이다. 만성 편도염은 간단한 진단이 아니고 성인에서 만성적인 인후통의 원인으로 논쟁이 될 수 있다. 편도 주위 농양에 대한 편도절제술은 반복적인 편도감염이 과거에 있었을 때에만 추천된다. 편도는 보통 대칭성이어서 편도가 하나만 커졌을 경우 종양을 감별하기 위해 편도절제술이 필요하다. 최근에는 소아에서는 아데노이드, 성인에서는 목젖, 구개부분과 관련하여 편도가 코골이, 심한 경우 수면 무호흡의 원인이 될 수 있다. 그런 경우에 아데노이드 절제술과 구개수술과 동반하여 편도절제술이 추천될 수 있다(80쪽). 편도 생검은 크루이츠펠트-야콥병에 대한 선별검사로 쓰일 수 있다.

금기증

편도절제술의 금기는 표 1에 요약되어 있다. 주된 수술 후 위험은 출혈이어서 수술 전 어떠한 지혈장애가 있으면 교정 후에 하거나 수술을 취소해야 한다. 최근의 염증은 과다출혈을 일으킬 수 있어서, 급성 염증이 있으면 2-3주 동안은 수술은 피해야 한다. 15kg 미만의 소아는 혈액소실이 위험할 수 있다. 그런 경우 수술의 적응증은 명확해야 하고 확실해야 한다. 마찬가지로 과도한 몸무게의 환자는 편도절제수술이나 다른 선택적 수술을 고려하기 전에 합리적인 감량이 고려되어야 한다.

과정

편도절제술은 전신 마취 하에서 시행된다. 지혈은 수술적 봉합이나 전기소작으로 시행한다.

수술 후 관리와 합병증

수술 후에 어떤 출혈을 빨리 인식하기 위해 활력징후가 관찰되어야 한다. 환자는 기침반사가 회복되기 전까지는 편도자세나 혼수자세로 간호되어야 한다. 음식 섭취는 인두근육이 딱딱해지는 것을 막기 위해서 가능한 빨리 권장된다. 그러나 음식 섭취는 또한 편도 바닥에서 가피를 제거하게 된다. 편도 수술 직후 통증은 병원 밖에서는 관리하기 어렵고 정기적으로 경구 진통제를 장려해야 한다. 국소 마취 가글도 도움될 수 있다.

수술 후 첫 24시간에 발생하는 반응성 출혈은 가장 치명적 합병증이다. 혈압, 맥박의 활력 징후가 정기적이고 올바르게 기록되어 조기에 발견되어야 한다. 소아에서는 갑자기 심혈관계 보상이 안되기 전까지는 맥박이 상승되기 때문에 혈압이 잘 유지된다. 환자는 수술장으로 들어가서 출혈하는 혈관을 결찰해야 한다. 수혈이 필요할 수 있다.

2차적 출혈은 감염성의 딱지가 편도 바닥에서 떨어져서 생기며 수술 후 5-10일쯤 발생한다. 항생제로 치유되며 매우 드문 경우에 혈관 결찰이나 수혈이 필요하다.

표 1. **편도절제술: 적응증과 금기증**

적응증
반복된 급성 편도염
만성 편도염
편도주위 농양(가끔)
일측성 편도비대
코골이와 폐쇄성 수면무호흡
심내막염과 신염의 예방
금기증
출혈성 장애
최근의 인두 감염
체중(15kg 미만이거나 비만)

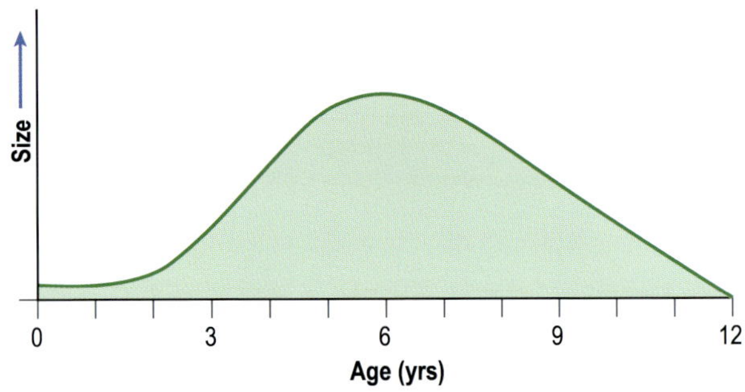

그림 1. **연령에 따른 아데노이드 크기.**

아데노이드

아데노이드는 코 뒤쪽 공간에 림프조직이 모인 것이다(56쪽, 그림 3). 환자는 이 구조물로 인해 많은 증상을 호소할 수 있다(예, 후각상실, 권태감, 비폐색). 아데노이드는 유스타키안관을 막을 수 있고 삼출성 중이염과 관련될 수 있다. 아데노이드 비대는 소아 비폐색과 비강 분비물의 원인이다. 아데노이드는 또한 편도와 더불어 야간에 기도를 좁게 하여 폐쇄성 수면 무호흡을 일으키는 데 중요한 역할을 한다(80쪽).

아데노이드는 6세까지 커지는 경향이 있고 이후 점차 줄어들어 약 12세경에는 무시할 만한 크기로 줄어든다. 따라서 아데노이드로 인한 병리는 6세에 가장 크다(그림 1). 아데노이드 비대로 인한 증상을 갖는 성인에서는 악성종양을 감별하기 위해 비인두를 검진해야 한다.

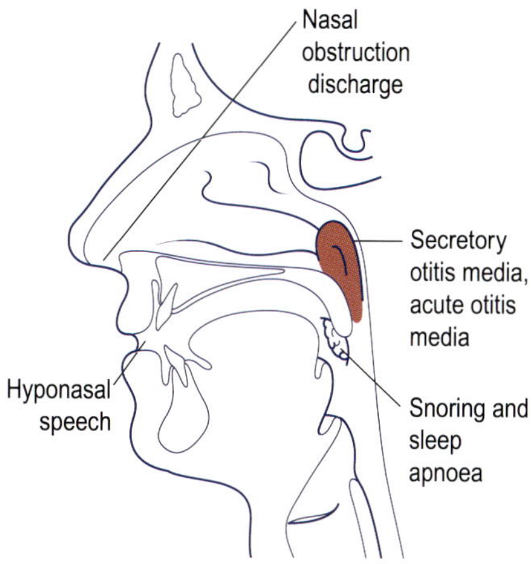

그림 2. **아데노이드 비대의 증상.**

아데노이드 감염 또는 비대의 증상
(그림 2)

코 증상

아데노이드 비대는 심각한 비폐색을 일으켜 구호흡을 유발할 수 있다. 다른 증상은 만성 아데노이드 감염으로 인한 콧물이다. 소아에서 수면 무호흡과 코골이는 아데노이드 비대로 인해 악화된다.

귀 증상

유스타키안 관이 아데노이드 비대로 인해 물리적으로 막힐 수 있고, 아데노이드 감염에서 귀까지 감염을 일으킬 수 있다. 가장 빈번한 귀 증상은 급성 중이염 또는 삼출성 중이염이다.

아데노이드 질환의 징후와 조사

아데노이드 질환으로 인한 코와 귀 징후는 명백하게 나타난다. 비인강을 막고 있는 아데노이드를 갖는 소아에서 코가 공명강으로서의 역할을 하지 못해 저비음을 나타낼 수 있다. 소아는 항상 차갑고 낮은 음의 생기 없는 소리를 낸다.

소아에서 아데노이드 검진을 위해서 소아 굴곡 비 내시경이 가장 유용한 도구이다. 만약 그것이 이용 가능하지 않으면 비인두 측면 단순촬영이 유용하다(그림 3). 그러나 대부분의 경우에 관련 증상이 아데노이드 절제술을 고려할 만큼 충분하다면, 크기는 전신마취 하에 코뒤 공간을 손가락으로 촉진하거나 거울을 통해 확인할 수 있다.

아데노이드 절제술

아데노이드 절제술의 적응증과 금기증은

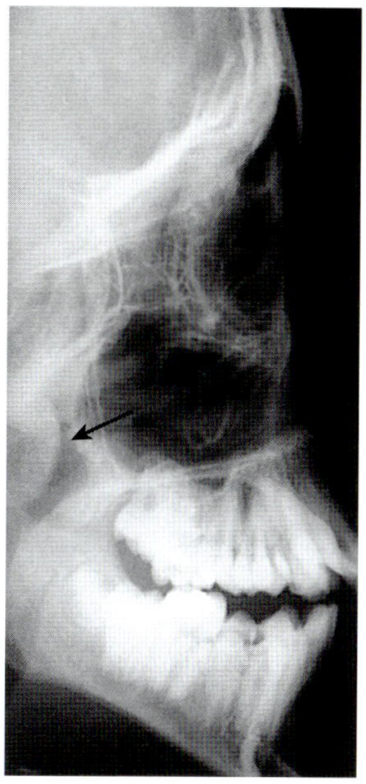

그림 3. **두개 측면 X선 영상.** 후비강 기도를 좁히는 아데노이드 조직이 보인다.

표 2에 요약되어 있다. 전통적으로 아데노이드는 전신 마취하에 큐렛으로 제거되었다. 이 방법은 보지 않고 시행해서 아데노이드 조직을 남겨놓을 수 있다. 코 뒤 공간을 거울을 통해 보면서 아데노이드 절제술을 시행하는 것이 많아졌고, 흡인 열치료(suction diathermy)를 시행하기도 한다(그림 4). 수술 후 치료는 소아에서 편도절제술을 시행하는 것과 유사하다.

합병증은 지속적인 비출혈이나 혈액을 삼켜서 생기는 토혈로 나타나는 반응성 출혈을 포함하고, 이는 맥박을 상승시킨다. 소아는 수술장으로 들어가서 코 뒤를 솜으로 막는다. 이차성 출혈은 드물지만 5-10일에 발생하고 침상안정과 항생제로 보통 호전된다. 과비음(개방성비성)은 구개가 짧은 환자에서 아데노이드를 절제했을 때 비인두가 닫히지 못하고 공기가 빠져나갈 때 발생할 수 있다. 술후 과비음은 구개열이나 점막하 구개열이 있는 환자에서 더 잘 나타나며, 이런 환아에서 아데노이드 절제술을 피해야 한다.

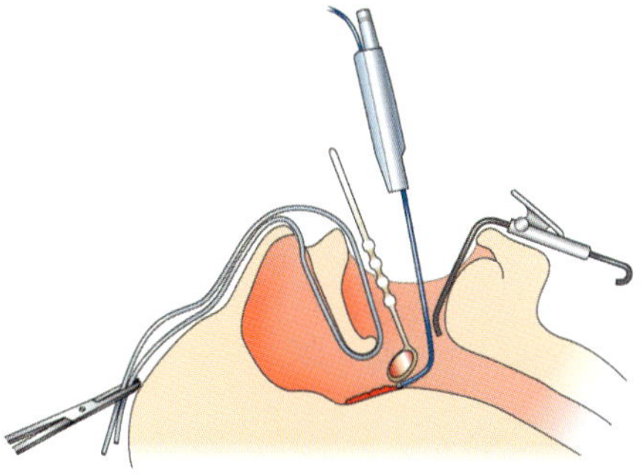

그림 4. **후비경과 흡인열치료기를 이용하여 아데노이드 조직을 절제한다.**

표 2. **아데노이드 절제술: 적응 증과 금기 증**
적응증
삼출성 중이염
만성 비폐색과 콧물
수면 무호흡(편도절제술과 함께)
금기증
출혈성 장애
최근의 비인두 감염
짧거나 비정상적인 구개

핵심 포인트

- 편도 크기가 비대칭이면 편도절제술의 적응증이 된다.
- 편도절제술의 사망률은 매우 낮다.
- 수술 후 간호는 적절하게 훈련된 사람에 의해 시행되어야 한다.
- 첫 24시간의 반응성 출혈은 합병증과 사망률의 위험을 갖는다.
- 잘못된 적응증으로 편도절제술이 시행되거나 완전히 제거되지 않으면 편도절제술이 실패할 수 있다.
- 아데노이드 질환으로 인한 증상은 6세 때 가장 심하다.
- 삼출성 중이염은 아데노이드 비대에 의한 유스타키안 관이 막혀서 발생한다.
- 소아에서 폐쇄성 무호흡과 코골이는 보통 편도와 아데노이드가 기도를 좁게 해서 발생한다.
- 과비음은 매우 심한 장애이며 구개가 짧거나 구개열이 있는 소아에서 아데노이드 절제술을 시행했을 때 발생할 수 있다.
- 성인에서 아데노이드 증상은 코 뒤 공간 종양에 의해 잘 발생한다.

연하곤란

연하곤란은 매우 흔한 증상이다. 인후 이물감은 실제로 음식물이 들러붙어서 생기는 것과 관련이 없기 때문에 정확하게 증상을 파악하는 것이 중요하다. 조화된 근육활동을 방해하거나 해부학적 구조를 변화시키는 구강이나 인두의 병변이 연하곤란을 일으킬 수 있다. 중추신경질환은 신경근 활동에 영향을 미쳐서 연하곤란을 일으킬 수 있다.

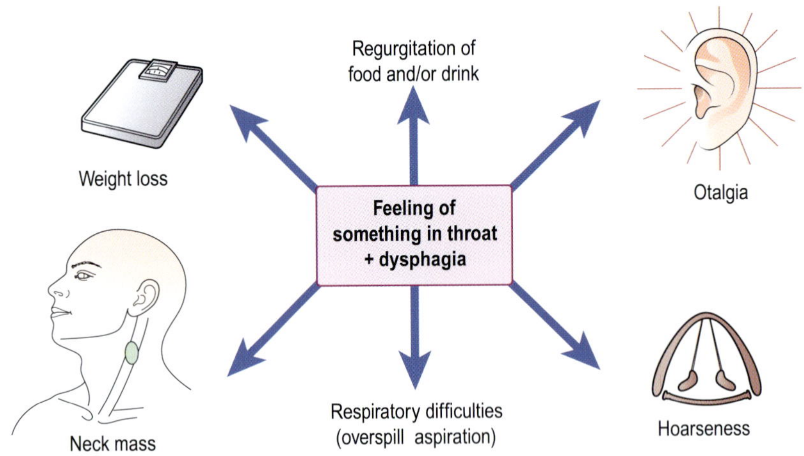

그림 1. **인후 이물감이나 연하곤란과 동반한 경우, 충분한 검사를 시행해야 할 증상들.**

임상적 특성

인두식도질환은 실제 연하곤란을 일으키기 전에 인후의 이물감을 유발할 수 있다. 그런 느낌을 지속적으로 갖고 있는 환자가, 만약 주증상과 관련이 있다면 철저한 검진이 요구된다(그림 1). 구강, 구인두의 병변이 어떤 물체 위로 음식을 삼키는 느낌을 주지만 식도 병변은 음식물을 들러붙게 할 수 있다. 증상의 기간이 중요하다. 특히 연하곤란이 진행하는 것은 특히 중요하다. 신경학적 질환은 일반적으로 고형식 보다는 액체를 삼키는데 문제를 더 많이 발생시킨다.

만약 연하곤란이 있으면 체중감소로 이어질 수 있다. 애성은 하인두 종양이 후두로 직접 침범하거나 되돌이후두신경을 침범해서 발생할 수 있다. 연하곤란과 더불어 역류증은 인두낭의 특성이다. 연관된 이통은 연하곤란을 유발하는 염증성 질환과 종양에서 드물지 않다.

다른 특징은 특히 인두식도 폐색에서 반복적인 폐렴을 일으키는 흡인이다. 경부 종괴는 기도나 식도, 갑상선에서 기원한 경부 림프절 전이로 나타날 수 있고, 이차적으로 인두식도를 압박하여 연하곤란을 일으킬 수 있다.

검진

완전한 이비인후과적인 검진이 필수적이지만 특히 구강, 인두, 후두를 집중적으로 관찰해야 한다. 환자에게 입을 벌려보라는 단순한 검사로 질환을 발견할 수도 있다(그림 2). 거울이나 굴곡 비후두경은 후두인두까지 볼 수 있게 하며, 그것은 침이 고여 있는 상태나 성대 마비를 보여줄 수 있다. 국소 병변과 경부를 주의 깊게 촉진하는 것이 필수적이다.

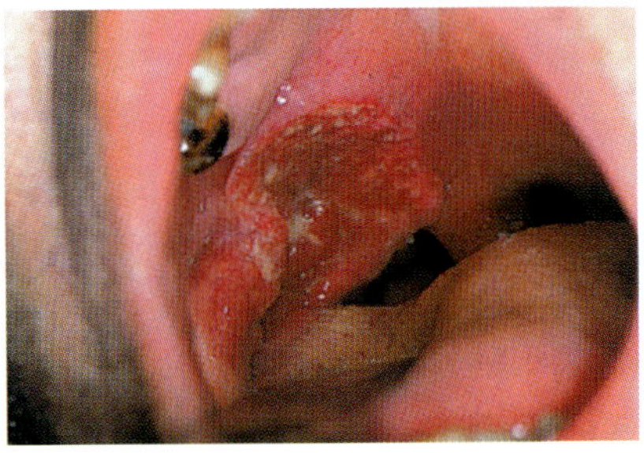
그림 2. **우측 편도의 궤양성 암.**

조사

조사의 원칙은 하인두, 식도, 식도의 윤곽을 나타나게 하는 바륨 섭취이다(그림 3). 목의 측면 단순촬영으로 후인두벽의 종양에 의한 그림자를 알 수 있다. 영상검사에서 정상이지만 연하곤란이 지속되는 경우, 인후식도경이 필수적이다. 비정상적인 병변은 조직검사를 해야 한다.

급성 연하곤란

급성 연하곤란은 매우 흔하며 편도염 같은 염증성 질환(72쪽)이나 아프타성 궤양(82쪽) 때문에 발생할 수 있다. 이물을 삼키거나 부식성 액체를 삼켰을 때도 발생할 수 있다. 원인의 진단은 병력으로 비교적 쉽게 진단할 수 있다.

만성 연하곤란

만성 연하곤란이 있는 환자는 심도 있는 병력 청취와 검진이 필요하다. 만성 연하곤란의 원인은 표 1에 정리되어 있다.

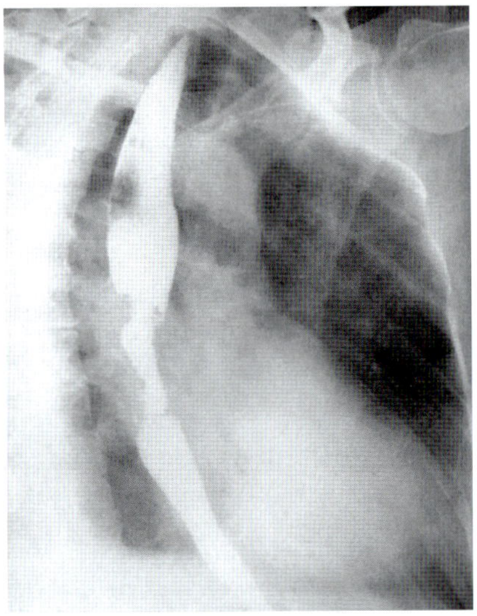
그림 3. **바륨 연하시 결손을 보이는 식도 중간 병변.**

신경 근육 질환

연하곤란은 항상 기저질환의 다른 발현과 관련되어 있다. 신경 질환은 빈번하게 후두의 감각 저하로 인해 흡인의 높은 위험도를 유발한다. 운동 신경질환은 연하작용의 심각한 부조화로 유사한 위험도를 갖는다. 윤상 인두근 절개는 신경질환 기원의 연하곤란을 완화시킬 수 있지만 하인두 병변은 완화되지 않는다.

소화기의 내부적 병변

종양

인두식도 종양은 연하곤란의 흔한 원인이며 다른 주 증상과 항상 관련되어 있다(그림 1, 106쪽). 주된 침범 부위는 이상와, 윤

표 1. **만성 연하곤란의 원인**

유형	원인
신경근육 질환	운동신경질환, 다발성 경화증, 중증 근무력증
내부요인	종양, 인두낭, 협착, 이완 불능증
외부요인	갑상선 종대, 대동맥류
전신적 원인	피부경화증(드뭄)
정신적	인두 이물감

상 뒤 공간, 식도이다. 대부분의 경우에 방사선치료와 구제 수술이 필요하다. 인두식도의 절제된 부위는 공장으로 대체될 수 있고, 식도를 끌어올려 절제 연의 위쪽 경계와 접합할 수 있다. 어떤 경우에 목 앞쪽으로 옮겨진 기관으로 숨을 쉴 수 있도록 후두를 절제하기도 한다.

인두낭

인두낭은 하인두 수축근의 상갑상 인두근과 하윤상 인두근 섬유 사이에 잠재된 약한 곳(킬리안 결손)을 통한 인두 점막의 탈장이다. 음식 찌꺼기가 낭에 모여 점차 커진다. 소화되지 않은 음식 찌꺼기가 역류하는 것이 흔하고 밖으로 넘쳐서 만성 기침이나 폐렴을 유발할 수 있다. 낭은 크기가 식도를 누를 정도로 커져서 연하곤란을 일으킬 수 있다. 바륨 조영 검사가 보통 진단에 유용하다(그림 4). 가장 작은 낭 조차도 수술적 절개나 윤상 인두근 절개가 필요하다. 그것은 목을 통하거나 내시경을 이용하여 인두와 식도 사이의 벽을 봉합하고 분리하여 시행한다.

식도 협착

식도협착은 종양에 의하거나 열공 헤르니아와 관련된 만성 역류성 식도염에 의한 이차적인 섬유화에 의해 생길 수 있다. 종양을 배제하기 위해 모든 협착 부위를 조직검사로 완전하게 검사하는 것이 중요하다. 연하 곤란을 유발하는 염증성 협착은 항상 장기간의 가슴 쓰림과 상 복부 불편 감과 동반된다. 위산 역류에 의한 전형적인 협착은 식도 하부 1/3에 관찰된다(그림 5). 치료는 위산 역류를 막는 약물 치료와 협착을 넓히는 것으로 구성된다. 심한 증상을 가진 환자에서 보존적 치료가 실패하면 수술적 치료가 필요하다.

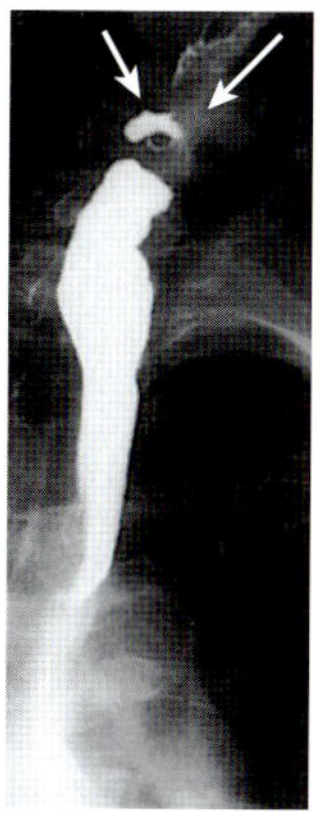

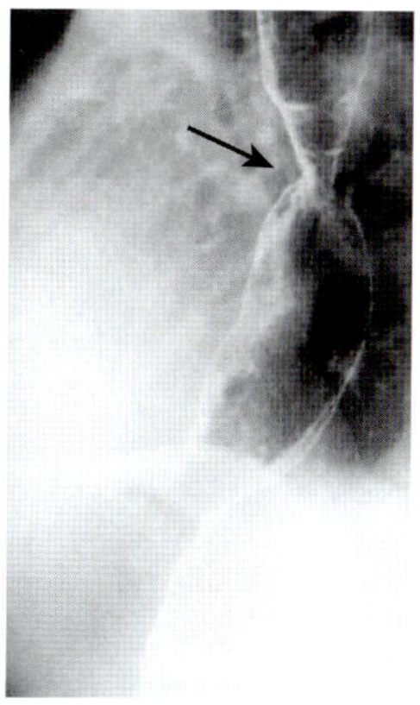

그림 4. **(좌측) 바륨 연하시 조영제를 포함한 작은 인두낭(화살표).**

그림 5. **(우측) 장기간 식도역류에 의한 식도 하부 1/3 협착.**

식도 이완 불능증

식도 이완 불능 증은 연하과정에서 식도 근육의 긴장도가 비정상적이고 이완이 되지 않아 발생한다. 이것은 식도의 근위 부는 확장되며 병변 부위는 협착을 일으킨다. 연하곤란과 함께 역류가 흔하다. 바륨 조영 검사는 전형적인 모양을 보인다(그림 6). 환자의 대부분은 분문근절개술(Heller 수술)을 필요로 한다. 분문 조임근을 자르고 부지법으로 늘리지만 빈번하게 만족스럽게 이완되지 않는다.

외부적 요인

갑상선의 양성 병변이 조여서 또는 종양이 직접적으로 침습하여 식도를 좁게 만들 수 있다. 혈관으로 인해 식도가 조여지는 것은 대동맥류에서나 우측 쇄골하동맥의 이상 주행(기형성 삼키기곤란; dysphagia lusoria)으로 발생할 수 있다(그림 7).

정신신체적 원인

이전에 히스테리성구(globus hystericus)로 불리던 인두구(globus pharyngeus)는 인후 이물감을 호소하는 중년의 여성에서 주로 발생한다. 진정한 연하곤란은 없다. 환자는 보통 긴장할 때 증상을 더 호소한다. 그런 경우에 안심시키는 것이 필요하다. 그러나 그런 환자들은 정신적으로 안정되어 있지 않기 때문에 진단적 내시경이나 바륨조영검사가 시행되어 종양을 배제하여야 한다. 인두 이물감의 많은 원인들 중에서 위산 역류가 윤상 인두근 연축을 일으켜 증상을 만들 수 있다고 최근에 생각되고 있다. 따라서 역류를 막는 치료로 제산제와 양성자 펌프 억제제를 사용하는 것이 합리적이다.

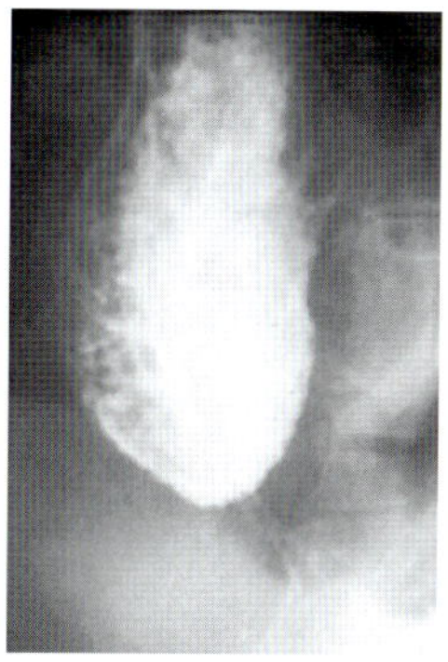

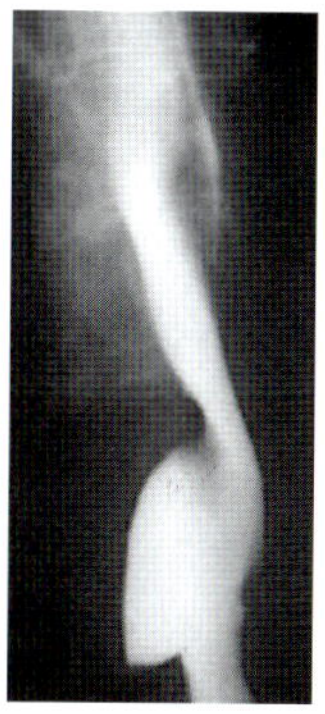

그림 6. **(좌측) 분문의 이완불능증.** 식도는 음식과 액체로 팽창되어 있으며, 식도 원위부는 매우 좁다.

그림 7. **(우측) 기형성 연하곤란.** 연하곤란의 매우 드문 원인으로 우측 쇄골하동맥의 이상 주행에 의해 식도 뒷부분을 압박하여 나선형 결손이 관찰 된다.

핵심 포인트

- 인후에 지속적으로 이물 감이 느껴지면 충분한 조사가 필요하다.
- 환자가 진정 연하곤란이 있다고 의심하지 말고 검사를 지속해야 한다.
- 항상 관련된 주 증상을 물어봐라.
- 급성 연하곤란은 보통 염증성이지만, 특히 소아에서는 이물을 감별해야 한다.
- 만성 연하곤란에서는 모든 경우에 바륨 조영검사가 정상이라고 하더라도 내시경검사를 해야 한다.
- 연하곤란의 신경학적 원인은 조절하기 어렵기로 악명 높다.
- 양성식도협착은 조직검사를 통해 진짜 양성인지 확인해라.
- 지속적인 인두 이물감의 경우에 대부분 바륨 조영 검사와 내시경이 필요하다.
- 위산을 중화하거나 감소시키는 치료는 인두 이물감 환자에서 유용할 수 있다.

침샘

주침샘(이하선, 악하선)의 병변은 통증을 동반한 종창으로 보통 나타난다. 특히 간헐적인지 지속적인지, 점차 진행하는지 등 종창의 특성을 확실히 파악하는 것이 중요하다. 통증을 유발하는 침샘 질환의 대부분의 원인은 씹을 때 악화된다. 주침샘은 해부학적으로 림프절과 가까이 있어서 비침샘 질환이 침샘질환으로 오인될 수 있다. 이하선 심엽의 종대가 편도주위로 종창을 일으켜 경부에서 보이거나 만져지지 않을 수 있다는 것을 고려하는 것이 중요하다(그림 1).

작은 침샘들은 구강과 구개에 위치하고 있다. 구강 내에 침샘들은 빈번하게 저류낭종을 유발한다(83쪽).

표 1. **이하선 종창과 통증의 원인**

증상	원인
종창	이하선 밖(그림 1)
	이하선
	– 종양
	– 쇼그렌 증후군
	– 사코이드증
	– 전신질환
	– 약물
종창과 통증	볼거리
	세균성 이하선염
	타액선확장증
	종양
	결석

이하선

종창

이하선 영역은 대부분의 의사가 인식하는 것보다 더 광범위하다. 이하선 종대는 침샘에 광범위하게 영향을 줄 수도 있고 한 영역에만 국한될 수도 있다(표 1). 이하선 밖의 질병이 이하선 종창처럼 보일 수 있다(그림 1). 일측성의 국한된 종창은 보통 종양성이며, 이 중 90%는 양성 다형선종이다. 악성 이하선 종양은 흔히 통증과 안면 신경마비, 이하선 종대와 동반된다(113쪽).

쇼그렌 증후군(Sjögren's syndrome)

통증이 거의 없거나 없는 양측성 이하선 종대는 쇼그렌 증후군의 특징이다. 이 질환은 구강건조증, 각막결막염, 류마티스 관절염과 관련되어 있다. 다른 침샘도 유사하게 침범될 수 있다. 이것은 자가면역질환의 형태로 나타난다. 혀 아래 작은 침샘 조직검사상 특징적인 조직학적 소견을 확인함으로써 진단할 수 있다. 치료는 인공눈물이나 인공타액을 넣는 것 같은 대증적 치료이다. 쇼그렌 증후군은 이하선 림프종의 위험도를 높일 수 있다.

사코이드증

사코이드증은 여러 기관에 영향을 주며 이하선에도 영향을 줄 수 있다. 종창은 광범위하고 흔히 포도막염과 관련된다. 진단은 침샘을 조직 검사하거나 비갑개의 특정한 조직변화 소견을 보고 내릴 수 있다. 혈청내 안지오텐신 변환효소는 사코이드증에서 상승한다.

다른 이하선 종대의 원인

다양한 전신질환과 약물이 이하선 종대와 관련될 수 있다(표 2).

종창과 통증

이하선 영역에 통증을 호소하는 대부분의 환자는 항상 약간의 종창을 보인다. 이하선 통증의 대부분의 원인은 씹을 때 악화되고 환자가 달콤한 레몬을 씹을 때 유발시킬 수 있다.

볼거리

백신이 도입되기 전까지는 양측성 갑상선 종대의 가장 흔한 원인이었다(그림 2). 볼거리 관련 이하선 종대는 만지면 통증이 있고, 발열과 개구 장애가 동반된다. 치료는 세균감염이 병발하여 고름을 형성하기 전까지는 대증적으로 한다. 볼거리의 드문

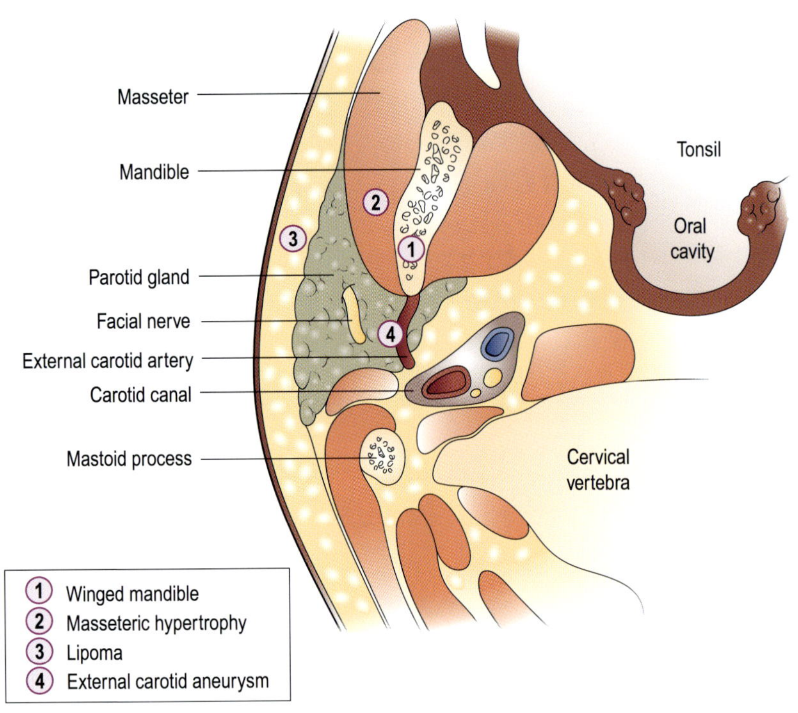

그림 1. **이하선 부위 종창의 이하선 외 원인.**

표 2. **이하선 종대를 일으키는 전신적 질환과 약물**

유형	원인
전신질환	비만
	갑상선 기능 저하증
	쿠싱 증후군
	통풍
	당뇨
약물	경구 피임약
	Dextropropoxyphene
	알코올

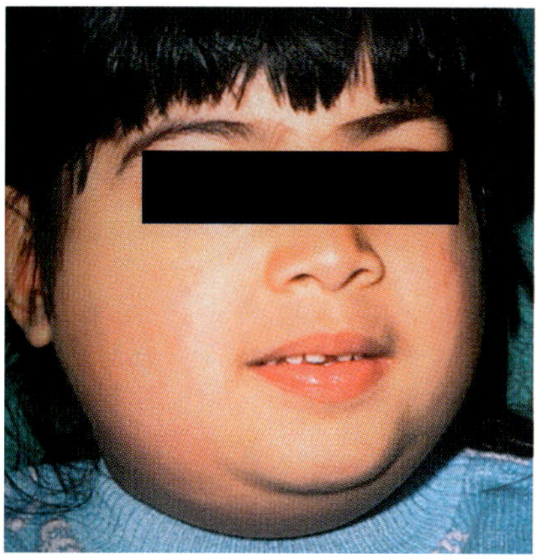

그림 2. **볼거리 바이러스 감염에 의한 양측성 이하선 종대.**

합병증은 고환염과 감각신경성 전농을 포함한다.

세균 감염

세균성 이하선 감염은 보통 일측성이다. 주로 노약자에서 발생하거나 수술 후 회복할 때 발생한다. 침샘 전체가 커지고 압통이 있으며 고름이 구강 내 이하선관 입구에서 관찰될 수 있다. 고용량의 정주 항생제와 고름이 있을 경우 수술적 배농으로 치료한다.

종양

종양, 특히 악성종양의 경우 이하선 통증과 종창을 보일 수 있다(112쪽). 이차적인 세균감염이 이하선염의 형태를 보일 수 있다. 안면신경이 흔히 영향을 받고 피부에 붙어 있을 수 있다(그림 3).

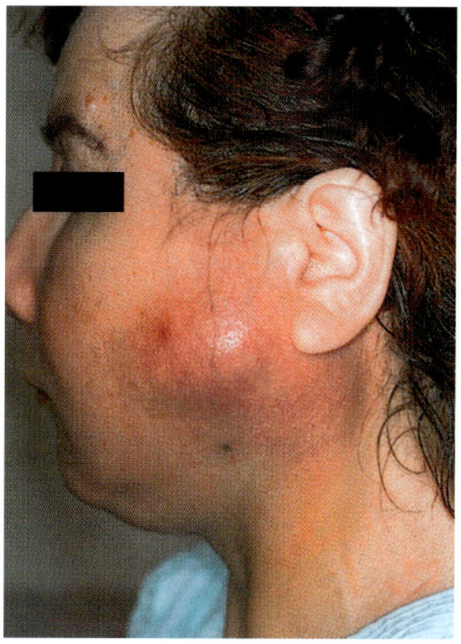

그림 3. **이하선의 선암종.**

타액선 확장증

침샘관의 파괴나 유실에 의해 발생하는 타액선 확장 증은 반복적으로 통증과 종창이 발생하는 흔한 원인이다. 많은 환자에서 증상이 경미하여 치료를 요하지 않는다. 이하선 절제술은 특히 결석과 관련하여 증상이 심할 때에 적응증이 된다.

이하선 결석

이하선 결석은 악하선 결석보다 훨씬 드물다. 수술적 치료가 필요할 수 있다

악하선

종창

악하선의 통증 없는 광범위한 종창은 드물다. 그런 경우 종양이 반드시 배제되어야 한다(표 3).

종창과 통증

악하선 지역의 종창의 가장 흔한 원인은 구강 내 감염에 의한 2차적인 종창이다. 이는 악하선이 염증반응과 관련된 림프절과 관련되어 있기 때문이다. 아래 어금니, 잇몸 질환과 전이성 구강 내 종양은 모두 이 영역에 종창을 일으킨다.

표 3. **악하선 종창과 통증의 원인**

증상	원인
종창	종양
종창과 통증	림프절과 관련된 구강 내 질환(악하선 주변에서 증상을 일으킴) 결석 종양

악하선 결석

악하선 통증과 종창을 일으키는 가장 흔한 일차 질환은 결석이다. 증상은 전형적으로 식사 시간과 관련되어 있다. 보통 침샘관의 원위부가 막혀서 타석이 구강 저에서 만져진다. 대부분의 결석은 조영제 비투과성이다(그림 4). 만약 구강내에 위치하면 구강내 접근법으로 제거될 수 있다. 더 근위부에 위치하면 침샘절제가 필요하다.

종양

악하선의 어떤 국소 종창, 특히 통증이 있으면 거의 대부분 악성 종양이다. 악하선의 양성 종양은 이하선에서 보다 훨씬 드물다.

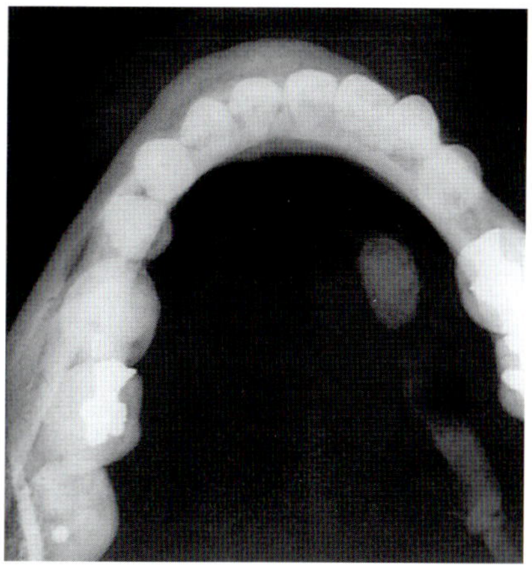

그림 4. **악하선관의 결석.**

핵심 포인트

- 양측성 침샘 종창의 가장 흔한 원인 중 하나는 볼거리이다.
- 이하선의 급성 일측성의 광범위한 종창은 대부분 세균성 이하선염이다.
- 국소 이하선 종창은 종양일 수 있다.
- 종양성 이하선 종창은 대부분 양성이다.
- 통증이 진행성이거나, 피부에 붙어 있거나 안면신경을 침범하면 악성 이하선 질환을 가리킨다.
- 악하선의 종창과 통증의 가장 흔한 원인은 구강내 질환이다.
- 악하선 결석은 반복적인 악하선의 통증과 종창을 일으키는 가장 흔한 원인이다.
- 통증이 있든 없든 악하선의 국소 종창은 양성종양이 아니라고 증명되기 전까지 악성종양으로 간주해야 한다.

코골이와 수면무호흡

서론

수면호흡장애는 최근 들어 수면관련 검사실의 설립과 대중의 수면관련 병리에 대한 관심의 증가와 함께 최근 대두되고 있는 분야이다. 수면호흡장애로 인한 변화는 장기적으로 볼 때 치명적인 결과를 가져올 수 있다. 코골이는 이전에는 가벼운 야간증상으로 여겨졌지만, 최근에는 코골이가 심장호흡기의 문제를 유발할 수 있음이 밝혀졌다.

코골이는 혀, 연구개, 인두벽과 같은 구조물의 진동으로 발생한다. 어른에서 수면무호흡이란 7시간의 수면 시간 동안 10초 이상의 호흡정지가 30회 이상 있을 때로 정의된다. 소아에서는 정의가 명확하지 않으며, 더 적은 기간의 무호흡도 중요하다.

수면무호흡은 다음 3가지 상황의 결과로 볼 수 있다.

- 중추성 수면무호흡, 가장 드물며, 뇌간에서 호흡 추진 센터에 문제가 있을 때 발생한다.
- 폐쇄성 수면무호흡은 코골이나 수면무호흡에 동반된 코골이로 이비인후과로 내원한다. 폐쇄성 수면무호흡은 중추성에서와 달리 숨을 잘 쉬기 위해 흉곽운동과 노력이 있지만 성공적이지는 않다. 폐쇄성 수면무호흡에서 기도폐색의 위치는 코, 인두, 후두 부위일 수 있다(그림 1).
- 혼합성 수면무호흡은 중추성과 폐쇄성의 양상 모두가 나타난다.

코골이의 중요성은 그것이 수면무호흡의 전조증상일 수 있다는 것이다. 어떤 환자는 진정되면(예, 알코올 섭취나 진정제 복용) 완전 수면무호흡 형태로 빠질 수 있다.

잠재적 합병증

수면무호흡의 잠재적 합병증은 표 1에 요약되어 있다. 코골이나 완전한 무호흡을 유발하는 부분적 기도폐색은 산소포화도 저하를 유발한다. 만약 이것이 장기간 지속되면 폐성 고혈압을 일으켜 결국 우심실부전과 폐성심을 유발할 수 있다.

정상 수면 패턴의 붕괴는 환자에서 수면박탈 상태를 유발한다. 이는 주간 기면, 주간졸리움, 기억과 집중력 저하 등을 유발할 수 있다. 소아에서 폐쇄성 수면무호흡은 성장장애를 유발할 수도 있다. 폐쇄성 수면장애는 잘 때 수 차례 각성을 유발할 수 있다. 성장호르몬 분비는 수면의 후기에 발생하기 때문에 이런 소아들은 깊은 단계 수면을 충분한 시간 동안 할 수 없게 된다. 또한 수면무호흡과 영아돌연사증후군(sudden infant death syndrome, SIDS)와 관련이 있을 수 있다.

표 1. **폐쇄성 수면 무호흡의 잠재적 합병증**

종류	합병증
심장	폐동맥압의 상승
	폐고혈압
	폐성심
	심부정맥
중추신경계	과수면
	기면증
	집중 및 기억력 감퇴
전신	영아돌연사증후군

임상적 징후

폐쇄성 수면무호흡 (OSA, obstructive sleep apnea)

심한 코골이는 항상 동반된다. 보통 코골이는 인두가 완전히 막힐 때 무호흡과 함께 사라지게 된다. 호흡을 하기 위한 시도와 함께 팔다리를 움직이고, 가슴과 배에 상당한 움직임이 나타난다. 수면박탈에 의한 증상과 이차적 합병증이 발생할 수 있다.

성인환자는 보통 과체중이며 목이 짧지만, 일반적인 검진에서는 정상일 수 있다. 소아에서는 편도가 커서 중앙에서 맞닿을 수도 있다.

중추성 수면무호흡

폐쇄성 수면무호흡과 달리 이런 환자에서는 몸부림이 나타나지 않는다. 그러나 수면박탈의 양상 및 관련된 중추신경장애가 나타날 수 있다.

검사

상기도 폐색을 일으키는 원인을 밝히기 위해 철저한 이비인후과적 검진이 필수이고, 수면 비내시경 검사가 포함되어야 한다. 중추성 수면무호흡 환자는 신경학적 검

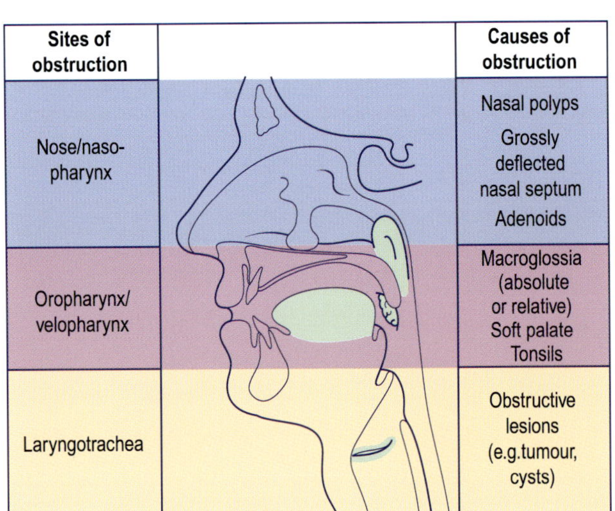

그림 1. **코골이와 폐쇄성 수면 무호흡을 일으키는 부위와 원인.**

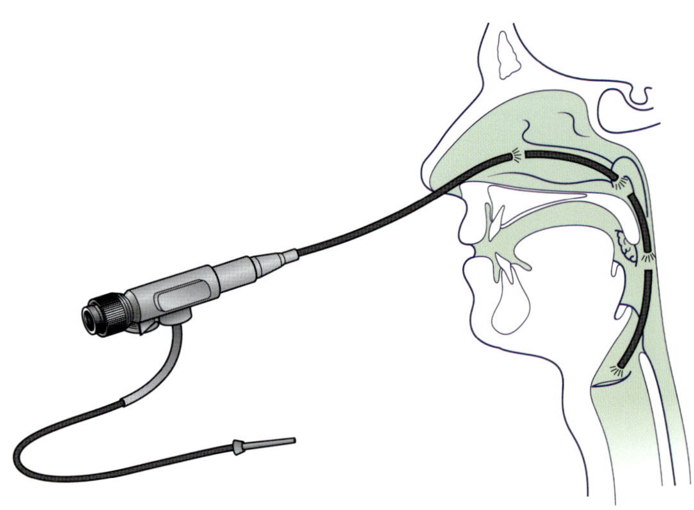

그림 2. **굴곡 비후두경 검진.** 상기도의 충분한 검진은 코골이와 수면 무호흡의 폐쇄 원인을 확인하는데 도움이 된다.

진과 치료를 받아야 한다.

비후두경

굴곡형 내시경으로 상기도의 완전한 검진이 가능하며, 폐쇄성 병변도 찾아낼 수 있다(그림 2). 또한 환자가 수면 비내시경검사와 유사하게 짧은 마취에서 깨어날 때 구개인두강 내경이 좁아지는지 관찰할 수 있다. 구개인두를 보면서 강제 음압 발살바법(Muller법)을 시행하면 이 부분이 잠재적으로 좁아지는 것을 관찰할 수 있다.

방사선 검사와 전산화 단층촬영

방사선검사는 코 뒤쪽 공간의 단순측면촬영으로 아데노이드 확인과 하악과 관련하여 혀의 크기나 위치를 알아볼 수 있다. CT 검사 또한 기도폐색을 평가하기 위해 시행할 수 있다.

수면검사

일반 검사로는 진단이 확정적이지 않을 수 있으며, 만족스런 선별검사로 수면검사가 포함되어야 한다.

수면검사로 아래의 측정인자들을 확인할 수 있다(그림 3).

- 저산소증을 파악하기 위한 경피 산소 포화도 측정
- 저산소증 기간 동안 부정맥이나 심장이상 여부를 파악하기 위한 심전도 감시
- 비강 서미스터(thermister)를 이용하거나 직접 관찰에 의한 공기 움직임
- 압력 게이지를 통한 흉벽과 복부 운동

폐쇄성 수면무호흡의 치료

경미한 코골이와 수면무호흡에서 내과적 치료가 시도될 수 있다. 체중감량과 금주는 어느 정도 도움이 될 수 있다. 호흡자극제나 무호흡이 주로 일어나는 REM 수면기간을 줄이기 위한 약이 사용된다. 하지만, 심한 증상이 있으면 더 긴급한 치료가 필요하다. 지속성 기도양압(continuous positive airway pressure, CPAP)은 인두폐쇄를 막을 수 있다. 그것은 코를 통해 기도로 공기를 불어넣어줘서 무호흡을 줄이고 심한 저산소증을 막는 것을 목표로 한다. 매우 극적으로 호전될 수 있으나 환자에게 불편감을 줄 수 있다. 구개와 편도 수술 또는 하악골 전돌장치가 경도의 폐쇄성 수면무호흡에서 도움이 될 수 있다.

수술

성인에서 비용증이나 비중격만곡증이 있다면 코수술이 필요할 수 있다. 구개인두협부(velopharyngeal isthmus) 역시 좁은 부위이고, 레이저를 이용한 구개성형술(laser-assisted palatoplasty, LAPP)이나 구개수 구개인두성형술(uvulopalatopharyngoplasty, UPPP)이 편도절제술과 함께 시행되어 교정될 수 있다(그림 4). 코골이와 수면무호흡에 대한 이러한 시술의 결과는 매우 다양하다. 어떤 환자들은 다른 부위의 폐쇄를 교정하기 위해 설골과 턱수술의 적응증이 될 수 있다. 매우 심한 폐쇄성 수면무호흡의 경우에 어떠한 폐색이라도 우회할 수 있는 기관절개술을 통해 목숨을 구할 수 있다.

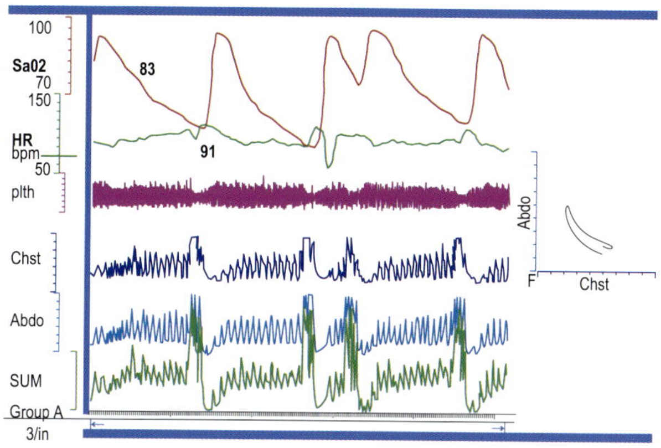

그림 3. **폐쇄성 수면 무호흡에서 수면 검사.** 무호흡과 동반하여 심한 저산소증(SaO2)과 심박수 증가가 관찰된다. 저포화상태에서 흉벽 및 복벽의 비틀림이 증가한다.

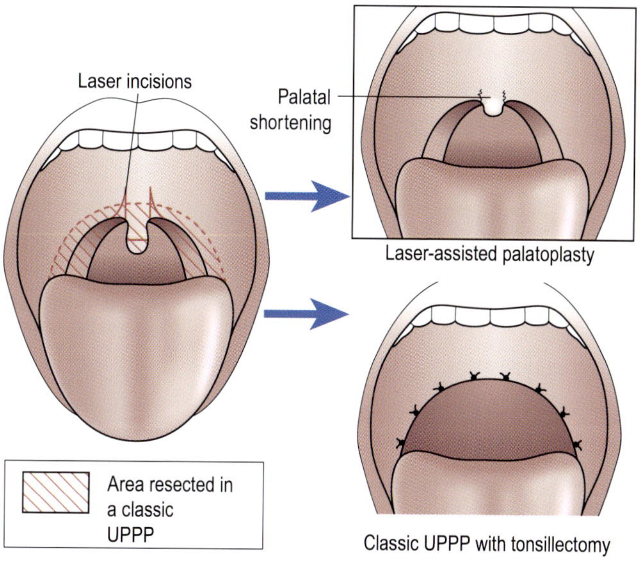

그림 4. **코골이와 상기도 폐쇄에서의 연구개 수술(축소, 경화) 방법.**

소아에서 보통 좁아지는 부위는 편도, 아데노이드 비대로 인한 구인두이며, 편도아데노이드 절제술로 쉽게 교정될 수 있다. 안정제 전처치는 피해야 한다.

핵심 포인트

- 코골이는 사소한 소음이 아닐 수 있다
- 무호흡증은 중심성, 폐쇄성 혹은 혼합성일 수 있다.
- 수면무호흡증은 항상 코골이와 관련있다.
- 수면무호흡증을 호소하는 환자는 무호흡이 있을 때 저항감을 표현한다.
- 지속적인 수면무호흡은 심각한 심혈관계 질환 및 중추신경계 부작용을 야기할 수 있다.
- 수면검사는 코골이 환자 및 수면무호흡 의심환자에게 유용한 선별검사이다.
- 편도아데노이드 절제술은 대부분의 수면무호흡 소아환자 치료를 위해서 요구된다.
- 기관절개술은 심각한 수면무호흡에서 생명유지를 위해서 필요할 수 있다.

구강

구강질환의 증상과 징후는 기존에 언급하였다. 구강 대부분의 병변은 환자와 의사 모두 관찰할 수 있으며 쉽게 촉진된다. 구강에서 가장 흔한 병변은 충치와 치주질환이다.

선천 이상과 발달 이상

선천 이상과 발달 이상은 구강에서 드물지 않게 발생한다. 설소대의 이상발달이 설단소증으로 이어질 수 있다. 극히 드물지만 발음에 영향을 준다면 수술적으로 치료할 수 있다. 대설증은 보통 몽고증(mongolism)과 관련되어 나타난다. 그러나 말단비대증(acromegaly)의 증상일 수도 있다. 혈관과 림프관 기형도 대설증을 유발할 수 있다(그림 1).

구개열

구개의 가장 흔한 발달 이상은 구개열이다. 이것은 완전 구개열일 수 있고, 입술, 잇몸, 구개를 침범할 수 있다. 구개순의 수술은 생후 가능한 빨리 해주는 것이 좋다. 구개열은 약 6-12개월에 교정한다. 교정은 연구개를 늘려서 비인두가 구인두로부터 분리되어 말을 할 때 공기가 코로 빠져 나가거나 음식을 먹을 때 음식이나 액체가 코로 역류되는 것을 막기 위함이다.

구강내 궤양

재발성 구강 궤양

재발성 궤양은 구강 내 궤양의 가장 흔한 원인이며 원인 미상의 아프타성 궤양이 많은 부분을 차지한다. 작은 외상이나 영양부족, 호르몬 문제로 발생할 수 있으며, 단순 헤르페스의 경우도 유사한 임상상을 갖으나 경구개를 더 많이 침범하는 것이 특징적이다. 반복적인 구강 궤양을 갖는 환자는 비타민 B, 엽산, 철분 결핍이 있을 수 있다. 이 병변은 보통 작은 수포로 시작해서 매우 빨리 진행하여 궤양을 형성한다. 크기나 수가 다양하며 구강내에 어디에나 발생한다(그림 2). 매우 심한 통증을 유발하며 2-3주 후에 저절로 호전된다. 다양한 스테로이드 용법(연고나 정제)이 궤양 치료를 위해 구강내에 쓰일 수 있다. 항생제를 포함한 구강 양치질(예, 페놀 가글)이 통증을 줄일 수 있다. 항바이러스제 치료는 헤르페스 궤양에 쓰일 수 있다.

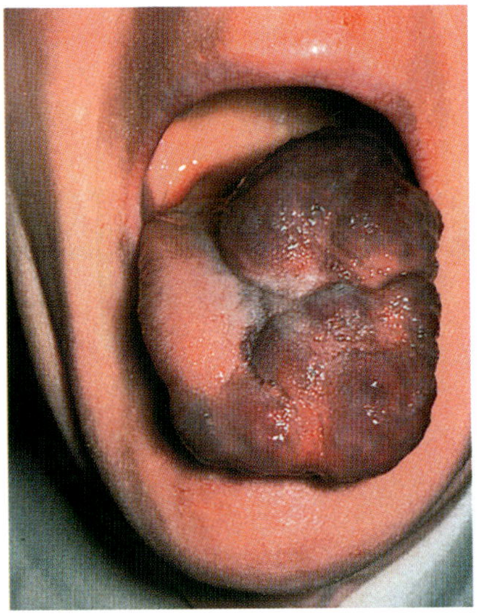

그림 1. **거대설증을 초래하는 선천성 해면혈관종.**

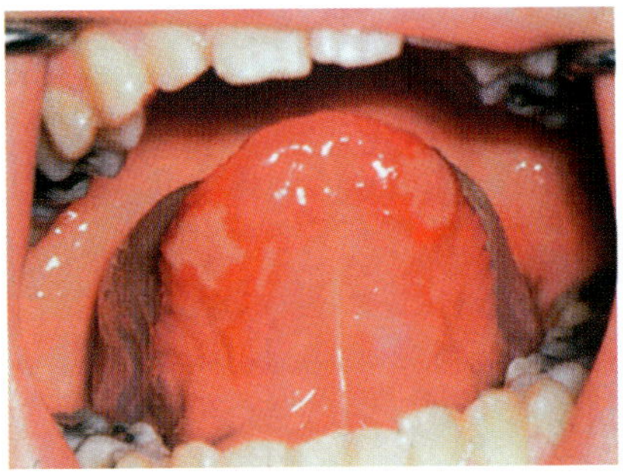

그림 2. **혀의 아프타성 궤양.**

감염성 궤양

특정 미생물이 구강궤양을 유발할 수 있다. 구강내 결핵은 드물며, 매독의 경우 구강 병변을 갖는다. 1기의 경성하감은 전형적 양상을 띄며, 달팽이 궤적양(snail track) 궤양은 2기에 발생할 수 있고 3기의 고무종궤양(gummatous ulceration)은 구개에 발생할 수 있다.

급성 궤양성 구내염(Vincent's angina)은 스피로헤타와 혐기성균의 감염이다. 영양 상태가 좋지 못하고, 면역이 떨어지거나, 구강 위생이 좋지 않은 환자에서 나타난다. 궤양은 잇몸 경계를 따라 발생하지만 더욱 진행해서 융합하기도 하며 심한 악취를 동반한다. 치료는 페니실린과 메트로니다졸을 정맥주사하고 구강 위생과 영양을 주의하도록 한다.

궤양의 다른 원인

특히 궤양이 지속되거나 커지거나 경부 림프절종대와 관련될 경우 종양으로 인한 구강 궤양이 간과되어선 안된다.

특정한 혈액질환은 구강내 궤양을 일으킬 수 있다. 무과립구증은 급성 인후통과 혀의 궤양으로 나타날 수 있고, 급성 림파성 백혈병은 잇몸 경계의 출혈, 궤양과 관련될 수 있다.

자가면역 질환이 구강내에 일으날 수 있다. Reiter 징후군은 관절염, 안병변, 구강 궤양을 일으킨다. 베체트 증후군은 비뇨생식기 궤양, 포도막염으로 구성된다. 두 질환의 구강 병변은 염증을 줄이고 통증을 경감시키기 위해 스테로이드 도포로 치료한다.

구강 내 백색 병변(white lesions in the oral cavity)

가장 흔한 세가지 구강 내 백색 병변은 다음과 같다.

- 편평태선
- 칸디다증
- 백반증

편평태선은 백반증과 임상적으로나 조직학적으로 구별하기 어렵다(그림 3). 비록 편평태선이 다양한 정도의 통증을 동반할 수 있지만, 둘 다 구강 내 어느 곳에나 발생할 수 있다. 두 질환을 감별하기 위해 조직검사가 필수적이며, 백반증의 경우 악성종양을 감별하기 위해서 조직검사가 필요하다. 백반증의 3-5%가 전암성 병변이고 흡연 여성에게서 더 높은 경향을 보인다.

칸디다증은 소아, 노약자, 광범위 항생제를 쓰는 환자, 면역저하 환자에게서 발생한

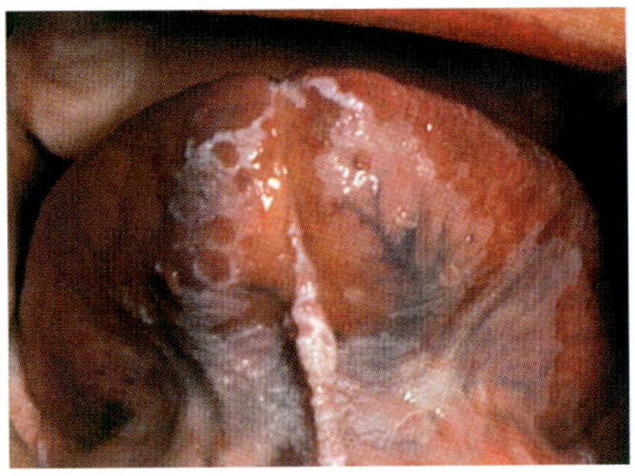

그림 3. **혀 점막의 광범위한 백색반.** 대개 백반증에 의한 것이나, 편평태선에서도 동일한 양상일 수 있다.

다. 막으로 융합하려는 경향을 가진 백색반 형성이 전형적인 병변의 특징이다. 만약 막을 제거하면 출혈이 발생하며 항진균제 알약이나 용액을 이용한 국소치료는 빠른 치료를 유도한다.

백반은 보통 혀 양 옆에 위치하며 후천성 면역결핍증(AIDS) 환자에서 종종 나타나며, 면역학적 특성 때문에 이는 '털백반증'(hairy leukoplakia)이라고 불린다. 이는 Epstein-Barr 바이러스 감염에 의해 발생한다.

구강 내 붉은 병변

지도모양혀(geographic tongue)

지도모양혀는 전형적인 모양을 갖는다. 점차 융합하는 무수한 붉은 반이 있지만 특징적으로 시간에 따라 양상이 변화한다. 붉은 영역은 사상유두가 없는 곳이다. 질환은 증상이 없고 보통 저절로 호전된다.

정중능형설염(median rhomboid glossitis)

정중능형설염은 혀의 중앙위쪽에 붉은 반으로 나타난다. 이 부위에는 미각유듀가 없으며 칸디다증과 종종 관련된다.

비타민 결핍

비타민 B 결핍은 펠라그라를 유발한다. 이것은 혀의 통증을 유발하고 붉고 매끈한 혀로 변화시킨다. 비타민 C 결핍은 심한 종창과 잇몸 출혈과 관련된 반흔을 형성한다.

성홍열

성홍열은 급성 연쇄상구균 편도염과 관련되서 나타날 수 있으며, 피부 발진과 함께 딸기혀(strawberry tongue)와 동반될 수 있다.

구강에 낭종성 병변

저류낭종

저류낭종은 타액관이 막혀서 발생할 수 있다. 특히 구강저에 위치하면 상당한 크기로 커질 수 있고, 하마종이라는 용어가 쓰인다(그림 4). 국소 림프관종 역시 유사한 모양을 갖는다.

포다이스점(Fordyce spots)

포다이스점은 성인인구의 50%이상에서 발생할 수 있다. 보통 협부 점막에 생기는

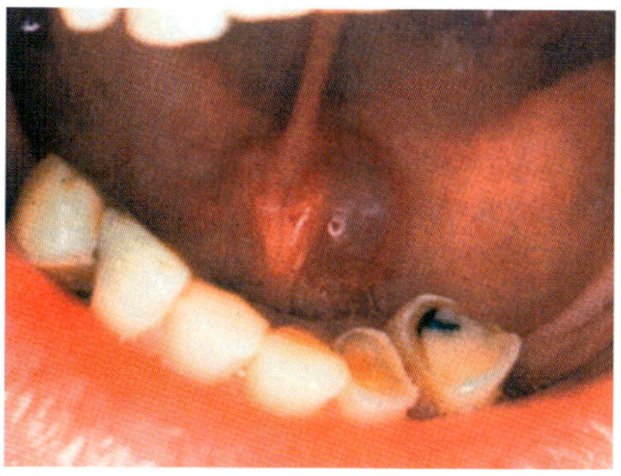

그림 4. **구강저의 저류낭종(하마종).**

작고 노란 점이며 이형 지방샘에 의해 발생한다.

유천포창성 발진(pemphigoid eruption)

유천포창과 점액성 막 유천포창은 모두 일시적인 낭종성 병변을 일으킬 수 있고, 그것은 재발되는 구강궤양으로 나타나려는 경향이 있다. 진단은 궤양주변 조직의 조직검사로 이루어진다. 치료는 전신 스테로이드 치료를 포함한다.

구개융기

경구개 뒤쪽의 골성융기이며 양성병변으로서 의치에 영향을 주면 제거할 수 있다.

구강의 기타 병변

방사선치료

외부 방사선 치료는 구강 점막의 건조, 염증, 분열과 같은 심각한 구강 문제를 일으킬수 있으며 그 결과 구강의 점막은 끈적거리는 분비물에 덮히게 된다. 혀는 유두가 소실되어 매끈한 형태를 띄게 된다.

균열혀(fissured tongue)

균열혀는 흔히 선천적 질환이다(그림 5). 종종 철결핍성 빈혈과 관련된다. 대부분의 경우 증상이 없지만, 만약 음식물이 균열부에 끼면 인후통과 구취를 유발할 수 있다. 이것은 규칙적 구강위생으로 관리할 수 있다.

흑모설(black hairy tongue)

흑모설은 혀위쪽의 사상유두가 과증식해서 발생한다(그림 6). 대부분은 흡연자들이며 어떤 경우에는 국소항생제 사용 후에 발생한다. 유두는 1cm 길이까지 다다를 수 있으며 칫솔 등을 통하여 긁어내도록 한다.

구강 내 종괴

구강내 종괴의 대부분은 시진과 촉진을

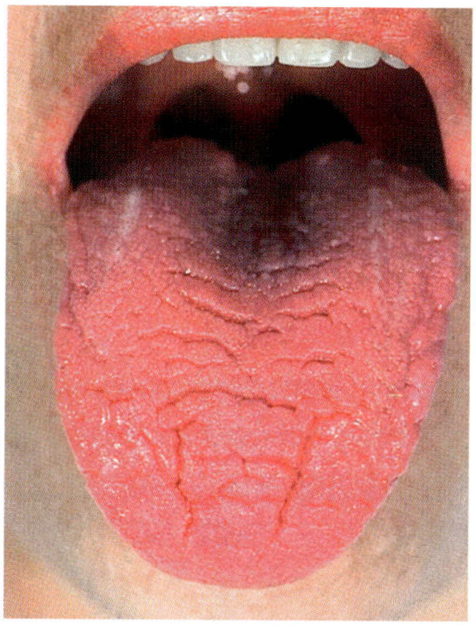

그림 5. **균열혀.**

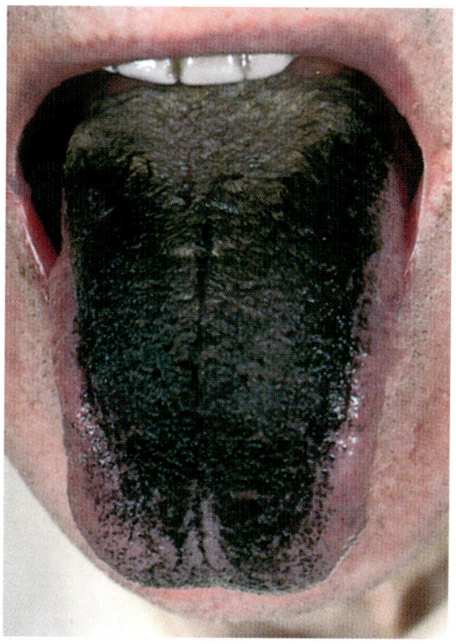

그림 6. **심한 흑모설.**

통해 임상적으로 진단하며, 실제로 종양은 궤양보다는 종괴로 발현하고 이것은 특히 혀에서 더욱 두드러진다. 따라서 실제로 모든 구강내 종괴는 조직검사를 시행하여야 한다.

핵심 포인트

- 구강내 모든 병변은 보이든 안보이든 반드시 촉진해야 한다.
- 구강내 병변은 국소질환 또는 전신질환 때문일 수 있다.
- 편평태선과 백반증은 동일하게 보일 수 있다
- 백반증은 전암성 병변일 수 있으므로 반드시 조직검사를 해야 한다.
- 지속적인 궤양과 비궤양성 종괴는 종양성 병변을 배제하기 위해 조직검사를 해야 한다.

이물질

이물질에는 기도로 흡입된 기도이물과 소화기계 이물로 나눌 수 있다. 전자는 주로 소아에서 발생하며, 후자는 소아를 포함한 노인이나 정신지체자들에게도 발생한다.

기도 이물

연령 군의 75%이상이 4세 이하의 소아이다. 이물질은 그 모양과 후두기도기관지의 위치에 따라 분류된다. 식물성물질(땅콩, 씨앗, 팝콘 등)은 무기성 물질(동전, 단추 등)에 비해 강한 점막반응을 나타낸다. 완전 후두 폐쇄를 일으키는 이물질의 경우에는 호흡을 완전히 막아 치명적일 수 있다. 하임리히 술식(Heimlich maneuver)이 이물질을 제거하는데 도움이 될 수 있다. 필요한 경우 기관절개술과 같은 별도의 기도확보를 위한 조치가 필요할 수도 있으며 내시경을 통한 이물질 제거가 필요할 수 있다.

임상적 특징

보통 초기 증상으로 호흡곤란이나 기침 등의 증상이 천명음과 동반된다. 이물질이 기관에 위치할 경우 양방향의 천명음이, 기관지 이물질의 경우 단방향의 천명음이 들린다. 때로는 환자는 수개월까지 증상이 없는 경우도 있다. 이 경우에 점막반응이 일어나 기도를 막게 되어서야 증상이 발생하게 된다. 따라서 식물성 이물질이 빠르게 증상을 나타내게 된다.

흡입된 이물질은 이전에 건강하던 어린아이가 갑자기 천명음이 발생할 때 진단될 수 있다. 따라서 병력이 중요하다. 단방향의 천명음, 흉곽 움직임의 제한, 호흡음의 감소 등의 증상이 유발될 수 있다.

호기시 흉부 X-선 사진을 촬영하는 것이 필수적이며, 과팽창, 염증, 폐허탈 등의 소견이 발견될 수 있다. 이물질은 방사선 비투과성일 수도 있고, 아닐 수도 있다.

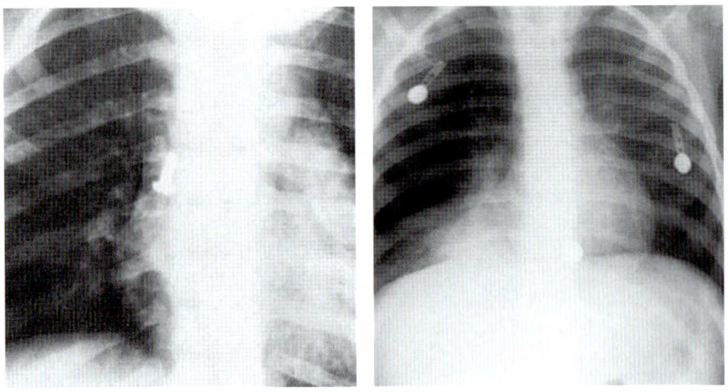

(a) (b)

그림 1. **흡입 이물.** (a) 우측 기관지의 방사선비투과 이물(금속 스크류). (b) 폐음영 소실과 동측폐의 과팽창을 유발하는 우측 하기도의 흡입이물.

치료

모든 이물질은 발견되면 그 즉시 숙련된 인력과 적절한 방법으로 제거되어야 한다. 점막 손상을 최소화하며 이물질을 잡을 수 있도록 고안된 겸자가 필수적이다. 때로는 흉부외과적 수술이 필요한 경우도 있다.

소화기 이물질

소화기 이물질의 경우 병변의 위치가 다양하다. 대부분은 동전, 생선가시, 고기뼈, 고기덩이이다. 어른에서는 환자가 틀니를 사용할 경우 흔하다.

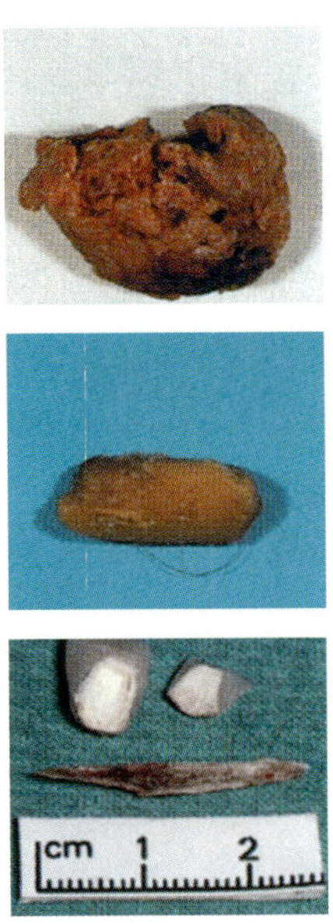

(a) (b) (C)

그림 2. **연하이물의 종류.** (a) 식도-위 결합부위에 걸린 큰 고기 덩어리 (b) 하인두에서 제거된 양고기뼈 (c) 후윤상부위에서 제거된 닭뼈 조각. 강직 식도경을 통해 제거하였다.

위치

생선가시는 구인두(혀 뒷부위, 후두개곡, 편도 등)에 걸리는 경향이 있다. 다른 이물질의 경우 인두-식도부위의 좁은 곳에 잘 걸리며, 그 이외에 이상와, 후윤상부, 윤상인두근 부위에 걸릴 수 있다. 대동맥과 좌측 주 기관지는 식도의 중간부를 조이며, 위식도 접합 부위 또한 상대적으로 좁다.

임상적 특징

대부분의 환자가 이물질을 삼킨 병력을 갖고 있다. 구강 또는 인두에 걸려있는 경우에는 환자 본인이 이물질이 좌우 어느 쪽에 걸려있는지 알 수가 있다. 반면 이물질이 후윤상 부위를 넘어간 경우에는 중앙부위에 걸려있는 것처럼 느껴진다. 인두-식도 부위에 깊게 박힌 이물질의 경우에는 침을 삼키는 것도 어려울 정도의 갑작스런 연하곤란을 일으킨다. 이통이라든지, 경부 압통, 열 등의 증상은 식도파열의 가능성을 암시하는 것 들이며, 경부 기종의 존재는 인두-식도의 파열을 뜻한다.

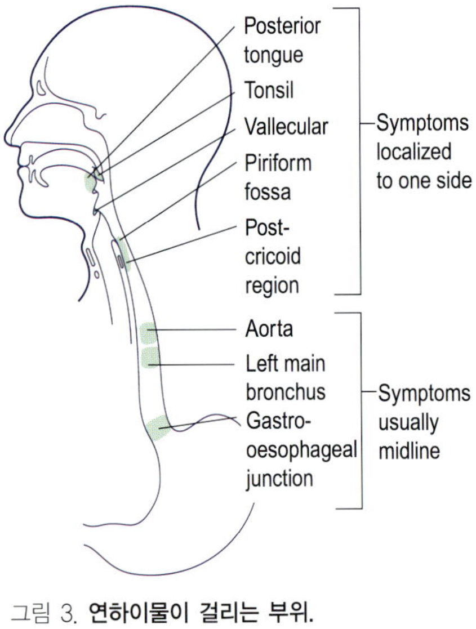

그림 3. **연하이물이 걸리는 부위.**

이물질의 관찰

구강 또는 인두에 걸려있는 경우 대부분 반사경과 설압자, 후두경 등을 이용하여 관찰 할 수 있다. 그림 3에 표시된 특정 위치들은 반드시 관찰하여야 한다. 생선가시는 흔하게 편도부위에 걸리며, 박힌 경우 일부 끝만 나와있을 수도 있다.

식도 이물질의 경우 일반검진으로는 관찰되지 않으며, 이상와에 타액저류를 일으킨다. 일반 X-선 촬영은 방사선 비투과성의 물질만 보이기에 크게 도움이 되지 않는다(그림 4). 이때 연부조직의 변화는 도움이 될 수 있다.

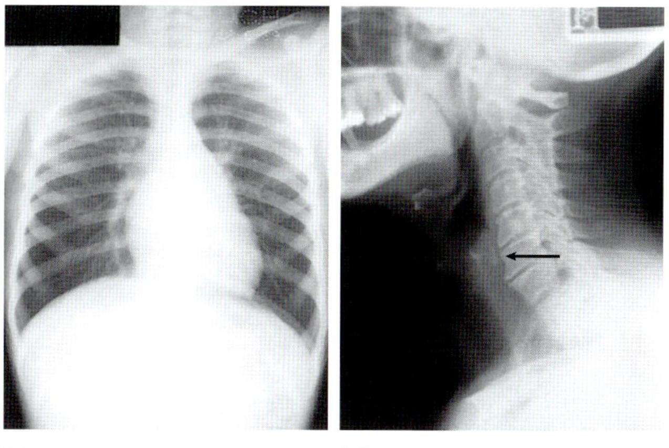

그림 4. **방사선 비투과 이물질.** (a) 식도하부의 동전. (b) 하인후두의 양고기 뼈.

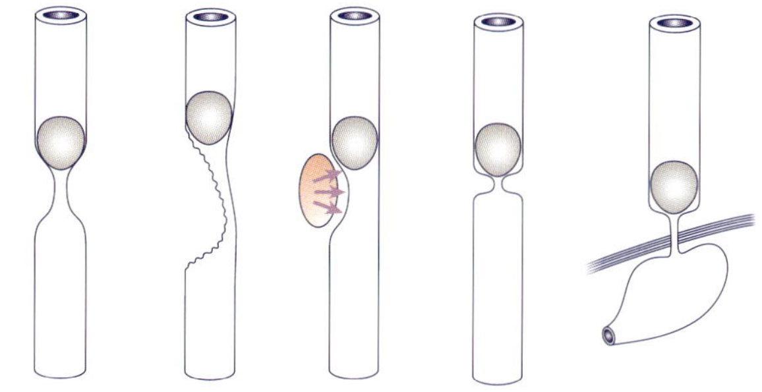

그림 5. **성인에서 연하이물의 잠재적 원인.**

치료

일반 검진에서 발견된 이물질은 대부분 겸자로 제거될 수 있다. 환자를 고려하여 이때 국소마취를 하는 것이 좋다. 뾰족한 물질은 천공의 위험성이 있기 때문에 빨리 제거하는 것이 필수적이다. 신체 검진 또는 영상검사에서 정상이라고 하더라도, 환자가 계속 증상을 나타낼 경우에는 인두식도경으로의 관찰이 반드시 요구된다.

식도에 걸린 음식덩어리의 경우 6-12시간 정도 경과를 지켜볼 수 있으며, 진경제 등이 덩어리가 지나가도록 도와줄 수 있다. 뼈나 다른 고체물질이 걸린 경우에는 천공의 위험성이 있기 때문에 빠른 시간 내에 제거해주는 것이 필수적이다.

인두-식도 이물질이 있는 경우 원인 질환(그림 5)의 배제가 중요하며, 그 위치가 특히 식도하부, 위식도 연결부일 경우에 특히 중요하다.

인두식도경 이후의 관리

이물질이 제거되었든, 제거되지 않았든 인두식도경 이후에 적절환 환자의 관리가 필수적이다.

식도파열

모든 인두식도경 시술에는 천공의 위험성이 따른다. 식도파열시의 주요 특징이 표 1에 있으며, 음식, 박테리아, 소화액 등이 내강주위를 오염시키며 증상 발생의 원인이 된다.

임상적 특징은 천공이 경부 식도이냐, 흉부 식도이냐에 따라 특정지어진다. 후자에서 순환기/호흡기적인 특징이 두드러진다.

식도파열의 치료

자연적인 식도파열과 내시경으로 인한 식도파열의 경우 24시간 이상 지연될 경우 50%의 사망률을 보이는 상황으로, 긴급한 주의가 필요하다. 중심정맥압의 측정과 비경구영양법을 위해 정맥라인이 확보되어야 하며 광범위 항생제 또한 요구된다. 조영제를 삼킴으로써 유출부위를 시각화하는 것이 가능할 수 있다.

수술적 치료는 쇠약한 상황에, 또는 농양의 배농을 위해서 필요할 수 있다.

표 1. **식도 천공의 증상과 징후**
목, 가슴, 등의 통증
발열
빈맥과 호흡곤란
외과적 기종: 임상 및 방사선 검사

핵심 포인트

- 기도 이물은 후두를 폐쇄할 수 있고 이 경우 치명적이다.
- 이전에 건강하던 소아에서 기침과 천명음이 발생하면 흡인된 이물이 있는지 주의해야 한다.
- 이물 흡인에서 증상까지 수일에서 수주 경과할 수 있는데 이는 물체의 특성에 좌우된다(예, 식물성 또는 비식물성).
- 구강이나 인두에 위치한 이물은 대개 편측의 증상을 일으킨다.
- 식도이물은 보통 중앙에 위치한다.
- 헤드라이트, 간단한 도구들과 적절한 각을 지닌 겸자를 통해 구강과 인두의 이물을 제거할 수 있다.
- 식도 이물은 저절로 진행할 수 있다.
- 이물이 위치한 식도의 기저 병변을 확인하여야 한다.
- 모든 의료진에게 내시경 검진 후 발생하는 인두-식도 천공의 특성에 대한 교육이 필요하다.

HIV의 이비인후과적 관점

HIV는 감염과 종양에 대한 면역을 떨어뜨리는 특징을 지닌 레트로바이러스 군에 속한다. 귀와 코, 목의 HIV 감염 현상은 아주 흔한 것으로 HIV 환자의 40%에서 발생하며, HIV 감염이 후천성 면역결핍증(AIDS) 의 증상을 유도하는 것이다.

유병률과 원인

비록 HIV가 기본적으로는 동성애자에게 감염되는 것이지만, 이성애자와 양성애자, 감염된 혈액을 받은 사람, 예를 들어 혈우병과 정맥 약물 남용자에게도 일어날 수 있다. 바이러스는 상피세포를 통해 전파된다. 전파는 혈액, 정액 또는 수유를 통해 일어날 수 있다. 증상과 징후는 HIV에 의한 세포면역 체계의 변화와 연관되어 있다. 특징적으로 바이러스는 T 림프구에 영향을 미쳐서 세포 면역 체계를 감소시킨다.

임상적 특징

지속성 전신성 림프선증(progressive generalized lymphadenopathy, PGL)

PGL이 HIV 감염의 초기 증상이다. 여러 군데의 지속적이고 단단하고 압통이 없는 림프절의 형태로 나타나며 열, 야간발한, 체중감소, 피로와 설사가 동반될 수 있다. 경부 림프절이 자주 이환된다. 서혜부 이외의 부위에 적어도 2개 이상의 1cm 보다 큰 림프절이 적어도 3달 동안 지속되며, 급성 바이러스성 감염 또는 예방접종 병력 등의 림프절병증를 일으킬 만한 다른 특정한 요소가 없을 때 진단될 수 있다. 환자는 대부분 증상이 없다.

AIDS-related complex (ARC)

ARC는 질병 진행의 후반부에 나타난다. 다른 기회 감염과 카포시육종 등의 종양이 없는 상태에서의 증상과 징후 그룹을 말한다. 증상은 권태감, 열, 야간발한, 체중 감소, 설명할 수 없는 설사를 포함한다. ARC의 많은 임상적인 징후는 이비인후과적인 증상으로 표현된다(표 1).

후천성 면역 결핍증

본격적인 AIDS는 면역 결핍의 다른 알려진 원인이 없는 건강한 개인에서 세포 면역

표 1. ARC의 임상적 징후
구강 칸디다증(그림 1, 72쪽)
구강 백반증(모백반증)
PGL
지루성 피부염(두피와 외이도)
비부비동염

결핍의 증상인 기회 감염과 종양이 발생하였을 때로 정의된다. 폐에서 기회감염은 Pneumocystis carinii 에 의해 일어난다(그림 1). 입과 식도로 퍼져 연하곤란을 일으키는 칸디다 감염이 흔하고 후비루와 부비동 및 안면부 불편감을 일으키는 비부비동염을 자주 관찰할 수 있다. 비인두 림프조직의 비대로 이관을 막아 삼출성 중이염이 발생할 수 있다. 헤르페스의 감염으로 구강 내 궤양이 있을 수 있다. 보통 양성 궤양과 모양은 비슷하지만 자연적으로 소실되지 않는다. 종양 중에서 가장 흔한 것은 카포시 육종이다. 이것은 작은 푸른빛을 띠는 무통의 피부 병변으로 나타나고 머리, 목과 구강 내를 침범 할 수 있다. 다른 종양으로는 비호지킨림프종(B-cell type)과 편평세포암을 포함한다. 이하선의 비대가 HIV 감염의 초기 증상으로 나타날 수도 있다.

관리

ARC에서 치료는 주로 증상 위주이고 바로 AIDS의 2차적인 증상을 겨냥한다. 기회 감염에서는 점막의 칸디다증에 항진균제를 사용하듯이 항생제가 필요하다. 재발을 막기 위해서는 장기간의 예방이 필요하다. 비부비동염에서는 부비동의 배농이 필요하며, 삼출성 중이염에서는 환기관을 삽입해 주어야 한다. 헤르페스 구강 궤양은 항바이러스제 치료로 조절해야 한다.

피부의 카포시 육종은 치료가 필요 없으나 구강 내에 병소가 있다면 제거하거나 방사선 치료가 필요하다. B-cell 림프종은 통상적인 항암제 치료가 필요하다.

기저의 세포 면역 체계 결함을 치료하는 특정 치료는 불가능하다. CD4 림프구의 수가 적거나, 바이러스 양이 많거나, AIDS 증상이 발현한 경우 항레트로 바이러스제 3중 치료를 시작한다. 이러한 치료를 통해

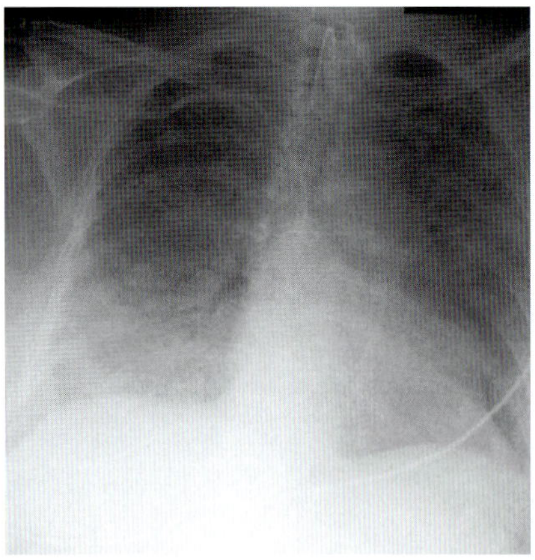

그림 1. **Pneumocystis carinii 폐렴.**

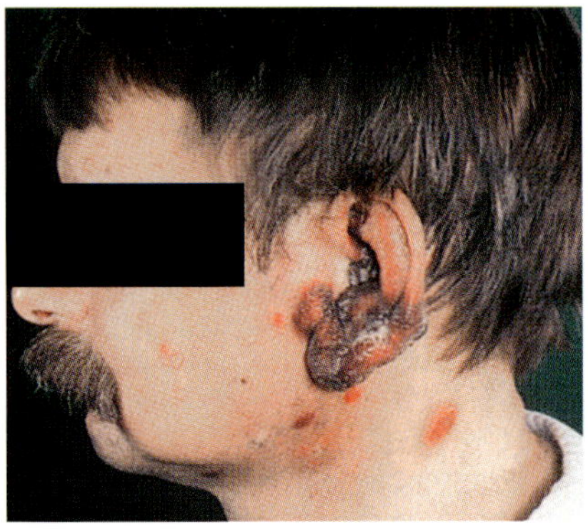

그림 2. **두경부 피부의 카포시 육종.**

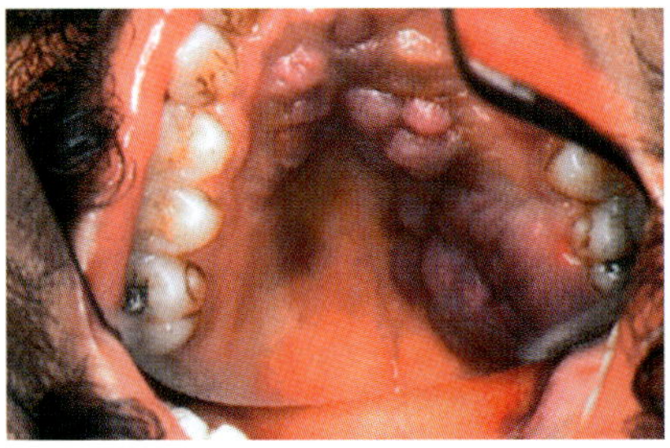

그림 3. **구강에서의 카포시 육종.**

환자는 HIV 감염 상태에서 오래 살 수 있고 질병의 경과 동안 높은 삶의 질을 누릴 수 있다.

핵심 포인트

- AIDS는 HIV가 원인이며 세포성 면역 체계에 영향을 준다.
- 경부의 타액선이 HIV 감염에서 첫번째 이환부위일 수 있다.
- 비부비동염은 이비인후과 영역에서 가장 흔한 증상이다.
- Extranodal lymphoma와 편평상피세포암은 구강과 구인두에 발생할 수 있다.

두경부 종양

기본 개념

두경부 종양은 다양한 병태 생리를 보여준다. 두경부 영역은 구조적으로 복잡하며 치료가 발성, 연하, 외형에 영향을 미칠 수 있어 치료가 쉽지 않다. 두경부 암 환자들은 두경부 암 전문 센터에서 여러 과의 치료를 받아야 한다. 상부 기도와 소화기의 편평 상피세포 암이 두경부 암의 90%를 차지한다. 두경부 암의 치료는 조직학적 진단, 병기의 결정을 통해 이루어진다. 환자의 치료 방법 선택도 치료에 있어 중요한 요소이다. 침습적이고 근치적인 치료를 원하지 않는 환자들도 있다. 두경부암 치료 방법에는 수술, 방사선 치료, 항암치료가 있다. 일반적으로 초기 두경부암은 하나의 치료 방법으로 치료 될 수 있으나 말기 두경부암은 여러 치료 방법이 필요하다(그림 1).

원인 인자

두경부암은 여러가지 요소로 인해 발생한다(그림 2). 두경부암의 주요 원인은 담배 등의 발암 물질 노출이다. 씹는 담배 역시 발암 물질이며 구강암의 주요 원인이다. 알코올은 발암에 있어서 담배와 상승 작용을 일으킨다. 인도에서 널리 씹고 있는 Betel nut(구장씨)는 구강암의 강한 발암 물질이며, 인도에서 구강암의 발생률은 매우 높다. 방사선 노출은 갑상선암 및 육종과 관련되어 있다. HPV 등의 발암성 바이러스는 편평 세포에서 암을 일으키는 것으로 알려져 있다. EBV는 비인두암과 Burkitt 림프종과 관련되어 있다. 니켈, 크롬 등의 중금속과 hardwood dust는 직업성 발암 물질이다. 심한 만성 충치도 구강암의 원인으로 추측된다.

유전 인자도 중요한 발암 인자이다. 수질성 갑상선암(medullary thyroid cancer)과 관련된 다발성 내분비 종양은 특정 유전자 돌연변이로 유발되는 유전병이다.

표 1. 두경부암 분류
편평상피암
림프종(호지킨 vs 비호지킨)
샘암종
선양낭성암종
갑상선암(여포암, 유두암, 수질암, 역형성암)
육종

두경부암의 전암성 병변

두경부암은 원발성으로 발생하는 경우도 있으나 상당 부분은 전암성 병변이 암 발생 이전부터 오랜 기간 존재한다. 이런 전암성 병변은 오랜 기간 발암성 물질에 노출됨으로써 발생한다. 이형성은 세포 구조와 편평 상피 구조의 변화를 지칭하는 병리학 용어로 암으로 변화될 수 있는 병변이다. 이형성은 경증, 중등증, 중증 이형성부터 carcinoma in situ까지 포함한다. 이형성의 치료는 병변의 크기, 중증도, 부위에 따라 달라진다. 생활 습관 변화가 매우 중요하다. 발암성 물질 노출이 없어진다면 이형성도 없어질 것이다. 국소적인 전암성 병변은 수술을 통해 제거할 수 있다. 광범위한 이형성에는 방사선 치료를 사용할 수 있다. 구강 이형성에는 레티노이드(retinoid)를 사용할 수 있다. 새로운 진단적 구강 세척을 통해 전암성 병변 발견할 수 있다.

점막에 발생하는 백반증(leukoplkia), 홍반증(erythroplasia)은 전암성 병변이다. 이 병변은 표재성으로 발생하며 조직 검사를 통해 이형성의 병기를 결정하여야 한다.

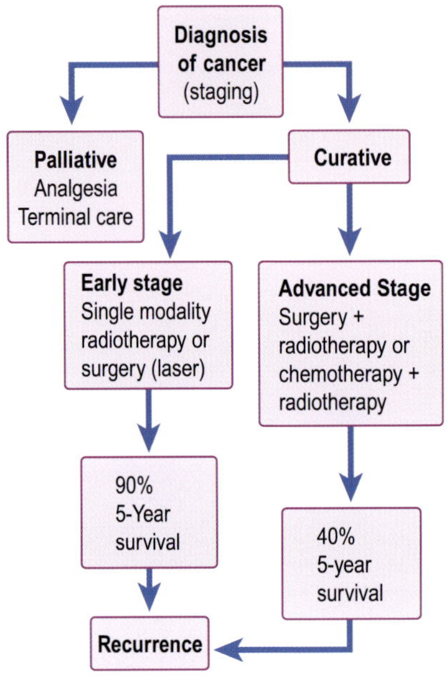

그림 1. **두경부암의 치료원칙.**

편평태선

구강의 침습성 편평태선은 암으로 진행할 수 있다(그림 5). 양성인 편평태선은 일반적으로 구강 점막과 혀에 대칭적으로 분포한다. 침습적인 형태가 설 기저부에 나타날 수 있다. 백반증과의 감별을 하고 편평태선의 형태를 파악하기 위해 조직검사를 반드시 시행하여야 한다.

치료 원칙

두경부암의 치료 방법

- 방사선 치료 ± 항암치료
- 수술적 제거
- 말기 치료

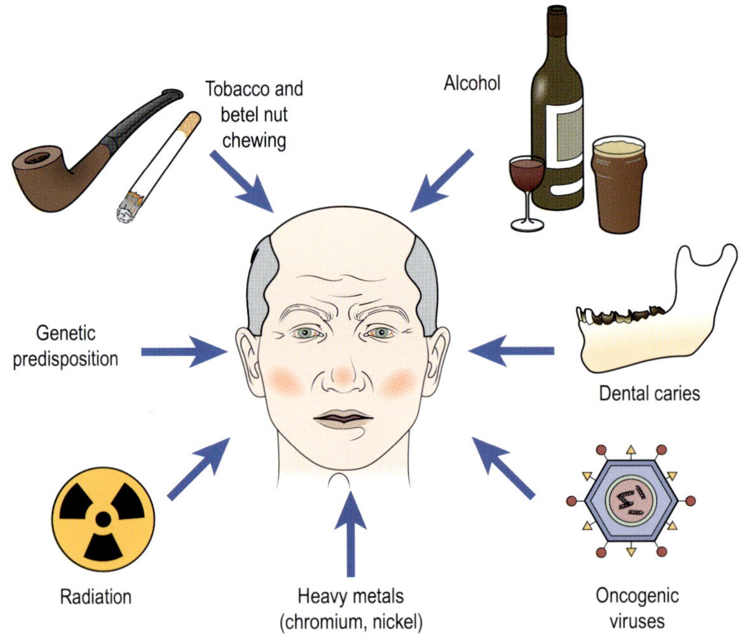

그림 2. **두경부암 발생의 원인인자.**

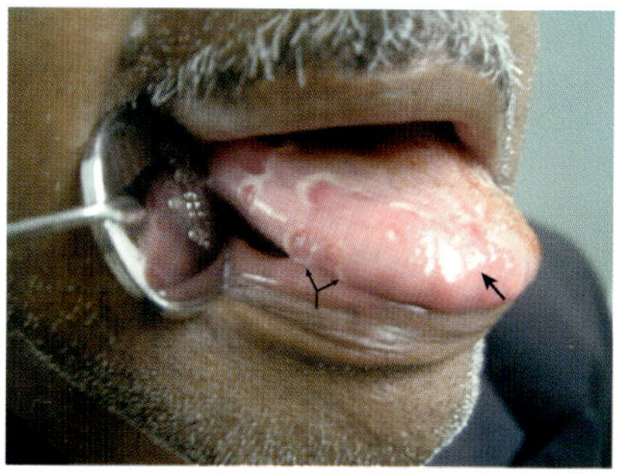

그림 3. **구강설의 백반증과 홍반증. 반대편 혀에 빈랑나무열매(betel nut)에 의한 염색에 주의해야한다.**

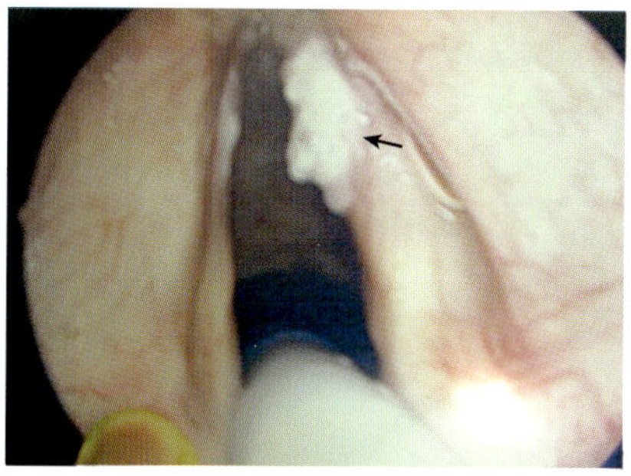

그림 4. **심한 흡연자에서 후두의 백반증. 우측 성대가 이형성표피에 의해서 영향을 받았다.**

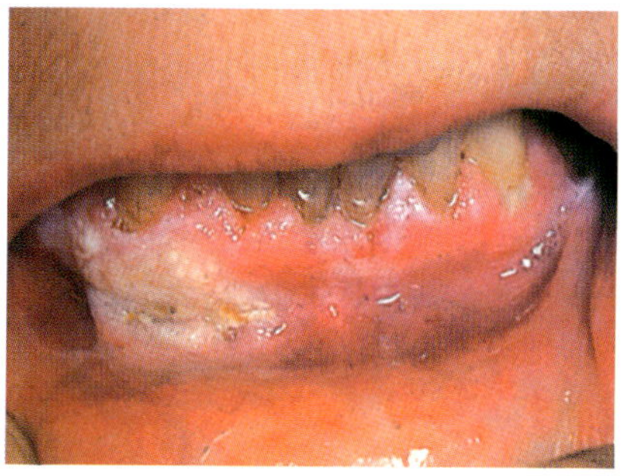

그림 5. **미란성 편평태선.**

치료방법은 진단, 조직학적 정보, 병변의 범위 등에 의해 결정된다. 대다수의 두경부암은 일차적으로 방사선 치료를 하고, 재발하거나 남은 병변에 대해 수술을 하는 형태로 치료한다. 말기 두경부암에 대해서는 대증적 치료를 하게 된다.

방사선 치료

방사선 치료는 세포 분열을 막아서 암을 파괴한다. 방사선은 엑스레이, 감마선, 베타선으로부터 나온다. 최근 중성자를 치료에 이용하였으나 결과는 좋지 않다. 방사선은 모든 조직에 흡수되므로 부작용을 최소화하는 것이 중요하다. 그러기 위해서는 방사선을 병변에 잘 국소화시켜야 되며, 방사선 선량을 잘 나누어 조사하여야 한다.

눈의 수정체와 척수는 방사선에 매우 민감하다. 따라서 신체검진과 CT, MRI 를 통해 방사선 조사 영역에서 반드시 제외되어야 한다. 방사선 조사 동안 두경부 영역을 움직이지 않도록 하기 위해 특별한 마스크를 제작하여 사용한다.

대부분의 환자는 정상 조직에서 방사선 반응을 경험하게 된다. 피부에서는 대부분 부작용이 발생한다. 점막에서는 홍반, 궤양 등의 부작용이 초기에 나타나며 경비위관 식이(nasogastric feeding)가 필요할 정도로 심한 경우도 있다. 칸디다 등의 진균 감염이 점막염을 일으키기도 하며, 전신 상태가 나쁜 경우에는 드물지 않게 발생한다. 예방적 진균 치료와 항염증 치료가 필요할 수 있다.

항암 치료

항암 치료는 단독 치료 요법으로는 잘 이용되지 않는다. 항암 치료는 말기암이나 수술이나 방사선 치료 이후 재발하거나 병변이 남아있는 경우 주로 이용되었다. 항암 치료를 방사선 치료와 함께 시행하였을 경우 방사선 치료 단독보다 생존율 향상이 있음을 보여주는 연구가 진행 중이다.

항암 치료의 주 부작용은 혈구 생성의 저하이다. 이런 부작용은 신기능 저하, 간기능 저하가 동반되었을 때 더욱 심화될 수 있다.

수술

수술적 제거는 외형적, 기능적 문제를 일으킬 수 있다. 이런 문제는 절제의 범위와 재건의 가능 정도에 따라 달라진다. 절제는 종양의 경계 2cm 이상 떨어져서 시행되어야 한다. 재건은 국소 피판, 유리 피판 등을 사용할 수 있다.

말기 치료

말기 암이나 재발 암의 경우 완치를 기대할 수 없는 경우도 있으며 치료를 통해 임종의 시기를 어느 정도 연장시킬 수 있다. 인간성을 보존할 수 있는 방법으로 임종을 맞기 위해 말기 치료가 필요하며 이는 환자에게 물리적, 정신적인 도움을 준다.

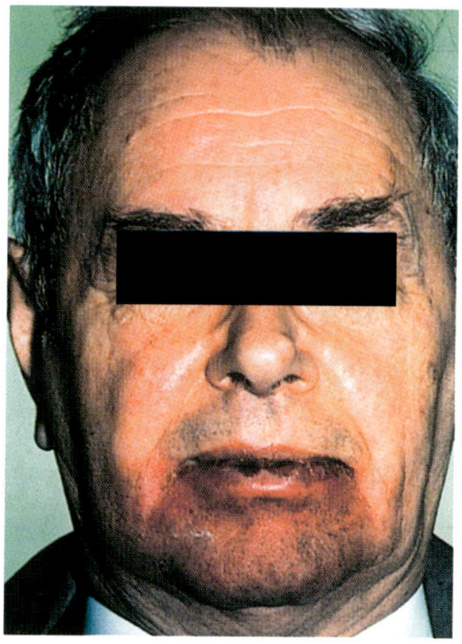

그림 6. **방사선치료 피부반응. 구순 점막이 심하게 궤양화되었다.**

핵심 포인트

- 두경부 악성종양은 흔치 않게 원격전이가 된다.
- 음주와 흡연은 두경부 악성종양 발생에서 가장 중요한 원인인자이다.
- 두경부의 모든 종양은 상기도 및 소화기에 원발성 악성종양의 과정을 확인하기 위한 모든 검사 이후에 조직검사를 시행해야 한다.
- 방사선 치료는 병변주위 정상조직의 민감도 때문에 제한된다. 특히 안구의 렌즈 및 척수에 대한 손상이 문제가 된다.
- 심한 방사선 반응이 일어나면 방사선 치료를 일시적으로 중단할 필요가 있다
- 항암치료제는 방사선 치료의 효과를 증대시키는 것처럼 보이지만 그 기능에 대해서는 아직 명확히 규명되어있지 않다.

경부 종괴 - 소개

면밀한 병력 청취와 신체 검진을 통해 많은 경부 종괴를 진단할 수 있다. 영상 검사, 내시경 검사, 조직 검사 등이 필요한 경우도 있다. 병변의 범위를 정확히 파악하지 않은 채 조직검사만을 시행하는 것은 옳지 않다. 정확하지 않은 조직검사는 전이성 경부 종괴를 가진 환자의 예후를 악화시킬 수 있다.

경부 종괴는 성인과 소아에서는 다르게 진단되어야 한다. 경부 종괴의 악성, 양성 진단에는 80:20 법칙이 적용된다. 성인에서는 전이성 경부 종괴가 쇄골 아래의 구조물로부터 기원할 수 있다.

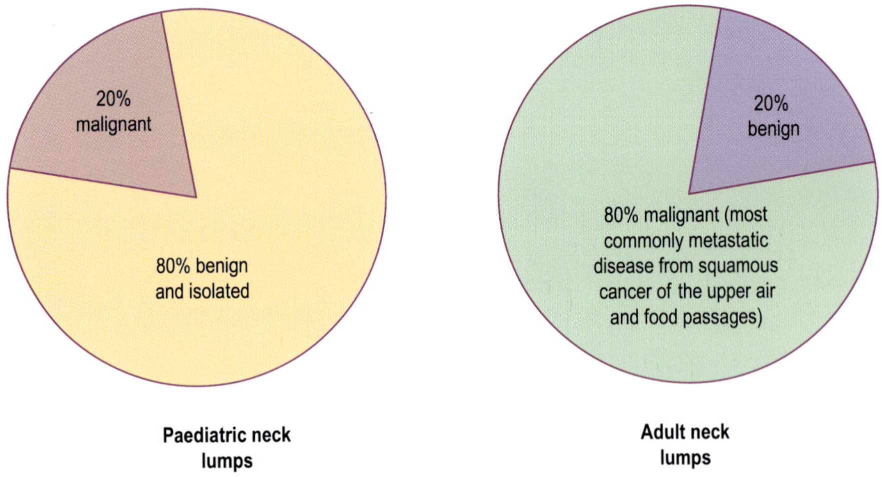

그림 1. **경부종괴에 적용된 80:20 법칙.**

표 1. **전이에 의해서 경부종괴를 일으킬 수 있는 쇄골하부위의 암종**	
폐	신장
유방	전립선
위	자궁
췌장	

표 2. **경부종괴에 적용된 20:40 법칙**

연령(세)	경부종괴의 가능한 원인
20세 미만	염증성 경부 임파선(예, 편도선염에 의한)
	선천성 병변(갑상설관 낭종, 새열낭종, 중심선 유피낭, 낭성 수종)
	림프종
20–40	침샘병변(결석, 염증, 종양)
	갑상선 병변(종양, 갑상선염, 고이터, 림프종)
	만성염증(결핵, HIV)
40세 이상	원발성 또는 이차성 암종

병력과 신체 검진

일반적인 병력 청취 외에 좀더 면밀한 병력 청취가 필요하다. 경부 종괴를 진단함에 있어 20:40 법칙이 유용하다(표 2).

통증은 진단에 유용한 단서이다. 림프절 등의 염증성 조직은 통증이 있다. 타석은 식사시의 반복적인 부종과 통증으로 나타난다. 새열기형, 갑상설관 낭종 등의 선천성 기형은 통증성 경부 종괴로 나타날 수 있다. 경부 종괴의 크기 변화 역시 중요하다. 담배와 술의 섭취 정도도 중요한 정보이다.

두경부암은 원발 부위에 따라 아래와 같은 증상이 동반될 수 있다.

- 연하 곤란(인두–식도)
- 발성 장애(후두, 하인두)

상부 소화기관의 종양성 병변이 이통으로 나타날 수 있으며 이통은 두경부암의 나쁜 예후 인자이다.

경부 종괴에서 체중 감소는 중요하며 악성 종양의 존재를 의미한다. 연하 곤란이 있다면 병변의 위치는 인두–식도 부위 등의 상부 소화기관이다. 특정 전신 증상이 경부 종괴의 원인에 대한 단서를 제공하기도 한다. 전신 쇠약은 림프종, 결핵의 특징이며, 밤에 발생하는 열, 소양증 역시 림프종의 특징이다.

두경부 전 부위를 검진하는 것이 중요하며 동반된 종괴를 찾기 위해 간, 비장, 액와부 등 상부 기도–소화기를 검진하는 것이 중요하다. 두피는 전이성 경부 종괴의 원발 부위로 간과하기 쉬운 부위이며 면밀한 검진이 필요하다. 경부 종괴의 좌우 방향, 경부 삼각에서의 위치 등 경부 종괴의 특징을 자세히 기술해 두어야 한다(그림 2). 이런 접근법은 경부 삼각에 위치해 있으며 병변

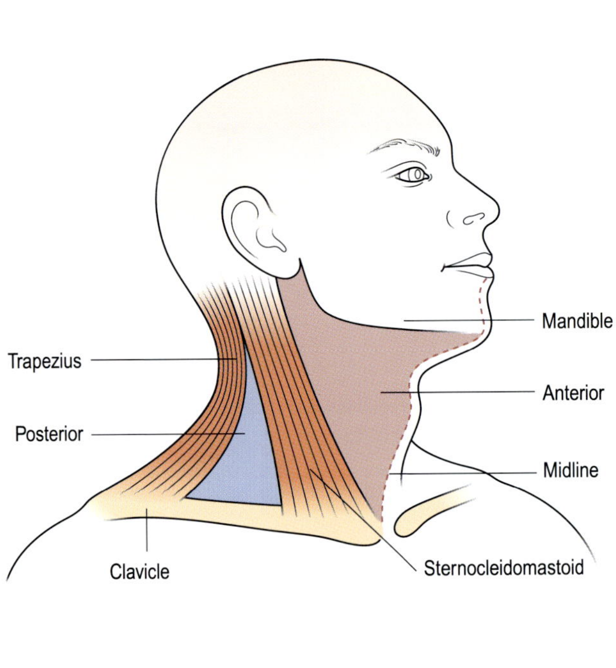

그림 2. **경부삼각.** 흉쇄유돌근은 경부를 2개의 삼각으로 나눈다. 전삼각은 임파선과 악하선, 이하선 미부, 경동맥 분지를 포함하고 후삼각은 임파선과 부신경을 포함한다.

을 만들 수 있는 구조물을 다시 파악하는데 도움이 된다. 중앙부에 위치한 경부 종괴는 갑상선에서 기원한 경우가 많다. 비인두암은 후경부 삼각의 편측 혹은 양측 전이성 림프절 결절을 나타낸다. 쇄골 상부의 단독 종괴는 쇄골 아래에서 기원한 전이성 병변이다(표 1).

다발성 경부 종괴는 대부분 림프절이다. 특정 부위에 몰려있기는 하나, 경부 좌우측에는 각각 100개 이상의 림프절이 있다(그림 3).

경부 종괴의 촉진을 통해서 경동맥체의 종괴 등에서 나타나는 박동을 촉진할 수 있는데, 이 박동이 경부의 동맥에서 오는 것인지 구분하는 것이 중요하다. 박동성 종괴는 이상음(bruit)이 들리는지 청진해 보아야 한다.

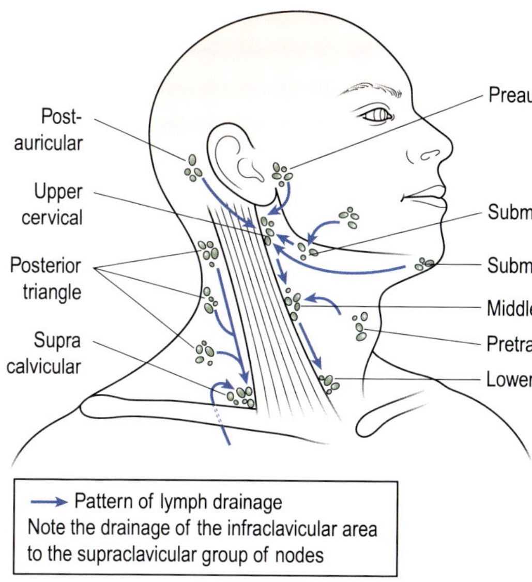

그림 3. **경부에서 임파선의 분포 및 배출경로.**

검사

최소 아래와 같은 검사는 반드시 하여야 한다.

- 혈구 계산(CBC, complete blood cell count)
- 적혈구 침강 속도(ESR, Erythrocyte sedimentation rate)
- 흉부 촬영

경부 종괴의 조직 검사

경부 종괴의 진단에서 조직 검사는 중요하며, 충분한 검사를 통해 다른 원발 부위의 병변을 제외시킬 수 있을 때 시행하여야 한다. 조직 검사에는 세포학적 검진을 위한 세침 흡인 검사도 포함된다. 전신 마취 하에 상부 기도, 식도 검진도 필요하며 세침 흡입 검사와 전신 마취 하의 검진이 모두 음성으로 나올 경우, 경부 절제술을 진행할 준비를 하여 절제 조직 검사를 시행하여야 한다. 이런 준비를 하여야 절제부위 피부로의 암의 전파를 막을 수 있다.

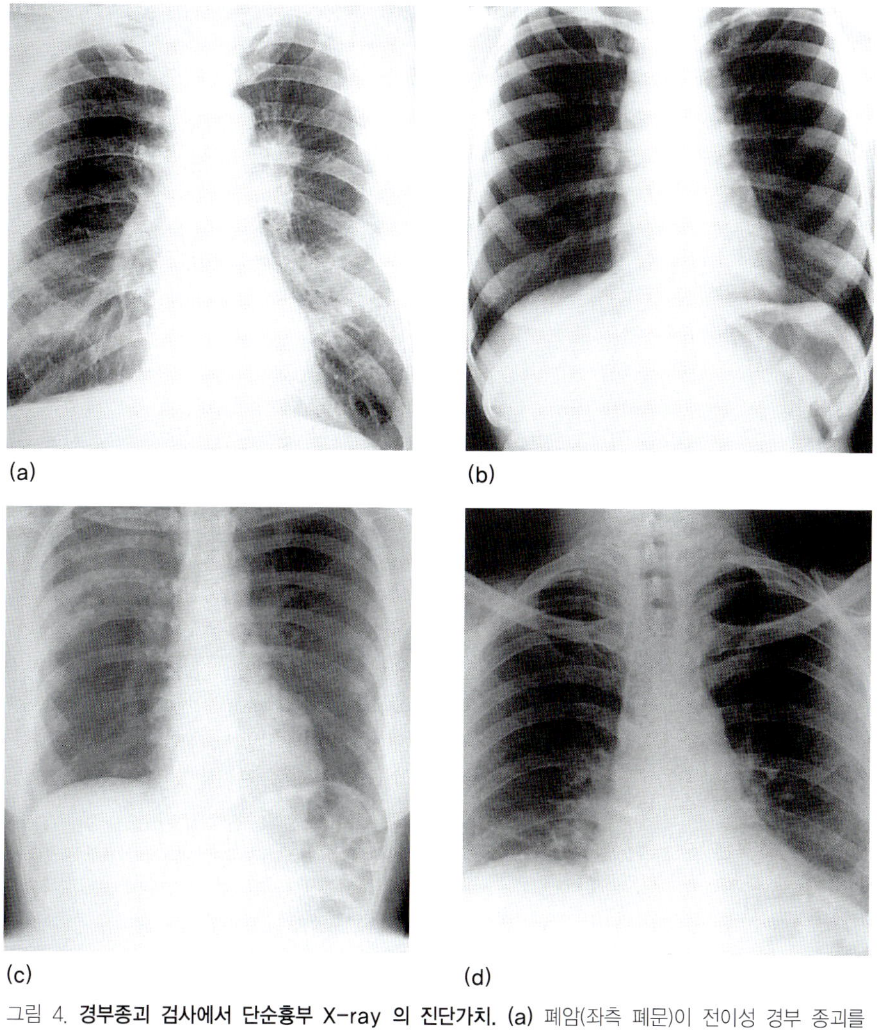

그림 4. **경부종괴 검사에서 단순흉부 X-ray 의 진단가치.** **(a)** 폐암(좌측 폐문)이 전이성 경부 종괴를 형성했다. **(b)**경부 림프종은 자주 흉부병변과 관련되어있다(확장된 종격). **(c)** 폐결핵(우측 첨부)과 경부 결핵은 현재는 드물다. **(d)** 우측 흉부 늑골이 경부 병변으로 오인되었다.

핵심 포인트

- 상기도 및 식도에 대한 이비인후과적 검진없이 경부 종괴에 대한 조직검사를 시행해서는 안된다.
- 경부 종괴의 진단에 있어서 80:20 퍼센트와 20:40대 연령의 규칙을 기억해야 한다.
- 전이성 경부종괴, 특히 샘암종의 경우 쇄골하 부위에 대한 검진을 잊어서는 안된다.
- 침샘 및 갑상선을 촉진하고 위로 지나가는 혈관의 잡음을 들어야 한다.
- 다발성 경부 종괴는 거의 확실히 임파선이다.
- 미세 침흡인세포법은 진단에 도움이 된다.
- 악성종괴가 의심되고 경부종괴에 대해서 절개생검을 시행해서는 안된다. 이식의 위험이 있다.
- 어린이에서 쉽게 만져지는 임파선은 정상이다.
- 림프절병증의 원인으로 HIV 감염을 간과해서는 안된다.

경부 종괴 – 소아

소아(20세이하)에서는 경부 종괴의 대부분은 양성으로, 흉쇄유돌근 앞쪽 전경부 삼각에 위치한다. 후경부 삼각에 위치할 경우 악성일 가능성이 높다. 진단시 80:20 법칙이 중요하다.

진단 및 기술을 위해 경부 종괴는 중앙, 측경부 등 위치에 따라 기술된다.

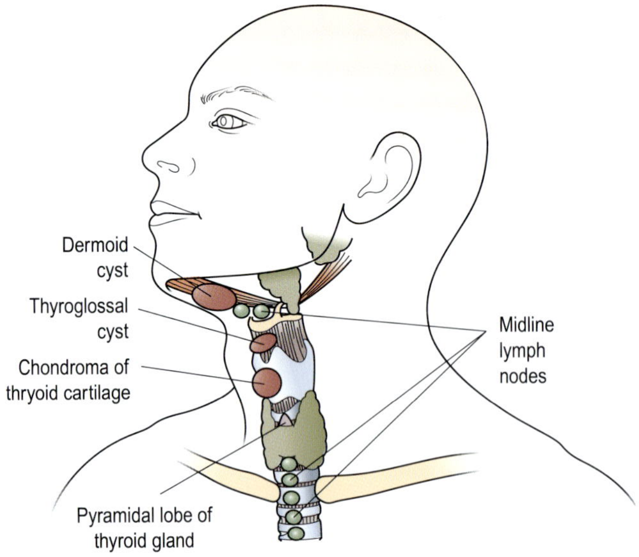

그림 1. **소아연령대에 중심선에 발생하는 경부종괴의 원인.**

정중선 경부 종괴

갑상설관 낭종

소아에서 정중선에 발생하는 가장 흔한 종괴는 갑상설관 낭종이다. 태생학적으로 낭종은 혀에서 갑상선에 이르는 갑상설관의 주행 경로를 따라서 어디든 발생할 수 있다.

갑상설관 낭종은 설골 아래 쪽에 흔히 분포하며 연하시나 혀를 내밀 때 움직인다(그림 1, 2). 대부분의 낭종은 증상이 없으나 감염되면 부종과 통증이 동반된다. 치료는 낭종의 절제이며, 절제 시는 설골의 중앙부를 함께 절제하여 재발을 막을 수 있다. 혀의 근육 일부가 설관 뒤 쪽의 갑상설관 낭종과 함께 절제 된다.

유피 낭종

유피 낭종은 정중선의 턱 아래 부위 부종의 형태로 나타난다. 유피 낭종은 태아의 융합선을 따라서 나타나는 유피 조직의 잔여물이다. 유피 낭종은 표피로 둘러싸여 있고 머리털, 이빨, 각질을 지니고 있다. 연하시나 혀를 내밀어도 움직이지 않는다. 유피 낭종의 치료는 수술적 제거이다.

기타 종괴

갑상설관 낭종, 유피 낭종 이외에 소아의 정중선에서 발생하는 종괴는 드물다. 후두의 연골 부위에서 발생하는 연골종은 촉지하기 힘들며 연하시 움직인다. 치료는 수술적 제거이다. 드물게 갑상선의 피라미드엽이 정중선의 종괴로 나타나기도 한다. 초음파나 동위원소 스캔이 원인을 밝혀 줄 수 있다. 정중선에 있는 림프절이 감염이나 암으로 커지는 경우도 있다.

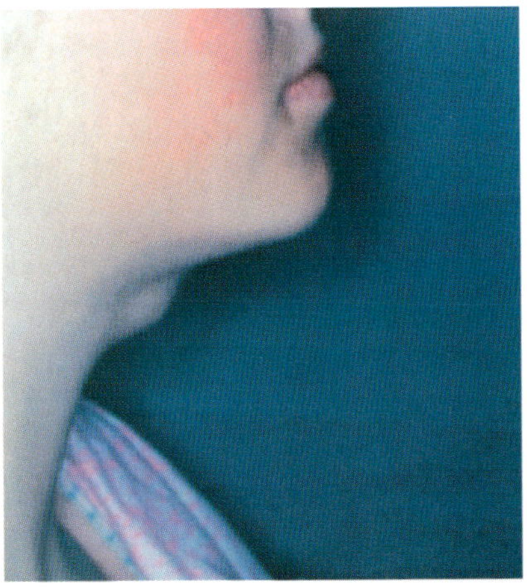
그림 2. **갑상설관 낭종.**

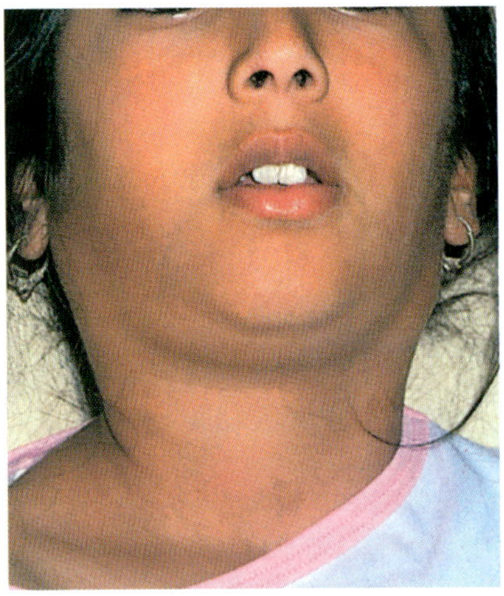
그림 3. **유행성 이하선염에 의한 양측 이하선 종창.**

측부 경부 종괴

염증성 종괴

소아의 측부 경부 종괴의 가장 흔한 원인은 감염으로 인해 커진 림프절이다. 감염 후 동통성 림프절 종대가 동반된다. 소아에서 다발성의 무통성 림프절은 흔한 현상이다.

피부, 두피, 구강, 구인두, 비인두 등 두경부의 감염 원발 부위에 대한 세심한 검진이 필요하다. 가장 흔한 감염 부위은 상부 호흡기, 편도, 치아이다. 감염된 림프절은 원발 부위의 감염이 치유됨에 따라 빠르게 회복된다. 림프절 종대가 지속될 경우 재검진이 필요하다.

유행성 이하선염(Mumps)

유행성 이하선염 바이러스로 인한 이하선의 종창은 매우 흔하다. 보통 양측성으로 발생하나 편측에서만 발생하는 경우도 있다. 환아는 전신 쇠약감, 발열 등의 전신 증상을 나타낸다. 드문 경우에 있어 고환염, 뇌염이 동반되며, 대증적 치료를 시행한다.

결핵

경부 림프절에서의 결핵은 드물다. 결핵성 림프절염은 다발성, 융합성으로 나타나며, 분비물이 나오기도 한다. 대부분의 경우는 폐결핵과 관련되어 있다. 조직학적 진단을 위해 림프절 조직 검사가 필요할 수 있다. 치료는 결핵약 복용이다.

선천 기형

대부분의 단발성 측부 경부 종괴는 선천성 기형이다.

표 1. 소아에서 측경부 종괴의 원인	
감염성	경부 임파선염
	유행성 이하선염
	결핵
선천성	새열낭종
	케모덱토마
	낭종성 하이그로마
	혈관종
신생물	
원발성	림프종
	신경모세포종
	이하선암
	횡문근육종
이차성	전이– 비인두

새열 낭종

새열 기형이 새열 낭종으로 발전하는 것은 흔하지 않다. 제 1 새열 낭종은 흔하지 않으며, 이주 앞쪽에 위치한다. 새열 낭종은 흉쇄유돌근 앞쪽 전 경부 삼각에 흔히 위치하며, 발생 원인은 림프절의 낭성 퇴화로 추측된다. 이 조직들의 대부분은 림프절 조직들로 경계 지워지기 때문에 상기도 감염시 종창과 동통이 동반된다. 제 2 새열 누관이 위치하는 곳을 통해 인두로 연장되어 있는 경우도 있는데 이 경우 낭종과 함께 절제하여야 한다.

낭성 수종(cystic hygroma)

낭성 수종은 림프절의 기형으로 측경부 종물의 형태로 나타난다. 부드러우며 불규칙한 경계를 가지며 태어날 때부터 존재한다. 전형적으로 낭성 수종은 울거나 발살바 동작을 할 때 커진다. 빛을 비추면 빛이 투과된다. 대부분의 낭성 수종은 계속 커지기 때문에 기도를 누르기 전에 제거해주어야 한다. 낭성 수종은 안면 신경이나 경동맥을 감싸고 있는 경우가 많아 절제가 어렵다.

화학감수체종과 혈관종

화학감수체종은 매우 드문 양성 종양으로 경동맥이 갈라지는 곳의 경동맥 구에서 발생한다. 화학감수체종은 박동성이며 청진기를 통해 이상음(bruit)을 들을 수 있다. 촉진을 통해 측면에서의 움직임을 감지할 수 있으나, 수직 방향으로의 움직임은 감지되지 않는다. MRI를 통해서 확진할 수 있다. 젊은 환자에서는 수술적 절제가 필요하나, 노인의 경우, 종괴가 매우 천천히 자라며 전이의 가능성이 낮기 때문에 특별한 치료 없이 지켜보기도 한다.

혈관종은 신생아기에 발견된다. 매우 드물며, 아이가 성장하면서 사라지는 경우도 있기 때문에 병변이 커지거나 증상이 있을 경우에만 치료가 필요하다.

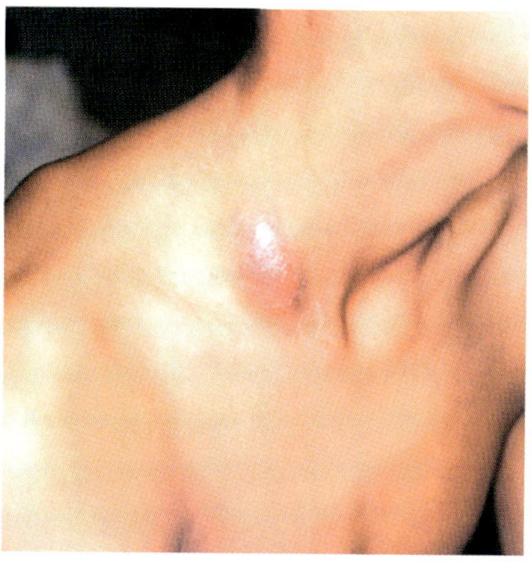

그림 4. **결핵성 임파선에서 피부를 통해서 나오는 분비물.**

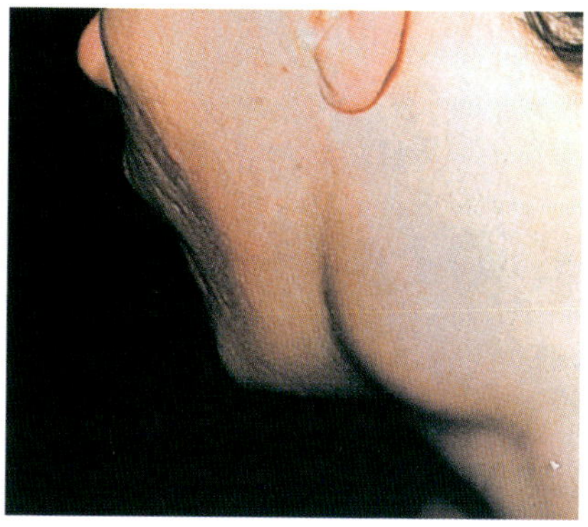

그림 5. **새열낭종에 의한 측경부의 종창.**

종양

종양은 보통 경부의 원발성 암으로부터 발생하나, 비인두암의 경부 전이가 단발성 경부 종괴로 나타나는 경우도 있다.

호지킨 림프종은 흔한 편이며 편측의 단발성 경부 종괴로 나타날 수 있다. 조직학적 확진 후에 병기 결정을 위한 검진이 필요하다. 치료는 국소 병변의 경우 보통 방사선 치료를 하며 전신 병변의 경우 항암치료를 한다.

더 드문 원발 종양으로는 이하선 암, 횡문근육종, 신경아세포종이 있다.

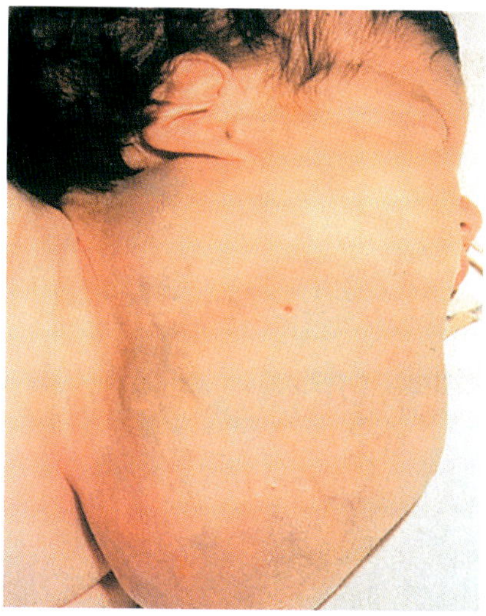

그림 6. **신생아에서 경부의 큰 낭종성 하이그로마.**

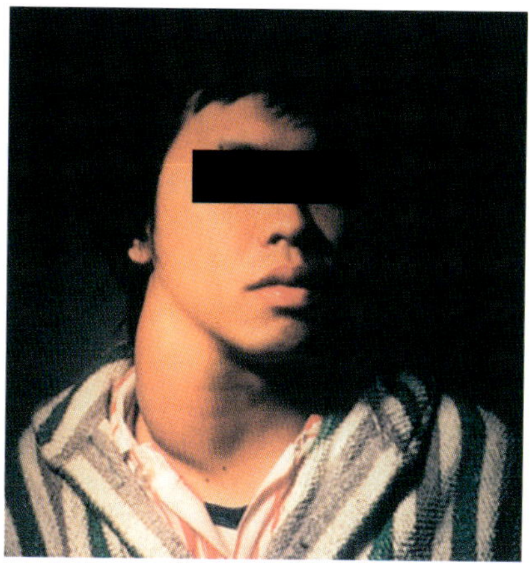

그림 7. **림프종에 의한 우측 경부의 종창.**

핵심 포인트

- 소아 경부종괴의 80%는 양성이고 경부 전삼각에 위치한다.
- 소아경부종괴의 20%는 악성이고 주로 경부 후삼각에 위치한다.
- 소아에서 가장 흔한 중앙선 경부종괴는 갑상설관 낭종이다. 종괴는 연하시와 혀의 돌출시에 움직인다.
- 소아에서 다발성 경부종괴의 가장 흔한 원인은 감염이고 다음으로 경부 임파선병증이다.
- 소아에서 측부경부종괴에서 가장 흔한 것은 새열낭종이다.

경부 종괴 – 성인

성인 경부 종괴의 대부분은 원발성 암이거나 상부 기도-소화기에서 전이된 편평상피세포암이다. 양성 종괴는 전체의 20%를 차지한다.

정중선 경부 종괴

갑상선 종괴

갑상선은 경부에서 갑상연골 높이의 정중선에 위치하는 내분비 기관으로, 좌우엽, 협부로 이루어져 있다. 갑상선 종괴는 흔한 병으로 전신적인 접근이 필요하다.

갑상선 종괴가 갑상선의 전반적 비대를 일으키는 고이터(갑상선종)인지, 단발성 결절인지 파악하는 것이 중요하며(그림 1, 2), 갑상선 기능 항진증, 저하증의 증상과 징후도 파악하여야 한다(표 1). 임상적 진찰을 통해 갑상선 종괴의 크기, 생리도 알아야 한다. 갑상선 비대는 기도를 압박하여 천명을 일으킬 수 있으며, 식도를 눌러서 연하 곤란을 유발할 수도 있다. 갑상선에 발생하는 흔한 질환으로는 갑상선염, 다발성 갑상선종, 여포성 선종, 갑상선암, 림프절종이 있다.

검사

혈액 검사를 통해서 갑상선 상태를 알 수 있다. TSH 검사가 일차 검사이다. 자가면역 갑상선 항체, 사이로글로블린(thylo-globulin)도 측정하여야 한다. 갑상선 결절의 세포학적 진단을 위해 세침 흡입 검사를 시행하여야 한다. 영상 검사로는 초음파가 일차 검사로서 이를 통해 갑상선 종대가 낭성인지 고형성인지 알 수 있으며, 다발성 결절이 있는지 알 수 있다. 초음파와 세침 흡입 검사를 통해 진단의 정확도를 높일 수 있다. 기도 압박이 있거나 흉골 뒤쪽으로의 연장이 있을 경우 CT를 촬영한다(그림 3).

치료

비정상적인 갑상선 기능 상태는 약을 통해 조절해야 한다. 결절성 갑상선 종대는 보통 갑상선엽 절제술을 통해 치료할 수 있다. 갑상선종이 압박 증상을 유발할 경우 전갑상선 절제술이 필요하다.

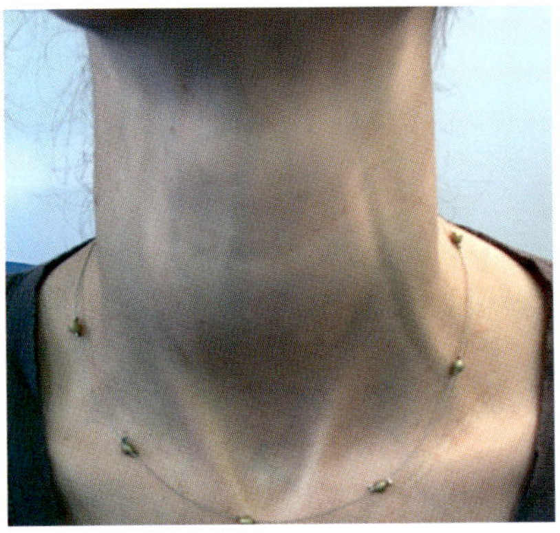

그림 1. **갑상선종(goiter)을 가지고 있는 여성(전반적 갑상선의 비대).**

표 1. **갑상선 병변의 증상 및 징후**

질병	증상	징후
갑상선 기능항진증	두근거거림 체중감소 불안 발한	빈맥(심방세동) 안구돌출증 진전
갑상선 기능저하증	피로감 체중증가 집중력 감소	서맥 눈썹의 소실

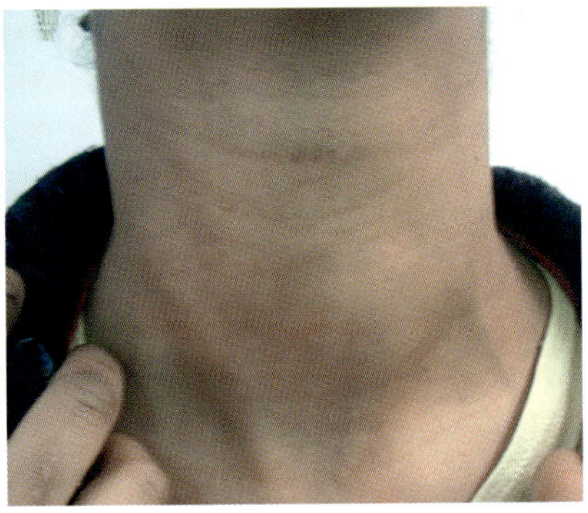

그림 2. **단일 좌측 갑상선 종괴를 가지고 있는 여성.**

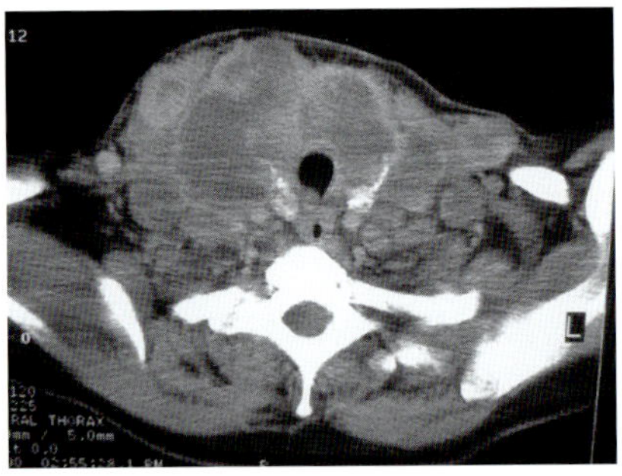

그림 3. **기도를 압박하는 거대 갑상선종의 경부 CT영상.**

갑상선암

갑상선암은 드물고 영국에서는 암의 1-2%를 차지한다. 대부분 갑상선의 단발성 결절로 나타나며, 단발성 결절의 10%만 암이다.

가장 흔한 갑상선암은 유두암, 여포암, 수질암, 역형성암이다. 치료 과정은 진단을 위한 침흡입검사, 영상검사, 병기 결정이다. 수술(전갑상선 절제수술) 후 방사성 요오드 치료를 시행한다. 역형성암이 아닌 경우 90% 10년 생존율을 기대할 수 있다.

기타 정중선 종괴

갑상설관 낭종, 유피 낭종, 갑상선 피라미드 엽의 돌출 등이 성인의 정중선의 경부 종괴의 원인이 될 수 있다. 이들은 다른 장에서 논의되었다.

측부 경부 종괴

종양

40세 이후 처음 발견된 경부 종괴는 전이성 암이 아님이 입증되기 전까지는 전이성 암으로 가정한 진단적 접근이 필요하다(표 2). 상부 기도-소화기관 암으로부터 기원한 경부 종괴는 매우 흔하며, 이들은 장기간 흡연과 음주를 한 경우가 많다. 흉쇄유돌근 상부의 종괴라 할지라도 쇄골 아래에서 전이된 암의 가능성을 항상 고려하여야 한다 (표 1, 90쪽).

편측의 무통성 이하선 종괴는 종양일 가능성이 높으며, 가장 흔한 원인은 양성 다형성 선종이다. 악성 이하선암은 통증을 유발하고 안면 신경을 침범하여 안면마비를 유발할 수 있다. 호지킨 림프종과 비호지킨 림프종은 처음에는 단발성 측부 경부 종괴로 나타날 수 있다. 그러나 병이 진행하면서 다발성 경부 종괴로 진행할 수 있다.

성인에서 신경능으로부터 기원한 종양은 측부 경부 종괴로 나타날 수 있으며, 경동맥체 종양, 미주 신경의 신경섬유종 등이 있다. 다발성 신경 섬유종증(커피빛 피부 착색, 피하, 신경 종양)은 von Recklinghausen 질환과 연관되어 있다.

표 2. **성인에서 측경부 종괴의 원인**

분류	상태
신생물	원발성암
	림프종
	신경원성(신경초종 케모덱토마)
	전이성암
	두경부 부위로부터의 임파선전이
감염성	선열
	HIV
	결핵
	이하선염(유행성이하선염)
자가면역성	쇼그렌증후군
기타	사르코이드증
	새열낭종
정상변이	2번경추의 가로돌기
	연장된경상돌기
	정상 늑골
	사행성 또는 죽상 경동맥

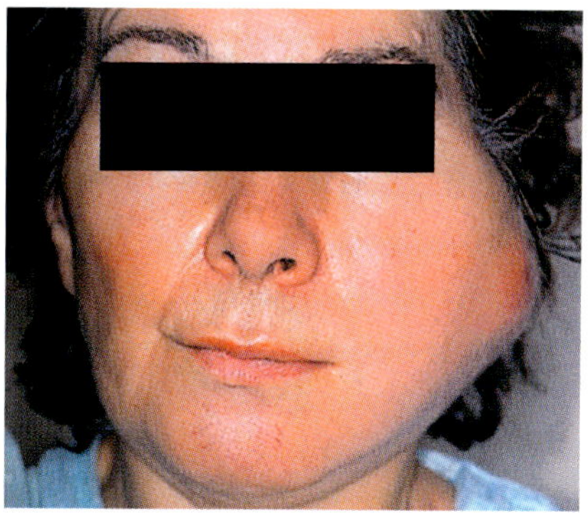

그림 4. **세균성 이하선염에 의한 편측 이하선종창.**

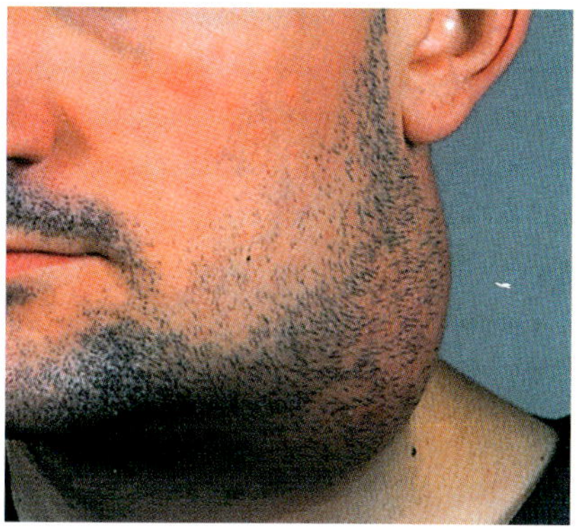

그림 5. **인두주위염증에 의한 외측경부의 종창.**

정상 변이

경부의 정상 골부, 연골부가 만져져서 종괴로 오인되는 경우도 있다. 제 2 경추의 측돌기는 흔히 촉지되고 심한 압력을 가할 경우 통증이 유발된다. 이런 증상은 한쪽에서만 나타날 수 있다. 경상돌기가 길어지고 골화되어 유양돌기에서 하악골 앞으로 진행할 때 촉지될 수 있다. 정상 늑골과 경부 늑골이 특별한 증상 없이 상쇄골구에서 만져질 수 있다. 마른 노인에서는 주행이 복잡하며 동맥경화증이 동반되어 있는 경동맥이 경부 종괴로 오인될 수도 있다. 이런 경우 박동은 없으나 이상음은 청취될 수 있다.

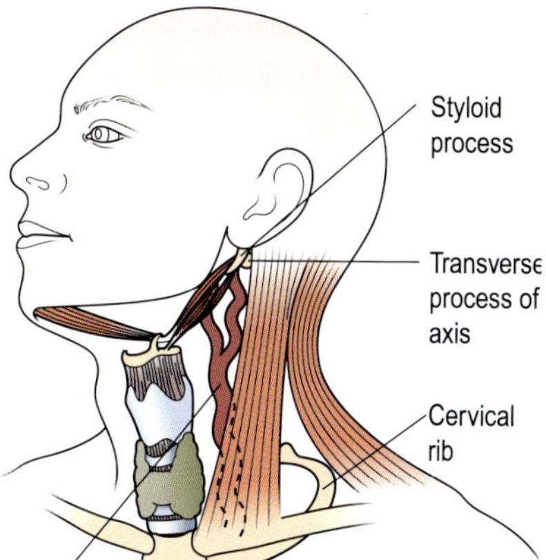

그림 6. **성인에서 측부 종괴로 오인될 수 있는 정상변이 구조물.**

염증성 질환

전염성 단핵구증(glandular fever, infectious mononucleosis)은 젊은 성인에서 흔한 감염으로 급성 편도선염처럼 인후통증, 경부 림프절 종대로 나타난다. 심한 경우 간·비장 비대증과 혈구 이상을 동반하기도 한다. 진단은 혈중 비정형 단구와 EBV 항체(Paul-Bunnell 혹은 Monospot 검사)를 통해 이루어 진다.

세균성 혹은 바이러스성 급성 이하선염은 경부 종대를 일으킬 수 있다. 구인두까지 연장될수 있는 심부엽까지 포함해서 이하선의 해부학적 경계만 제대로 파악된다면 진단은 비교적 명확하다. 흔히 치아나 구인두로부터 기원하는 인두주위 공간의 감염은 경부 종괴와 함께 심한 경부 종대를 유발한다.

경부 림프절 결핵은 유럽에서는 드물지만 개발도상국에서는 흔히 발생한다. 폐결핵이 동반되어 있지 않다면 확진을 위해 절제 생검이 필요하다.

쇼그렌 증후군 (Sjögren's syndrome)

쇼그렌 증후군은 구강 건조증, 안구 건조증, 류마티스 관절염, 경피증 등의 전신 면역 질환등의 3대 증상으로 이루어진 증후군이다. 림프구 침윤으로 인해 양측 이하선 종대가 나타나며 타액 생산이 줄어든다. 눈물샘에도 림프구 침윤이 나타나고 눈물 생성이 줄어들게 된다. 자가 항체가 말초 혈중에 발견된다. 구강 점막 조직 검사를 통한 조직학적 병기 결정이 진단에 필요하다.

인공 누액이나 타액을 이용한 대증적 치료를 시행하며 드물게 이하선에서 림프종이 발생할 수 있기 때문에 장기간의 추적 관찰이 필요하다.

기타 측부 경부 종괴

유육종증

경부 유육종증은 종격동의 병변 없이 발생하는 경우는 드물며 폐문(hilum)에 병변이 없는 경우 경부 림프절 조직 검사 통해 비건락 육아종을 확인함으로써 진단할 수 있다. 혈청 ACE inhibitor 상승도 진단적인 요소이다.

HIV 감염

HIV 감염은 선열과 비슷한 전구증상을 보인다. 지속적 림프절종 증후군(PLS)은 경부 림프절이 종창된 형태로 HIV 감염의 만성기에 나타난다.

핵심 포인트

- 갑상선 부위는 성인에서 가장 흔한 중앙선 종괴이다.
- 성인에서 가장 흔한 측부종괴는 전이성 악성 종양이고 주로 두경부영역에 원발부위를 둔 편평상피암이다.
- HIV의 급성 감염의 증세와 증후는 선열의 임상적 특징과 유사하다.

경부 종괴 – 악성 종괴의 처치

경부 종괴는 앞에서 논의된 경부 질환이 아니라 감염에 의한 림프절 혹은 림프종 또는 전이성 암일 가능성이 있다. 이런 경우 일반적인 처치 방법이 그림 1에 기술되어 있다. 검진과 영상 검사를 하고 두경부에서 원발 부위로 추측되는 곳에서 조직 검사를 시행하여야 한다. 원발 부위가 명확하다면 세침흡입검사가 진단에 많은 도움이 된다. 그렇지 않다면 종괴는 절제 생검을 하여야 한다. 그러나 절개 생검은 피부에 악성 세포를 퍼뜨려 예후를 나쁘게 할 수 있다.

림프절의 비대가 염증성인지 혹은 림프종인지 감별하는 것은 적절한 치료를 가능하게 하고, 병기 결정을 통해 궁극적인 치료 방침을 결정하게 해준다.

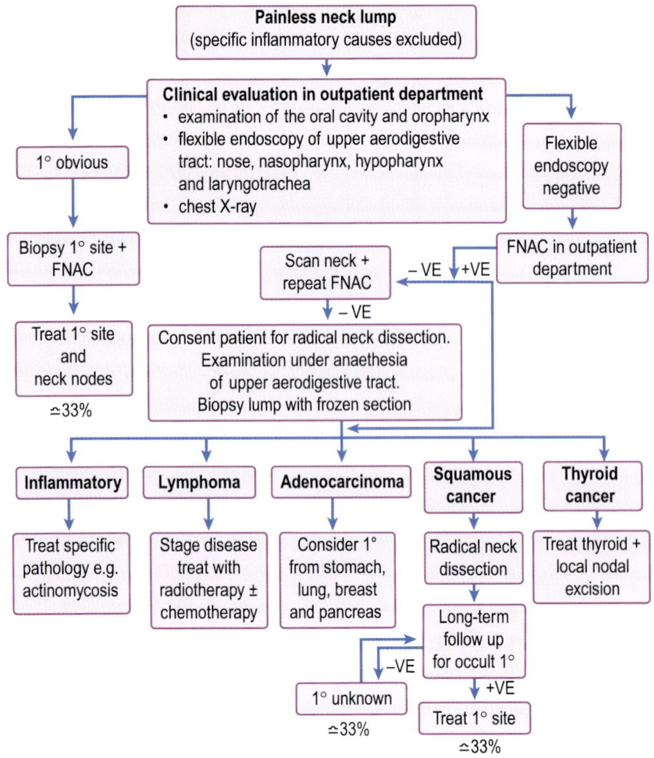

그림 1. **단일성 경부 종괴의 처치.**

전이성 경부 림프절

전이성 경부 림프절은 임상적으로 추측되고 UICC/AJC 기준에 따라 분류된다. 분류가 임상적 검진에 의해 결정되므로 검진자에 따라 다를 수 있다. 그리고 촉진되는 림프절이 전이성 암인지 감염으로 인해 커진 것인지 판단하기도 어렵다. 분류는 N1에서 N3으로 갈수록 예후가 나빠짐을 의미한다. 최근 연구결과에 따르면 단지 촉진되는 림프절의 존재보다는 경부 전이성 병변의 위치가 더 좋은 예후인자이다. 아래쪽에 위치한 경부 병변일수록 예후가 나쁘다. 쇄골상부 림프절 병변은 5년 생존율이 가장 나쁘다.

전이성 림프절의 치료는 두경부에 있는 원발 부위나 멀리 떨어져 있는 원발 부위가 발견되는지에 따라 크게 좌우된다. 전이성 경부 병변에 대해서는 일반적으로 근치적 경부 절제술 같은 수술이 필요하다. 이 수술은 전척추근막과 활경근 사이의 전, 후삼각 안의 림프절을 포함한 모든 구조물을 제거하는 수술이다. 잠재되어 있거나 작은 림프절 전이 혹은 진행성 병변의 대증적 치료를 위해 방사선 치료를 이용하기도 한다.

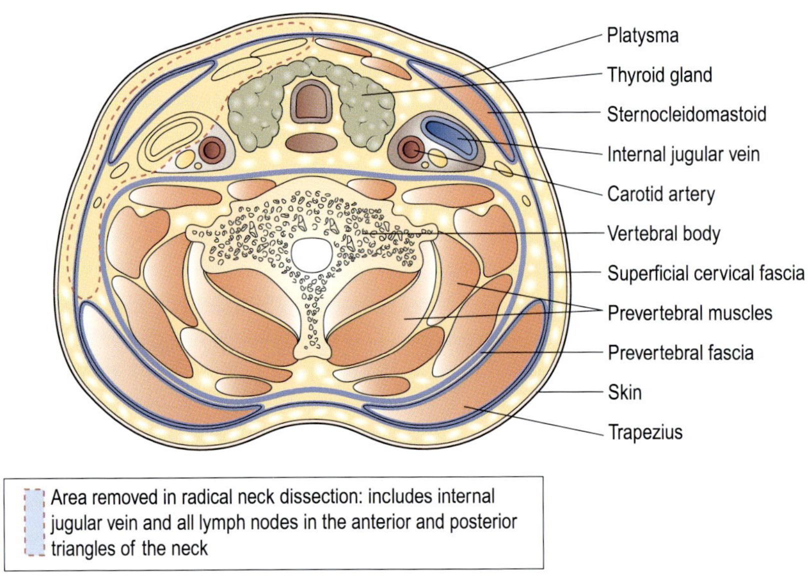

그림 2. **전이성경부 병변에서 근치적 경부절제술의 원칙.**

N0 : 임상적으로 림프절 전이가 없는 경우

전이성 질환에서 림프절이 만져지지 않는 경우 "숨은 림프절(occult nodes)" 라고 부른다. 두경부에는 림프절 공급이 풍부한 부위가 있고, 이런 부위는 림프절 전이가 있을 가능성이 높다. 따라서 예방적으로 근치적 경부 절제술을 시행하는 것이 논리적으로 보이나 이런 수술은 이득이 크지 않다. 적응증이 되는 환자에 대해서만 예방적 방사선 치료를 하는 것이 경부 질환의 재발을 방지하고 치료의 침습성을 줄일 수 있다.

표 1. **전이성 암에 의한 국소림프절의 분류**

분류 (UICC/AJC)	임상적 접근
N0	촉진되는 림프절이 없음
N1	편측의 이동성 림프절
N2	반대편의 혹은 양측의 이동성 림프절
N3	고정성 림프절

표 2. **전이가능성이 높은 원발성암의 부위**

이상와
설근부
후두 성문상부
입바닥
비인두

N1 : 편측에서만 림프절이 만져지는 경우

N1 전이성 병변은 원발성 부위를 아는 경우와 모르는 경우로 나누어 진다.

N1, 원발성 부위를 아는 경우

이런 경우 전이성 경부 병변의 치료는 원발 부위를 고려하여야 한다. 치료는 1차적 방사선 치료 혹은 1차적 수술이다. 경부 림프절 전이를 동반한 진행성 후두암에서는 근치적 경부 절제술과 후두 수술을 시행할 수 있다. 하지만 경부 림프절 전이를 동반한 비인두의 편평세포암에서는 방사선 치료를 시행한다.

만약 방사선 치료로 경부 질환을 치료하는데 실패하면 경부 절제술을 시행할 수 있다. 3cm 이상 되는 경부 림프절은 방사선 치료로는 치료되지 않기 때문에 일차적으로 수술적 치료를 시행하여야 한다. 갑상선암으로부터의 경부 전이는 전형적인 경부 절제술을 시행하기보다는 국소적인 림프절 절제술을 시행한다.

N1, 원발성 부위를 모르는 경우

림프절의 조직학적 형태가 원발 부위가 어디일지에 대한 정보를 제공해 준다(표 3). 쇄골 상부 전이성 림프절은 쇄골 하부의 원발 부위에서 기원한 경우가 많다.

발견 당시 원발 부위를 모르던 경우의 1/3은 원발 부위가 후에 밝혀진다. 장기간의 추적 관찰을 하면 또 다른 1/3도 원발 부위가 밝혀진다. 그러나 나머지 1/3은 원발 부위가 밝혀지지 않는다.

표 3. **잠복원발암–악성 림프절의 조직이 원발부위를 정하는데 도움을 주는방법**

악성림프절의 조직소견	가능한 악성원발부위
편평상피암	비인두, 편도, 설근부, 후두 성문상부, 입바닥, 이상와, 후윤상부
선암종	쇄골하 영역 기관지, 위, 유방 소장, 신장, 전립선, 자궁 두경부 영역 사골동, 갑상선
미분화암 또는 역형성암	면역세포화학염색에 의해서 림프종 제외 암부위 상부를 고려

N2 : 양측 림프절 전이

양측 경부 림프절 전이의 경우 예후가 매우 나쁘다. 이런 경우는 설기저부암, 하인두암에서 잘 발생한다. 이런 경우 적극적인 치료를 할 것인지 대증적인 치료를 할 것인지 잘 판단하여야 한다. 양측 경부 절제술은 내경정맥을 하나라도 보존하기 위해 한번에 시행하여야 한다. 내경정맥을 결찰할 경우 두개내압이 상승하게 되고 반대편마저 결찰할 경우 두개내압은 더욱 더 상승한다. 두개내압 상승과 관련된 사망률은 근치적 경부 절제술을 교정함으로써 예방할 수 있다.

N3 : 고정된 림프절

림프절의 고정은 주관적인 검진 소견으로서 림프절이 크거나 혹은 림프절을 둘러싸고 있는 피막을 림프절이 뚫고 나가 주위 조직을 침습하여 고정된다. 이런 경우는 드물지만 반드시 수술적 제거의 금기는 아니다. 피부에 고정된 경우는 피부를 함께 절제하고 국소 피판이나 유리 피판으로 복구하여야 한다. 경동맥을 침범한 경우 경동맥을 절제하고 정맥을 이식할 수 있다. 두개저나 팔신경 얼기에 림프절이 고정된 경우에는 더 이상의 완치를 위한 치료는 불가능하며 말기 임종 치료를 준비하여야 한다.

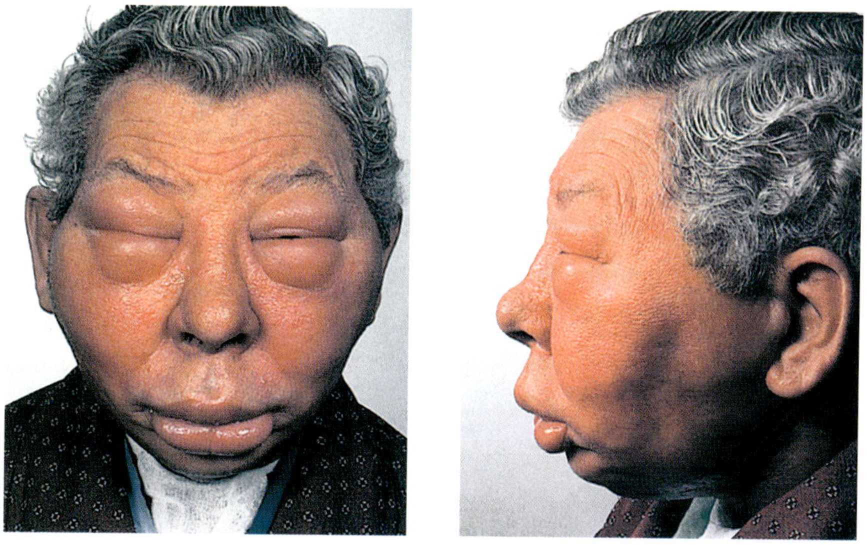

그림 3. **두경부의 심한부종.** 수년전에 반대측 수술을 시행했었고 근치적 경부절제술 시행할 때 내경정맥을 결찰한 이후에 발생함.

핵심 포인트

- 경부 측면이 부었을 때 가장 흔한 원인은 림프절의 비대이며, 이는 대부분 염증성, 림프종 혹은 전이성암이다.
- 악성 경부 종괴의 가장 흔한 원발 부위는 두경부의 편평세포암이다.
- 전이성 선암, 특히 아랫쪽 경부에 존재하는 림프절의 경우는 쇄골 아래에 원발 부위가 있을 가능성이 있다.
- 조직검사 도중 암세포의 파종(implanting)을 방지하기 위해서 절개 생검이 아닌 절제 생검을 시행하여야 한다.
- 원발암을 알고 있는 경우, 잠재성 전이 림프절은 만져지지 않지만, 이를 조절하기 위해 예방적 경부 방사선 치료를 고려해야 한다.
- N1인 경우는 원발 부위와 함께 치료해야 한다. 만약 원발 부위를 모르는 경우에는 철저하게 조사하고 추적 관찰을 지속하면 60% 에서 원발 부위가 드러난다.
- 악성 경부 종괴에 대한 표준 수술은 근치적 경부 청소술(radical neck dissection)이다.

후두암

대부분의 후두암은 즉각적인 목소리 변화를 일으킴에 따라 조기에 진단할 수 있으며 호흡 곤란의 증상은 비교적 늦게 발현된다.

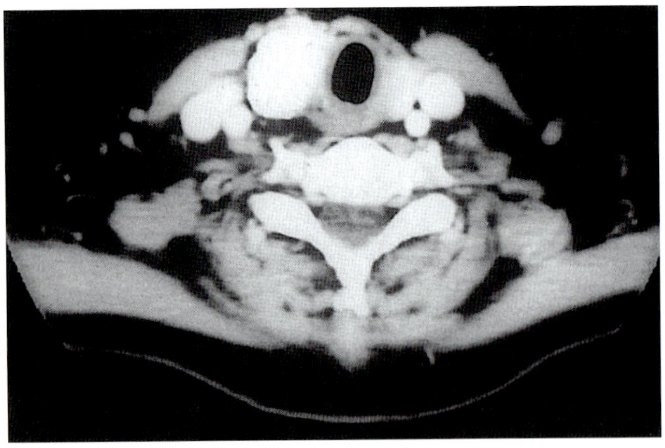

그림 1. **거대한 윤상 연골종의 CT 소견.**

후두 양성 종양

후두 양성 종양은 비교적 드물며, 가장 흔한 형태는 소아의 양성 혈관종과 호흡기 유두종이다. 양성 연골 종양 역시 드물며 윤상 연골에 주로 발생한다. 점진적으로 기도, 특히 성대하부가 좁아지며 호흡곤란과 흡기성 천명음을 유발한다. 연골종은 단순 X선 촬영이나 CT를 통해서도 진단이 가능하다. 매우 천천히 자라기 때문에 보존적 수술이 최선의 치료 방법이다.

과립세포종(granular cell myoblastoma)은 이름과 달리 근육세포가 아닌 슈반 세포로부터 기원한다. 종양은 성대에 국한되어 존재하기 때문에 음성 변화를 일으킨다. 조직학적으로 편평 상피 세포암으로 오인될 수 있다. 의료진이 이 사실을 잘 파악하고 있다면 단순 내시경 절제로 치료할 수 있다.

화학감수체종은 후두에서 발생하며 종종 연하 곤란을 일으키는 동통성 병변으로 나타난다. 조직학적 검사를 통해서 진단되며, 대부분은 보존적 수술로 치료한다.

후두 악성 종양

후두 악성 종양은 대부분 편평 세포암이며, 선암, 선양낭성암종, 육종, 림프종은 극히 드물다.

후두의 우상암(verrucous carcinoma)은 특별한 경우로 육안으로는 악성으로 보이나 현미경적으로는 양성의 양상을 띈다. 그러나 조직 검사를 면밀히 시행할 경우 악성의 양상을 파악할 수 있으며 방사선 치료를 시행한다.

후두 악성 종양의 특징은 다음과 같다(표 1). 후두는 성문상부, 성문, 성문하부, 3부분으로 나뉘어지며 원발 부위에 따라 치료를 논의하는 것이 유용하며 후두 악성 종양의 흔한 증상이 그림 2에 기술되어 있다.

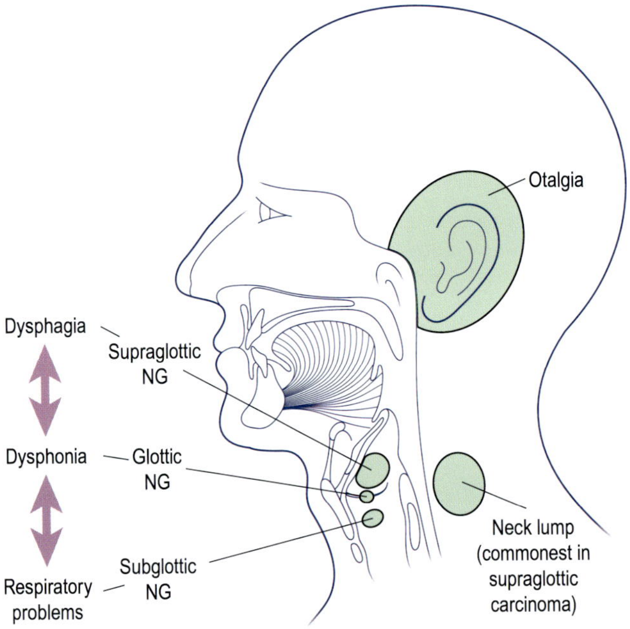

그림 2. **후두암의 증상.** 후두암의 가장 흔한 증상이 도해되어있다. 종괴의 성장은 주위조직으로의 파급 또는 전이에 의해서 추가적인 증상을 일으킨다.

T1s – 상피내 암종

T1s는 침습적 악성 종양의 전단계로 조직학적으로 악성 종양이 기저막을 파괴하지 않은 상태이다. 병변은 미세 기구나 CO_2 레이저를 이용하여 제거한다. 레이져 광선에 의해 기화해버리기 전에 모든 병변은 조직 검사를 시행하여야 한다.

표 1. **후두암의 원발부위의 분류**

명칭	기술
T1S	상피내암종
T1	한곳에 국한된 암종
T2	두곳에 암종, 그러나 운동성 성대
T3	성대고정
T4	후두를 벗어난 암종(예, 갑상선, 혀, 하인두)

성문 상부 암

성문 상부 종양은 후두개의 하부, 가성대, 피열 연골, 실(ventricle)을 침범한다. 림프절 공급이 풍부하기 때문에 림프절 전이가 흔하다.

임상 양상

성문 상부 암은 확장되어 나갈 공간이 충분하므로 비교적 늦게 발견된다. 음성 변화는 진행된 임상 양상이며 연하 곤란, 호흡 곤란, 경부 림프절 전이 등이 나타난다.

MRI, CT 등으로 암의 경계를 알 수 있다. 후두경 검진은 병변의 범위를 알 수 있게 해주며 조직 검사를 통해 암을 확진할 수 있다. 전이 경부 림프절이 없는지 철저하게 경부를 촉진해 보아야 한다.

치료

경부 전이가 없고 주위 조직으로의 침습이 없으며, 성대가 잘 움직인다면 성문 상부 후두 절제술을 시도해 볼 수 있다. 이 술식은 병변은 제거하면서 목소리를 보존할 수 있다. 술후 흡인이 발생할 수 있으며 흡인이 너무 심하고 지속되면 후두 전절제술이 필요할 수 있다.

대부분의 경우 원발 부위와 경부 림프절에 대한 방사선 치료를 시행한다. 전후두 절제술과 근치적 경부 절제술은 재발 암이나 잔여 암의 경우 시행한다.

성문암

성문암은 후두에서 가장 흔한 암으로 보통 성대에서 발생하여 어떤 방향으로든 진행할 수 있다. 전교합부를 향한 전방부 진행은 연골에 가까우며 갑상선으로 쉽게 번질 수 있어 나쁜 예후 인자이다. 측부로의 파급은 근육을 침범하여 성대 마비를 일으키고 림프절 전이를 일으킬 수 있다. 성대는 림프절 공급이 없기 때문에 병변이 성대에 한정되어 있는 경우 예후가 좋다.

임상양상

성문암의 초기 증상은 쉰목소리이다. 음성변화가 4주 이상 지속되는 경우 이비인후과 의사의 성대 검진을 받아야 한다. 다른 증상은 성문 상부나 후두 밖으로 병변이 진행하여 발생한다.

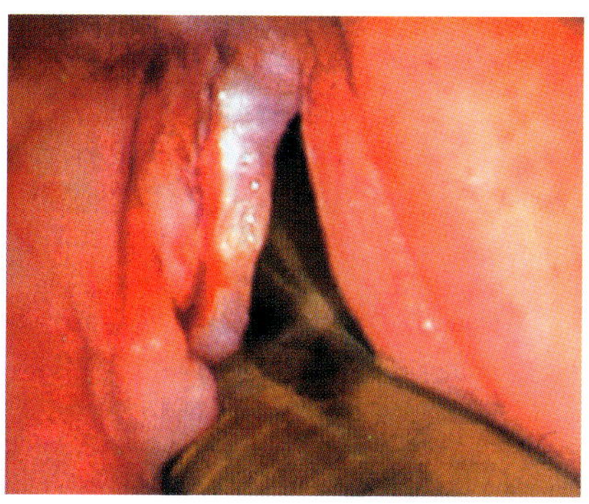

그림 3. **좌측 성대의 편평상피암.**

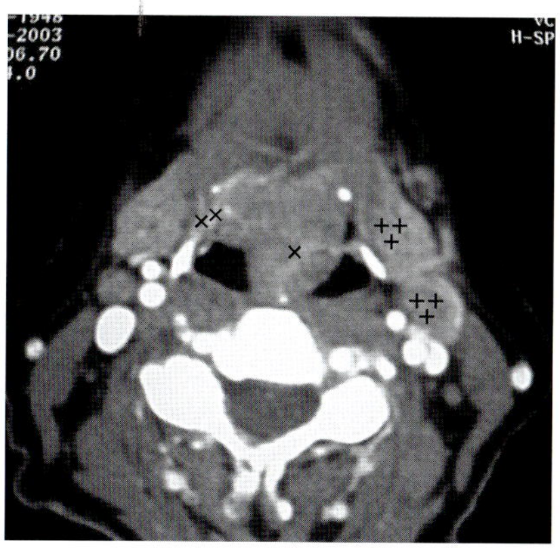

그림 4. **성문상부암의 CT 소견. 갑상선연골의 미란과 림프절 전이.**

치료

모든 성문 암에 대해서 방사선 치료를 시행할 수 있다. T1은 방사선 치료를 통해서 95%가 완치될 수 있다. 다른 병기의 질환도 비슷한 방법으로 치료될 수 있으며 경부 림프절 병변이 있을 경우 경부도 방사선 조사 범위에 포함되어야 한다. 진행성 병변의 경우 수술을 일차 치료로 고려하여야 한다.

후두 전절제술과 근치적 경부 절제술은 재발성 암이나 잔여 병변이 남은 경우 필요하다. 부분 후두절제술은 기능적으로 목소리를 보존할 수 있으나 일부의 환자에서만 가능하다.

성문 하부 암

성문 하부 암은 가장 드문 후두암으로 림프절 공급이 많고 림프절은 기도주위 및 경부로 림프절이 흘러나간다. 성문 하부 암은 아래로는 기도, 앞쪽으로는 갑상선으로 번져 나갈 수 있다.

임상 양상

병변이 위쪽으로 진행하여 성문을 침범하면 목소리 변화가 나타날 수 있다. 일반적으로 목소리 변화는 기도 문제보다 후기에 나타나는 증상이다. 기관절개술의 역할은 아직 논란의 여지가 있으며 경우에 따라 응급 전후두 절제술을 시행하기도 한다.

치료

경부 림프절 전이가 없는 성문 하부 암에서는 방사선 치료를 시행하며, 재발을 발견하기 위해 치료 후 정기적인 후두경 검사를 시행하여야 한다. 수술은 경부 전이가 있거나, 방사선 치료 후 재발하거나 잔여 병변이 있는 경우 유용하다.

경성문 암

발견 당시 후두의 3가지 층을 침범하고 있는 경우에 해당하며, 대부분의 경우 성장하기까지 시간이 필요하다. 주로 기도 문제나 경부 종괴를 통해 발견되며 호흡곤란을 유발할 경우 응급 기관 절개술이 필요할 수 있다. 국소 전이가 없는 경우 방사선 치료가 유용하다.

경부 병변이 존재하는 경우 후두절제술과 근치적 경부 절제술이 일차적인 치료 방법이다. 그러나 어떤 이들은 후두와 경부에 방사선 치료를 하고 재발하거나 잔여 병변이 남는 경우에 수술을 시행하기도 한다.

핵심 포인트

- 대부분의 후두 병변은 악성이다.
- 후두암 중 성문암이 60% 를 차지하며, 성문암은 조기에 음성 변화 증상이 나타난다.
- 성문상부암 및 성문하부암은 후기에 음성 변화를 보인다.
- 성문상부암은 전이성 림프절로 먼저 발현하기도 한다.
- 상피내암종(T1S, carcinoma in situ)은 후두박피술(stripping)을 정기적으로 시행하거나, 레이저 성대절제술 등으로 치료할 수 있다.
- 전이가 없을 때 방사선 치료가 주된 치료가 된다.
- 후두와 경부에 대한 일차 수술은 전이성 림프절이 있는 경우에 시행한다. 수술은 방사선치료 후 재발성이나 잔여성 암에 대한 치료를 위해 주로 이용된다.

후두 수술 및 수술 후 재활

후두에 대한 어떤 수술도 호흡 및 발성, 연하에 장애를 초래할 수 있다. 각각의 장애를 줄이기 위해서는 정확한 수술 및 성공적인 수술 후 재활이 필요하다.

후두부분적출술

후두부분적출술은 영국에서 가끔 시행되고 있으며, 방사선치료로도 좋은 결과를 보이는 병변이 대부분이다. 최근에는 CO_2 레이저의 사용으로 과거 부분적출술의 대상이었던 후두암에서 좋은 결과를 보이고 있다. 일반적으로 이 수술의 적응은 엄격히 선정하여야 하며 그리 흔하게 시행하진 않는다.

후두전적출술

후두전적출술은 대부분 재발성, 잔존성 후두암이나, 방사선치료에 실패한 경우에 시행하며, 드물게는 후두 외상 후에 후두기능을 상실한 경우, 즉 목소리는 나쁘고 기도흡인으로 인한 치명적인 문제가 동반될 경우에 시행할 수 있다. 후두 전적출술에서 인두의 일부분이 절제되며, 기관의 절제연이 기관구의 형태로 전경부에 위치한다. 인두의 절제부위는 비위관을 거치한 후 봉합하며 대개 10-14일 내로 치유된다.

후두전적출술의 합병증

후두전적출술의 주요 합병증은 표 1에 정리되어 있다.

인두피부 누공

인두피부 누공은 인두와 피부간에 형성된 통로를 말한다. 대개 다발성이고 이를 통해 타액이 흘러 나온다(그림 1). 수술 술기가 미숙하거나 수술 전 방사선치료를 받았거나 영양상태가 불량할 때 잘 발생한다. 누공은 대개 수주에 걸쳐 자연히 막히게 되나 주변조직의 소실로 인해 피부 피판이 필요할 수 있다.

기관내 가피

기관내 가피는 흔히 발생한다. 정기적인 기관부위 흡인 및 적절한 온도 및 습도 조절로 예방할 수 있다. 보통 수일 내로 자연히 사라지게 된다.

표 1. 전후두적출술 이후에 합병증
음성소실
인두피부누공
기관지가피
기관구 재발
연하곤란
갑상선 및 부갑상선의 소실

갑상선기능저하

갑상선기능저하는 모든 갑상선 조직이 후두적출물에 포함되었을 경우에 발생할 수 있다. 그러나 갑상선조직이 남아 있더라도 수년 후에 갑상선기능저하가 서서히 발생할 수 있다.

부갑상선기능저하

부갑상선기능저하는 갑상선전절제술이 했을 경우에 주로 나타나며 서서히 발생한다.

연하곤란

연하곤란은 수술 후 수일 내에 다양한 정도로 발생하는데, 이는 비위관의 존재 및 통증으로 유발된다. 수술 후 수개월 수년 후에 발생하는 연하곤란은 인두 봉합부위의 섬유성 협착으로 유발되며 대개 확장술이 필요하다.

재발

후두말단부에서 재발하는 경우 그 예후는 불량하다(그림 2). 원인은 수술 중에 발생한 종양세포의 전이 때문일 수 있고, 새로운 종양의 발생일 수도 있다. 이런 환자들은 대개 말기 암에 준해 치료한다. 고식적인 방사선치료나 수술이 호흡곤란을 유발하거나 피부 밖으로 돌출되는 종양을 완화하는데 도움을 줄 수 있다.

수술 후 음성재활

후두전적출술 환자에게는 심각한 정신적인 스트레스와 자신감의 상실이 발생한다. 그러므로 수술전 상담과 수술 후 재활을 위해서 언어치료사의 도움을 받도록 하는 것이 중요하다. 후두전적출술후 음성 회복은 식도 발성 또는 인공후두등의 외부기계를 사용함으로써 도움을 얻을 수 있다.

식도발성

식도발성은 인두식도부위라 불리우는 부분에 기반을 두고 있다. 이 부위는 식도상부에 갇혀진 공기를 빠르게 삼키는데 관여한다(그림 3). 이 공기를 이용해 흉부, 복부 근육의 수축을 조절하여 인두식도부위를 진동시킬 수 있다. 생성된 소리는 구강 및 비강내의 공명 및 구음 메커니즘에 의해서 변형된다. 결과적으로 식도는 진동을 만들 수 있는 작은 폐의 역할을 할 수 있다. 그러나 후두전적출술의 20%의 환자에서만 이런 방법으로 발성할 수 있고 오랜 훈련이 필요하며 대부분의 환자들은 만족스러운 음성에 도달하지 못한다.

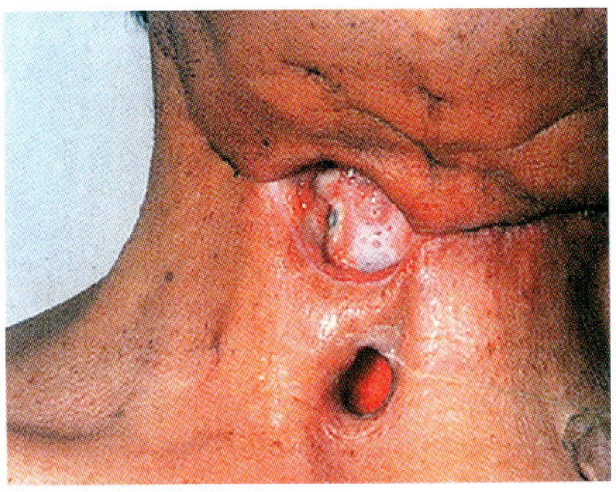

그림 1. **인두피부누공.** 아래부위에 놓여진 구멍이 후두전적출술 이후에 만들어진 기관구이다. 상부의 소실부분이 인두피부누공이다. 소실부위에서 타액이 고이는 증거를 확인해야 한다.

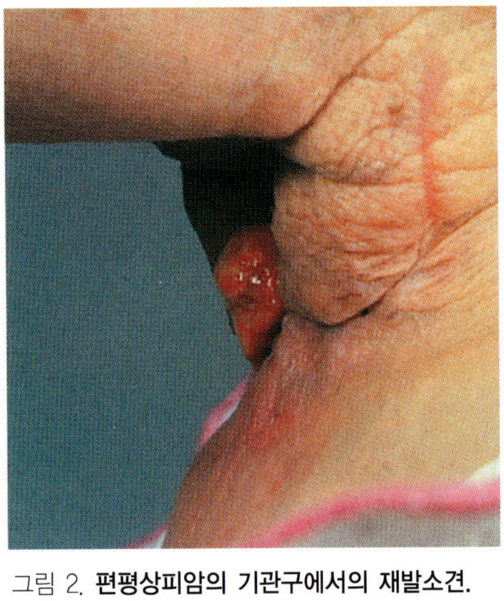

그림 2. **편평상피암의 기관구에서의 재발소견.**

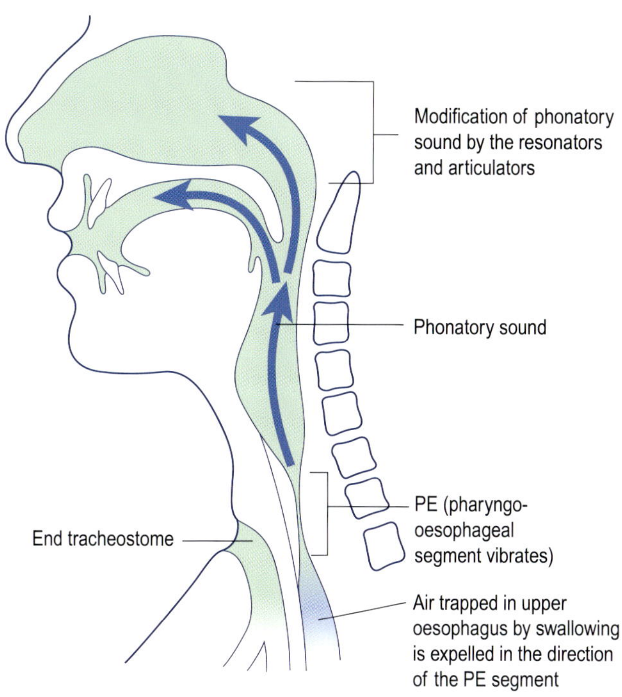

그림 3. **후두전적출술 후에 식도발성법의 원리.**

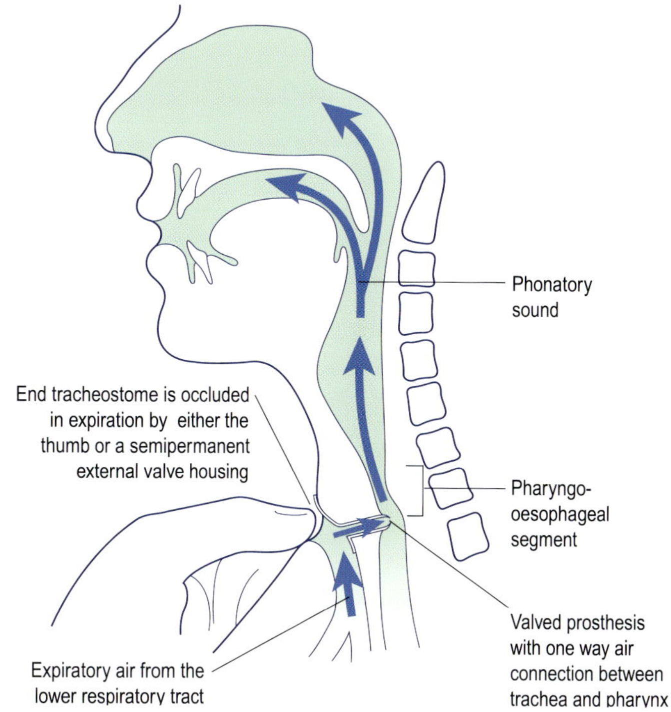

그림 4. **후두전적출술 후에 기관식도천자법의 원리.**

새로운 발성법(neoglottic speech)

폐의 공기를 인두식도부위를 통해서 나가도록 하는 밸브 기구들을 삽입하는 다양한 수술 기법이 도입되었다. 기관후부와 식도 전벽부에 이런 기구를 삽입하여(그림 4), 기구내의 단방향밸브를 호기시 기관절개구를 막으면 인두식도부위로 공기가 빠져나가 발성을 하게 된다. 최근에는 손가락으로 막는 불편함을 없애기 위해서 외부 밸브 덮개를 사용하기도 한다. 이런 수술의 주요 합병증은 기관식도 밸브 주변의 공기유출이며 이로 인해 기도흡인이 유발되는 것이다.

인공후두

인공후두(그림 5)은 외부전원기계에 의해서 성도(vocal tract)내의 공기를 진동시키는 원리에 의해서 작동된다. 이런 기구는 구강 및 경부의 피부에 밀착시켜야 한다. 인공후두 발성은 매우 기계적인 소리가 나며, 음조나 크기를 변화시키기가 어렵다.

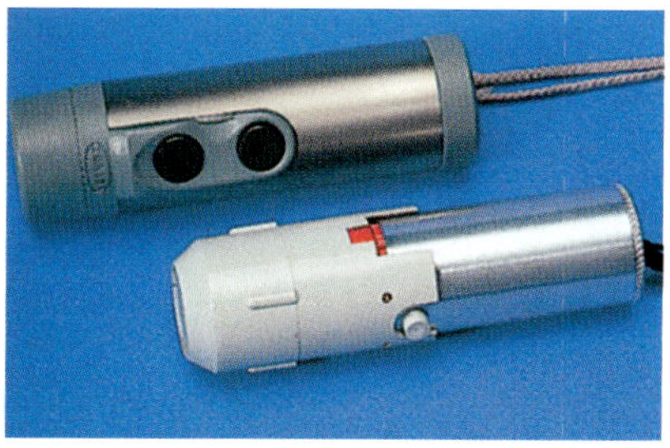

(a)

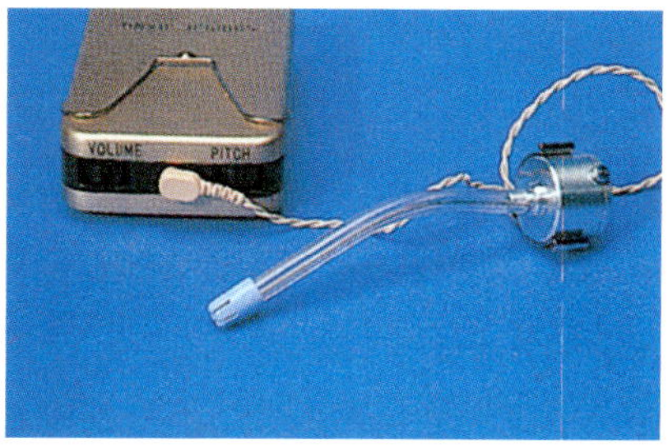

(b)

그림 5. **인공후두. (a)** 이 장치는 인두식도부위에서 진동을 유발하기 위해서 경부외측에 위치한다. **(b)** 구강내장치: 음성을 생성하기 위해서 구강내에 직접 위치시킨다.

핵심 포인트

- 후두암 치료로 대부분 후두전적출술이 시행된다.
- 후두전적출술시, 인두–식도 부분이 절제 범위에 포함된다.
- 목소리를 잃는 것이 후두전적출술의 가장 심각한 합병증이다.
- 식도발성은 상부 식도에 잡혀있던 공기를 방출함으로써 가능하나, 5명의 환자 중 1명 정도에서만 만족할 만한 결과를 보인다.
- 인공 후두는 사용하기는 쉽지만, 부자연스럽고 기계적인 음성이 산출된다.
- 새로운 발성법으로 기관식도누공을 통해 폐의 공기를 이용하여 인두–식도 부분을 진동시켜 발성하는 방법이 있다.
- 음성 장치는 수술로 쉽게 삽입이 가능하지만, 효과적으로 사용하고 관리하게 되기까지는 인내가 필요하다.

구강 종양

구강의 해부학적 구조는 다음과 같다(그림 1). 여기에는 상,하 치조능과 치아, 구순, 혀의 전 2/3 부분이 포함된다. 실제로 대부분의 구강암은 편평세포암이며 소타액선에 발생하는 선양낭종암은 드물다. 구강내의 평편세포암의 부위별 발생빈도는 그림 2에서 보여주고 있다. 구강내의 전암성 병변은 백색반, 적색반을 들 수 있으며 발생인자로서 한 개 이상의 원인이 존재하고 이 중에서 흡연과 음주가 가장 흔한 원인이다. 그 외에 충치등 만성치과질환, 3기 매독 등이 원인이 될 수 있다.

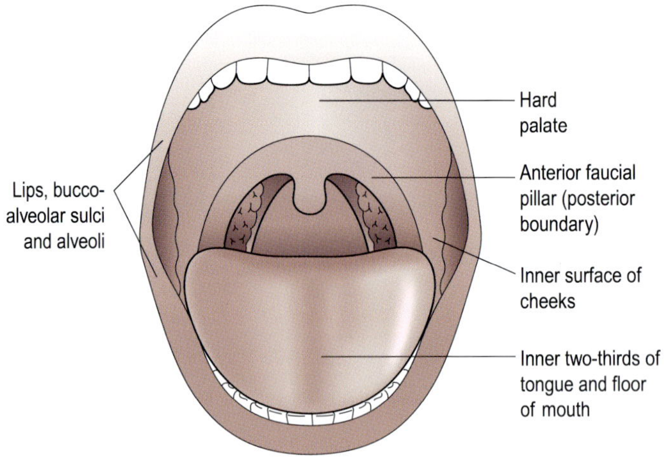

그림 1. **구강내 구조 및 경계.**

구순의 종양

구순의 종양은 주로 야외 근무시간이 많은 근로자나 적도근처 지역에 거주하는 사람들에게서 흔히 발생한다. 이는 자외선의 영향으로 추정된다. 흡연자에게서 구순암은 높은 빈도로 발생하며, 역사적으로는 점토담뱃대의 사용이 주요 원인이었다.

임상특징

하구순이 상대적으로 크므로 주로 하구순에서 발생한다. 이상각질화는 광선 구순염(actinic cheilitis)이라 불리는 흰색 반점으로 구순에 나타난다. 구순암은 주로 궤양형태로 나타난다(그림 3). 감별진단으로는 각질가시세포종(keratoacanthoma), 매독, 결핵이 있다. 진단을 위해서는 조직검사가 필요하다.

치료

광선 구순염의 치료는 구순 부위의 점막을 절제하고 일차 봉합을 시도한다. 구순의 1/3 이하의 종양에서는 변형 V 절개 및 봉합으로 절제될 수 있다(그림 4). 이보다 더 큰 종양은 국소 피판술이 필요하다. 근치적 경부절제술은 경부전이가 있을 경우에 필요하다. 초기 작은 병변에서는 방사선 치료가 좋은 결과를 보이며 아르곤 레이저를 사용하여 치료하는 경우도 있다.

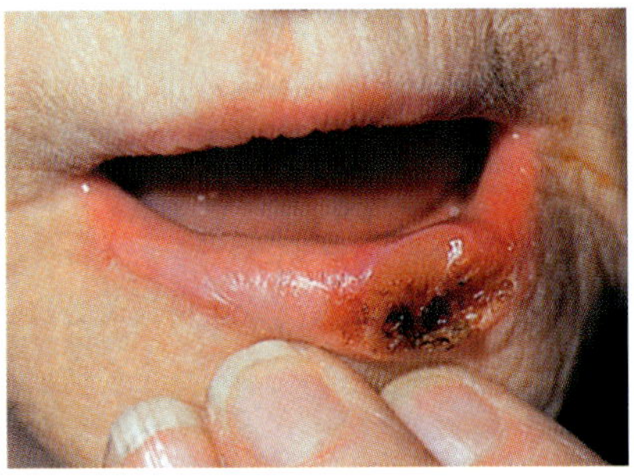

그림 3. **하구순에서 발생한 편평상피암.**

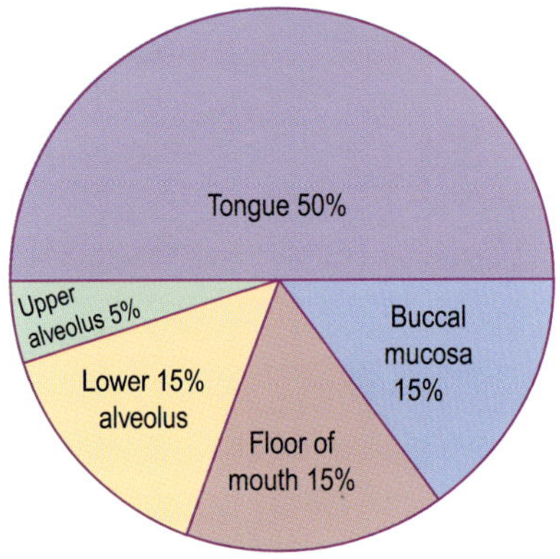

그림 2. **구강내 부위별 편평상피암의 빈도.**

설암

설암은 구강청결이 개선되고 씹는 담배 사용의 감소함에 따라 그 빈도가 줄어들었다. 혀의 외측이 가장 빈번히 발생하는 부위이다.

임상양상

무통성의 지속적인 궤양이 가장 흔한 증상이다(그림 5) 만약 병변이 성장하게 되면 혀의 운동장애와 하악침범을 일으킬 수 있다. 환자는 씹고 삼키고 발성하는 것에 어려움을 겪게 된다. 약 1/3 환자에서 진단 당시 경부 전이가 있으며, 림프액의 교차로 인해 반대편으로 전이가 가능하다. 진단은 조직 검사를 통해 이루어진다.

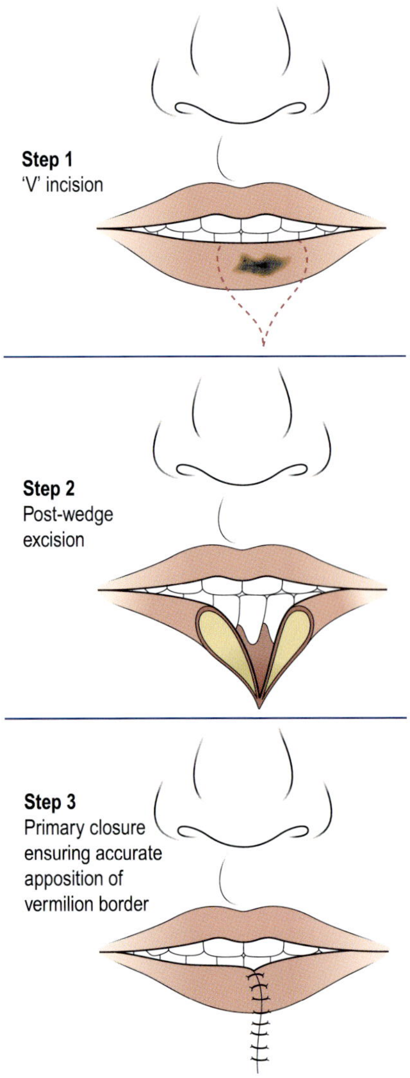

그림 4. **구순암이 구순의 30%미만을 침범했을 때 쐐기절제술이 시도되어질 수 있다.**

치료

경부전이가 없는 작은 병변은 수술 또는 방사선으로 치료한다. 보통 쐐기절제를 하며 라듐 방사능침도 좋은 성적을 보인다.

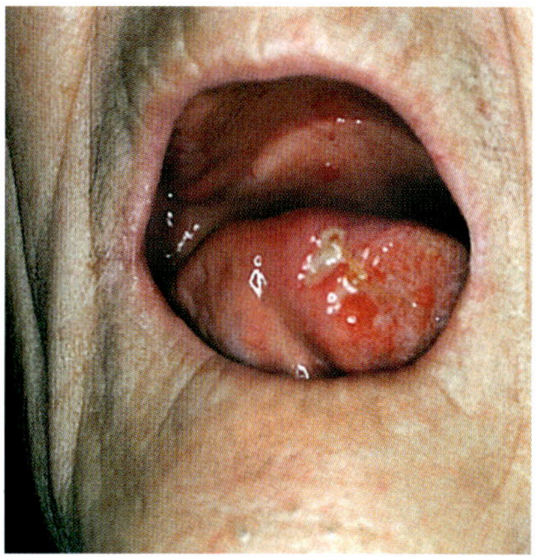

그림 5. **설암.**

큰 병변에서는 부분설절제술, 하악절제술, 경부림프절제술이 필요하다.

구강저암

이 부위의 편평세포암은 진행되어 발견되는 경우가 많다. 대부분의 경우 하악골이나 골막을 침범한다.

임상양상

연하곤란 또는 연하통이 가장 흔한 증상이다. 통증은 주요 특징이며 심부 침범을 의미한다. 연관 이통이 있을 수 있을 수 있다. CT, 단순골촬영을 통해서 하악골 미란을 알 수 있다(그림 6). 조직검사는 진단을 위해서나 수술 전 평가를 위해서 반드시 필요하다.

치료

방사선 치료후 수술을 시행하는 경우 기존의 방사선조사로 골괴사가 유발될 수 있기 때문에 방사선은 초기 치료로 사용하지 않는다. 수술적 절제 후에 연부조직의 결손은 피판을 이용하여 재건한다. 하악골 재건도 가능하다. 경부전이가 일반적이므로 근치적경부절제술이 필요하다.

치조능암

하치조능이 가장 흔히 발생하는 부위이다. 고령에서 의치가 잘 맞지 않는 증상으로 나타날 수 있다. 대부분의 경우 주변 골조직이나 구강저로의 침범이 있다. 하악골은 직접적인 종양 침범이 있거나 하치아신경관(inferior dental nerve canal)을 통해서 침범이 발생한다. 후자의 경우에는 두개저까지 침범할 수 있다. 치료는 구강저암과 비슷하다.

경구개암

편평세포암은 드물다. 선양낭종암이 양성 소타액선 종양만큼 흔하다. 선양낭종암은 대구개신경을 따라 퍼져나가는 경향을 보이며 두개저까지 파급될 수 있다. 치료는 수술 및 수술후 방사선 치료이다. 경구개의 결손은 구강밀폐장치(obturator)로 막을 수 있다.

협부점막암

인디언에게서 흔히 발견되는 암으로 빈랑나무 열매(betal nut)를 씹어서 발생하는 이형성에 의해서 유발된다. 주로 궤양성이거나 돌출성이다(그림 7). 진단을 위해서는 조직검사가 필요하다. 초기의 작은 병변은 절제후 봉합으로 치료가 되며, 광범위하게 절제할 경우 피부 피판이 필요하다. 방사선 치료는 주로 익돌근의 침범으로 수술적 절제가 불가능한 광범위한 병변에서 주로 사용된다.

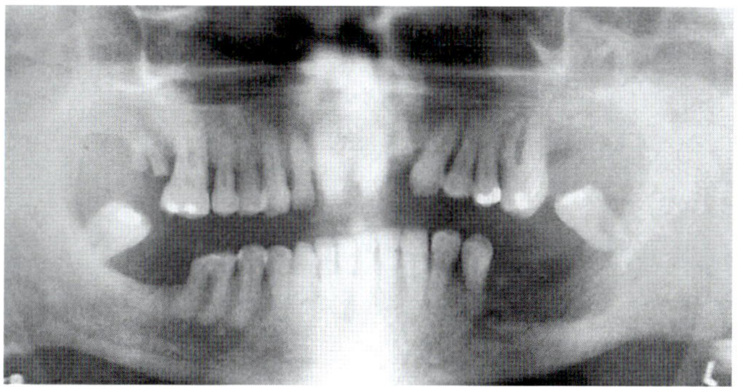

그림 6. **입바닥암의 확장으로 인한 좌측 하악골의 미란을 보여주는 파노라마 영상.**

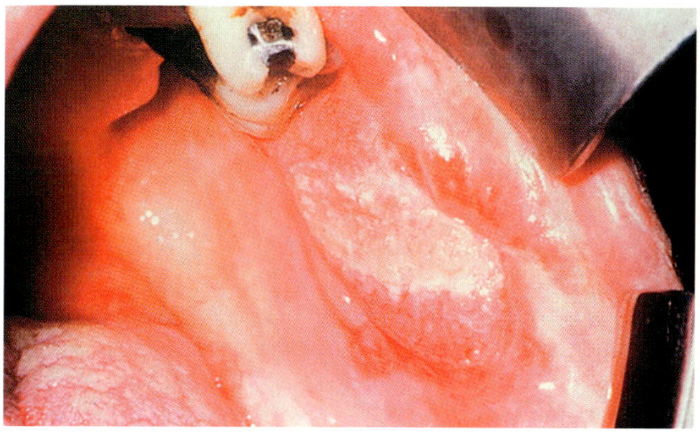

그림 7. **광범위한 협부점막암.**

핵심 포인트

- 대부분의 구강암은 궤양으로 나타난다.
- 매독과 결핵은 현재 구강 궤양에서 드문 원인이 되었다.
- 구강 병변을 촉진함으로써 시진만 하는 것보다 더 많은 정보(성질, 지름, 고정성 등)를 얻을 수 있다.
- 구강에 발생한 어떠한 궤양이라도 3주 이상 지속되면 반드시 조직검사를 시행하여 악성 종양을 배제하여야 한다.
- 조직검사는 수술 전에 반드시 시행해야 한다.
- 방사선 골괴사는 수술 후 방사선치료를 받은 뼈에서 발생할 수 있다.
- 수술로 인한 연부 조직의 결손을 적절히 재건하여 혀의 잔여 부분의 운동성 유지, 저작운동 및 발음을 돕도록 한다.

구인두 종양

구인두의 해부학적 범위는 56쪽에 자세히 기술하였다(그림 1) 주로 편평세포암이 발생하나 림프종이나 소타액선병변도 발생할 수 있으며 양성 종양은 드물다(그림 2).

구인두암

편평세포암은 주로 고령의 남자에게서 발생하며 50%에서 편도와 편도주위궁에서 발생한다(그림 3). 림프조직이 풍부하게 발달하여 약 60%에서 국소림프절 침범이 있다.

임상양상

진행성의 연하곤란과 이통과 연관된 인후 불편감이 주된 증상이다. 대부분의 환자들은 목뒤에 혹이 있는 불편감을 호소한다. 약 40%에서 경부전이가 있다. 종양은 구강검진에서 궤양형태로 나타난다(그림 4). 침범 부위는 MRI 나 촉진을 통해서 확인해야 한다. 흉부 X선 사진은 필수적이며 하악골 방사선 사진은 골 침범여부를 알 수 있다. 병변의 범위와 조직검사는 필수적이며 전신마취가 필요할 수 있다.

치료

양측 경부림프절전이, 역형성암, 원격전이로 인해 완치가 불가능할 수 있다. 치료는 수술과 방사선치료가 사용될 수 있고 보통 두가지의 조합이 사용된다. 경부전이가 없을 경우 주로 방사선 치료가 초치료로 사용되고 실패할 경우 수술을 하게 된다. 경부전이가 있을 경우 "commando" 라 불리우는 경부절제술, 하악골절제술, 구인두 절제술을 하게 된다. 조직 결손을 메꾸기 위해 근피부피판 또는 유리피판을 이용할 수 있다(그림 5).

예후

전반적인 생존율은 종양 위치 및 크기에 달려 있다. 편도 편평세포암은 설기저부암보다 예후가 좋다. 5년 생존율은 25%이다.

구강의 림프상피종

림프상피종은 상피세포암의 변형된 종류이다. 이 암의 중요한 특징은 조직학적으로 림프종과 혼동될 정도로 광범위하게 림프구가 존재한다는 것이다. 세포구성이 일반적인 염색으로는 명확하지 않을 때는 면역조직화학이 필요하다. 림프상피종은 편도, 설기저부, 비인두에서 볼 수 있다. 국소, 원격 전이가 잘 생기나 방사선에 잘 반응한다.

구인두의 림프종

구인두는 림프종의 가장 흔한 림프절외 발생부위이다. 대부분이 고도 악성 또는 B-세포의 비호지킨성 림프종이다. T세포 비호지킨성 림프종은 드물며, AIDS 와 같은 면역저하환자와 연관되어 있다.

임상 양상

편도가 흔한 발생부위이며 매끈한 표면의 일측성 편도 비대로 나타난다(그림 6). 편도절제술이 필요하며, 세포면역 및 cell surface marker 검사를 위해 조직검사를 해야 한다. 비호지킨성 림프종의 병기를 결정하기 위해서는 흉부 X선 사진, 흉복부 CT 또는 MRI가 필요하다.

치료

국소 림프종은 방사선 치료를 하며 2/3 이상이 완치될 수 있다. 전이된 비호지킨성 림프종은 항암 치료를 시행한다. 저악성 림프종에서는 단일제재를, 고악성 림프종에는 복합 제재를 사용된다.

구인두의 타액선 종양

구인두에서 타액선 종양은 드물다. 약

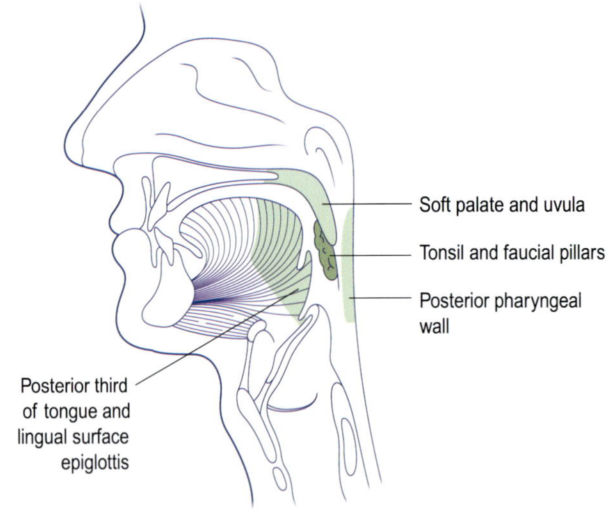

그림 1. **구인두의 주요 부위.**

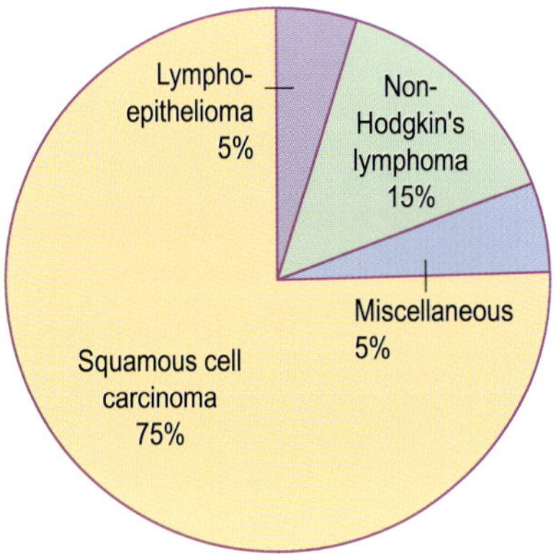

그림 2. **조직학적 형태에 따른 구인두암의 발생빈도.**

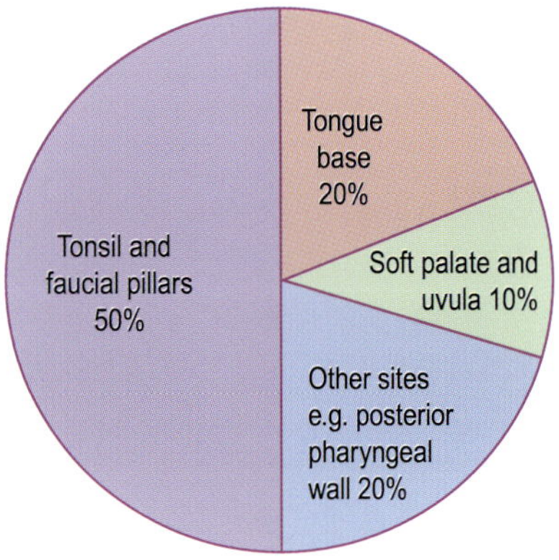

그림 3. **구인두 부위별 편평상피암 발생빈도.**

50%에서 편도에서 기인하는 선양낭종암이다. 이 종양은 전이를 잘 하여 신경을 따라 전이하거나 폐로 전이하는 경향이 있다. 양성타액선 종양은 거의 대부분 다형성선종이다.

치료

치료는 양성, 악성 종양 모두 수술적 제거이다. 선양낭종암은 광범위근치술, 재건술 및 수술후 방사선치료가 필요하다.

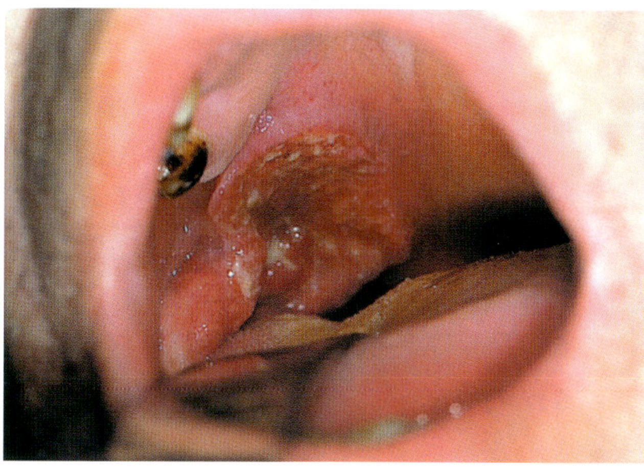

그림 4. **우측 편도에 발생한 궤양성 암.**

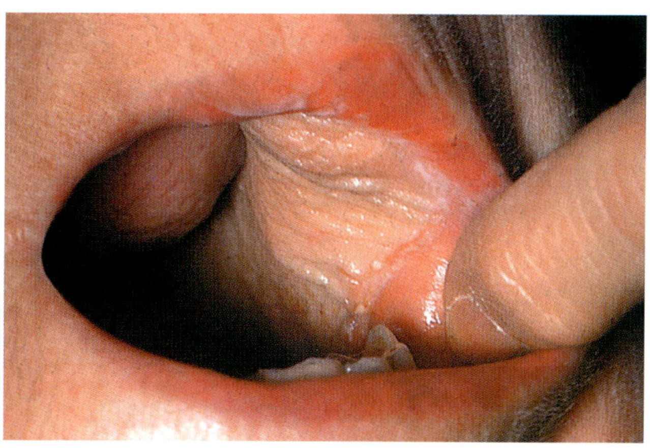

그림 5. **원발암 제거 후에 구인두 및 구강에 이식된 근피판.**

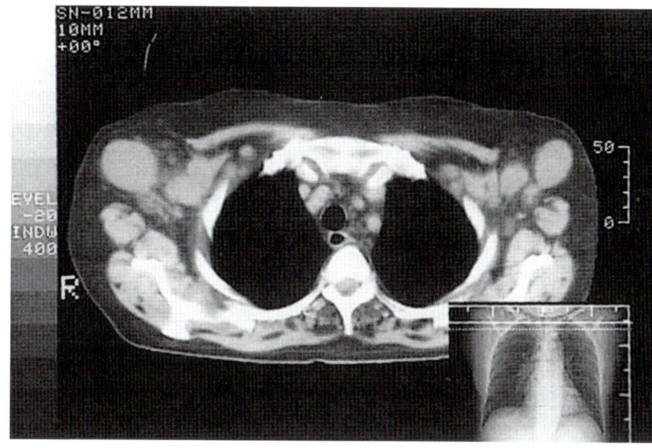

(a)

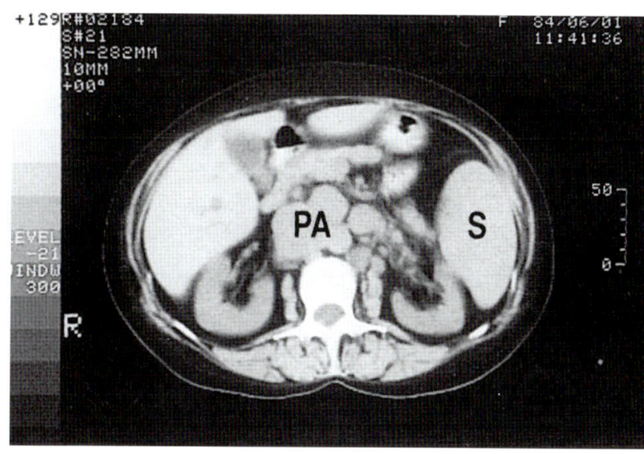

(b)

그림 7. **비호지킨 림프종의 전신 CT 소견.**
(a) 액와(겨드랑이) 림프절의 비대 **(b)** 대동맥 주위 림프절 및 비장의 비대

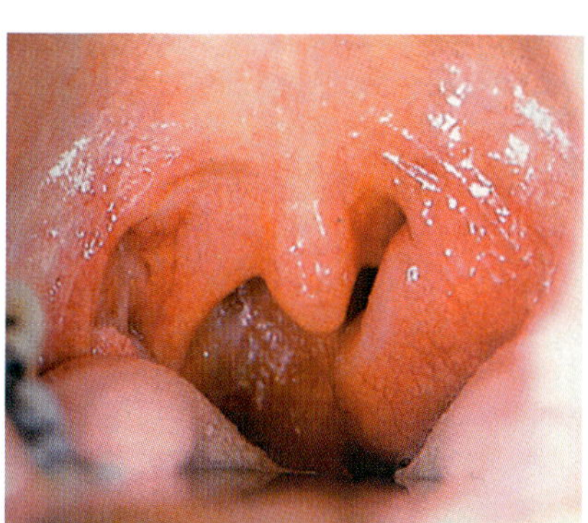

그림 6. **비호지킨 림프종에 의한 우측 편도의 편측 종창.**

핵심 포인트

- 구인두암은 인두 뒤쪽 종괴로 발현할 수 있다.
- 사실상 모든 구인두암은 일반적인 검진에서 눈으로 관찰 가능하다.
- 모든 구인두 병변들은 반드시 촉진해야 하며, 이로써 병변의 범위를 정확히 평가할 수 있다.
- 편측 편도선 증대가 있으면 절제와 조직검사가 필요하다.
- 구인두암에서 편평세포암이 가장 흔한 악성 종양이다.
- 구인두암의 40% 환자에서 림프절 전이가 나타난다.
- 림프절 이외의 장기에 발생하는 림프종은 편도선에서 가장 흔하게 발생하며, 이 중 가장 흔한 것은 B 세포 비호지킨성 림프종이다.

하인두 종양

하인두(후두인두)의 경계는 위로 설골에서 아래로 윤상연골까지이다. 이 부위는 세 부분으로 나뉘며(그림 1), 양성종양은 드물다. 실제로 모든 악성 종양은 편평세포암이다. 부위별 종양 발생빈도는 그림 2에서 보여주고 있다. 경부전이는 매우 흔하며, 이상와를 침범한 경우에 높은 빈도로 발생한다. 후윤상암은 종격동이나 기관주위 림프절로도 전이된다.

하인두암

원인인자

흡연 및 음주가 원인 인자로 생각되나 흡연의 증가에도 불구하고 하인두암의 발생은 증가하지 않았다. 방사선 노출에 의해서도 20-30 년후에 악성병변이 발생할 수 있는 것으로 보고되었다.

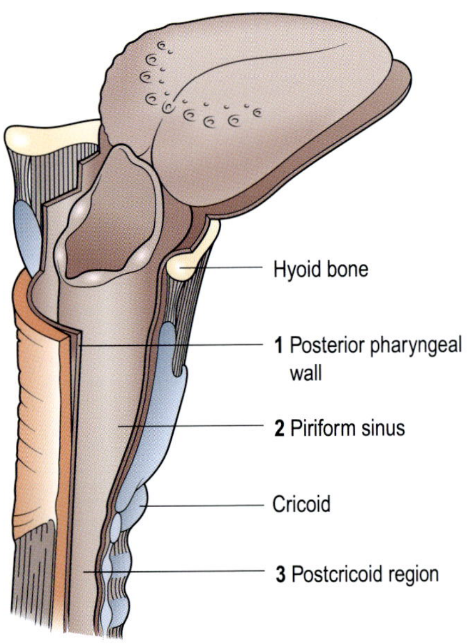

그림 1. **후인두벽을 제거했을 때 하인두의 3 영역.**

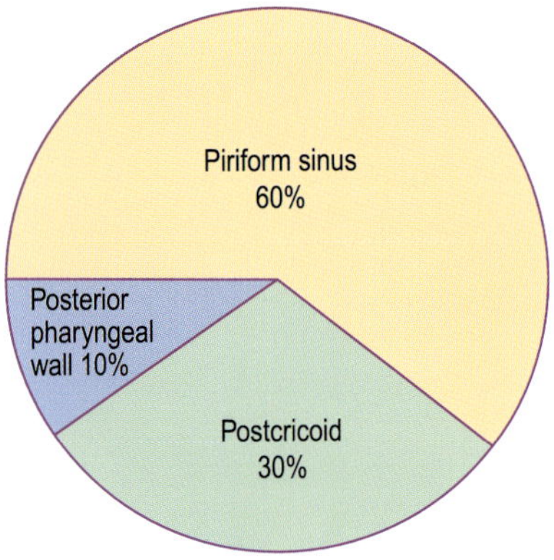

그림 2. **하인두 편평상피암의 부위별 빈도.**

패터슨 브라운 켈리 증후군 (Paterson-Brown Kelly syndrome)

철결핍연하곤란과 후윤상암과의 연관성은 잘 알려져 있다. 패터슨과 브라운 켈리는 Plummer-Vinson syndrome으로 알려져 있는 증후군에 대해서 기술하였다. 이것은 저색소 소구성 빈혈, 설염, 손톱변형, 비장비대, 연하곤란과 관련된 후윤상부위 부위 격막을 특징으로 한다(그림 3). 연하곤란은 후윤상부위 격막 및 협착으로 발생하는 것으로 생각되나 명확한 폐쇄부위가 없어도 근육의 부조화로 발생할 수 있다. 철이온의 감소, 철결합도의 증가, 혈색소의 감소등이 혈액학적 이상 소견으로 관찰된다. 일부 환자에서는 낮은 비타민 B12 흡수율과 혈중 농도를 보인다. 후윤상부위 격막이나 협착은 방사선 검사로 알 수 있다(그림 4). 철결핍연하곤란의 치료는 철분 비타민 B 공급을 통한 혈액학적 결핍인자를 교정해주는 것이며, 필요시 확장술을 시도할 수 있다. 모든 경우에 후윤상부위암의 발생을 정기적으로 검사해야 한다.

임상양상

하인두종양의 주요 임상 양상은 그림 5에 정리하였다. 종양이 충분히 커져 폐쇄 증상을 유발할 때까지 연하 곤란은 나타나지 않는다. 초기에는 단지 연하통(연하시 불편감 또는 통증)이나 삼킬 때 쓰리거나 찌르는 듯한 느낌만 있을 수 있다. 진단 당시 대개 심한 연하곤란과 체중 감소를 보인다. 연관 이통도 흔한 증상이다. 후두의 침범이나 성대 마비로 인한 목소리의 변화가 발생할 수 있다. 경부전이로 인한 경부 종괴가 다른 증상 없이 나타날 수 있다. 이런 경우는 풍부한 림프관을 가진 이상와 병변에서 흔히 생긴다. 이상와나 후인두벽의 종양은 반사경 검사를 통해 쉽게 발견할 수 있다. 후윤상부위 병변은 하인두의 타액저류를 유발시킬 수 있고 성대 마비가 발생할 수 있다.

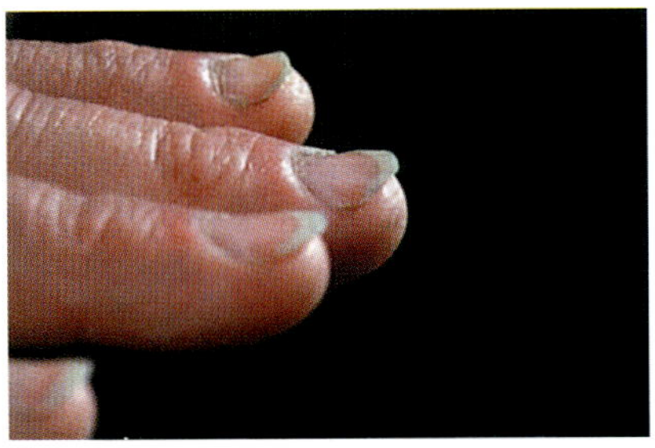

(a)

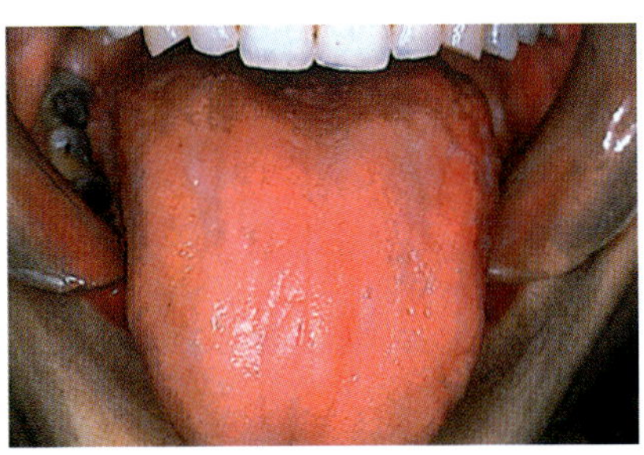

(b)

그림 3. **패터슨-브라운(플럼머-빈슨) 증후군.** 소세포빈혈은 (a) 시상조갑 및 (b) 설염과 후윤상막과 관련있다.

검사

바륨 검사에서 점막의 불규칙적인 결손을 보이며(그림 6), 인후의 지속적인 이물감이 있으나 바륨검사에서 나타나지 않을 경우에는 인두식도경 검사가 필요하다. 흉부 X선 검사는 이차 암을 발견하거나 종격동이나 기관주위의 비대를 관찰하는데 도움이 된다. 이럴 경우에는 치료 계획을 세우기 위해 조직검사를 필요로 한다.

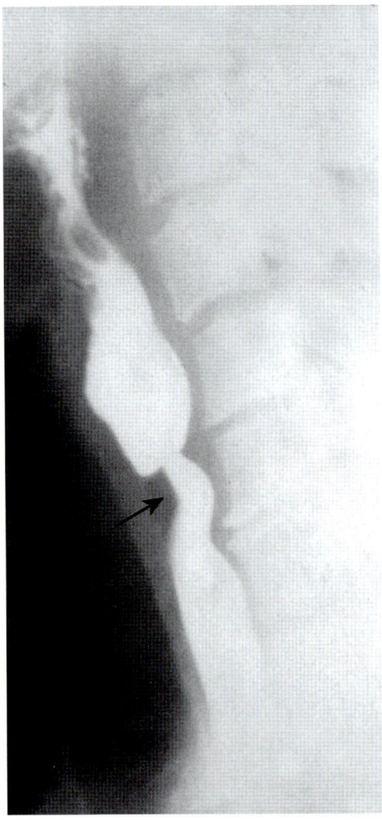

그림 4. **후윤상막을 보여주는 바륨영상.**

치료

진행된 하인두암의 경우 만약 경부전이가 없다면 항암방사선치료를 할 수 있다. 만약 초치료가 실패하거나 경부전이가 있을 경우에는 고식적인 목적의 수술을 고려할 수 있다. 진행된 하인두암의 수술적 치료는 후두, 인두의 절제를 포함한 양측 경부절제술을 하는 것이다(그림 7). 인두와 식도의 재건은 공장 유리 피판술을 이용할 수 있다. 이런 수술은 세가지 수술팀을 필요로 한다. 첫째 팀은 종양을 절제하고 두번째는 복부에서 장을 절제하고 또 다른 팀은 재건술을 시행하는 것이다(그림 8). 재건 수술을 통해 환자는 구강으로 식사를 할 수 있다.

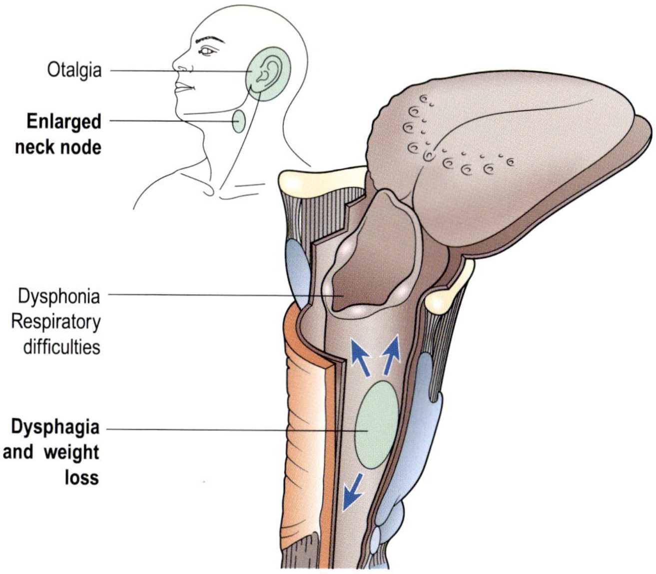

그림 5. **하인두암의 주요 임상적 증상.**

예후

5년 생존율이 방사선 단독 치료시 약 15%, 모든 치료를 병합하였을 경우에는 30% 정도로 보고된다.

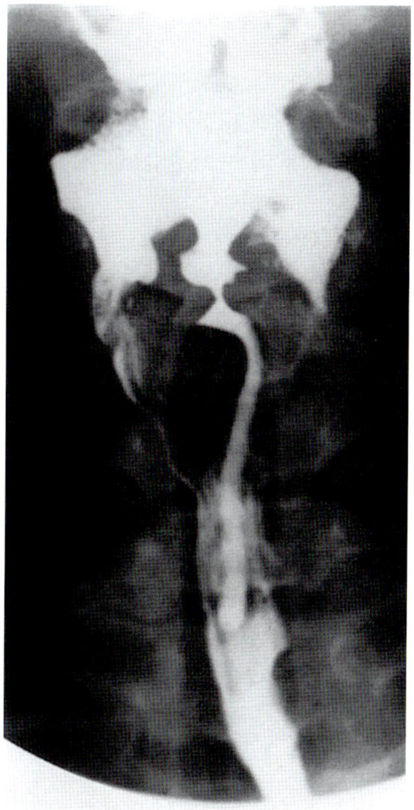

그림 6. **바륨영상에서 소실을 보여주는 하인두암.**

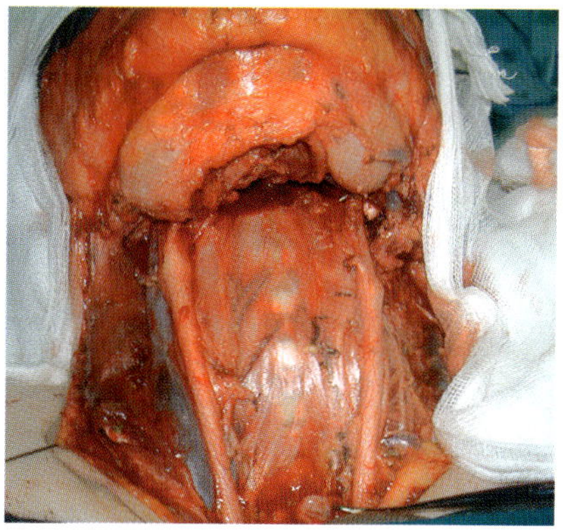

그림 7. **진행성 하인두암에서 시행된 전후두인두적출술과 양측 경부절제술.**

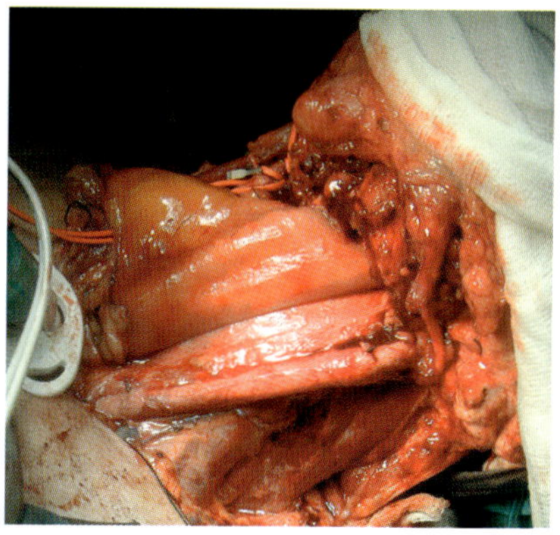

그림 8. **유리공장이식술을 이용한 재건술.**

핵심 포인트

- 철결핍성 연하곤란증(Paterson-Brown Kelly syndrome 혹은 Plummer-Vinson syndrome)은 후윤상암의 발생과 관련이 있다.
- 하인두 종양은 후기에 증상이 발현되는 경향이 있다.
- 하인두 종양의 가장 초기 증상은 인두 이물감으로, 빵조각이나 머리카락이 목구멍에 있는 것 같은 느낌이다.
- 연하곤란은 증상이 나타날 때 대부분 심한 정도로 발현된다.
- 경부 림프절 전이가 흔하다.
- 모든 환자에서 바륨 연하 검사와 내시경적 조직검사가 필요하다.
- 방사선치료는 림프절 전이가 없는, 크기가 작은 암에서 시행할 수 있다.
- 하인두암의 1/3 에서 치료가 불가능하다.
- 수술적 절제는 인두-후두-식도절제술이 필요하다.
- 인두-식도는 내장간치술로 재건할 수 있다.

비인두 종양

주요 비인두 또는 후비강 종양은 표 1에 정리되어있다. 비인두암은 가장 흔한 악성 종양이며 혈관섬유종은 중요한 의미를 지니는 유일한 양성종양이다.

표 1. **비인두종양**

악성	양성
암	섬유혈관종
비호지킨 림프종	
척삭종	

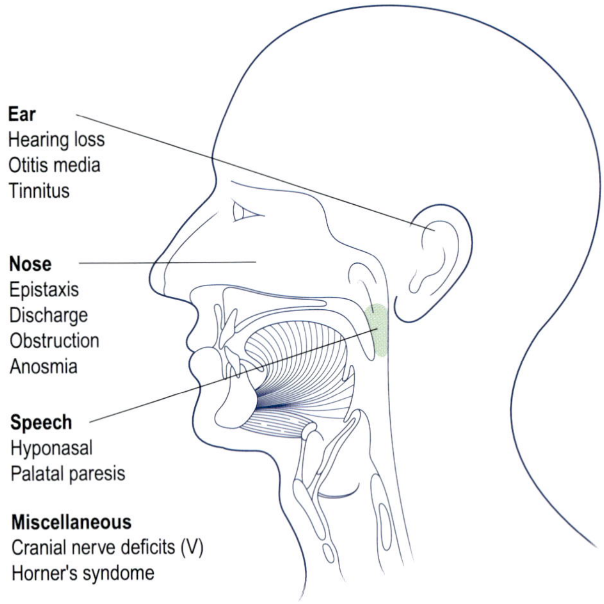

그림 1. **비인두종양의 임상적 특징.**

비인두 악성종양

비인두암은 동남아시아에서 가장 높은 발병률을 보이며 특히 여러 인종에서 발병되더라도 중국계에서 가장 높다.

병인

많은 인자들이 비인두암 발생에 관련된 것으로 추정되어져 왔다. 소금에 절인 생선, 선향에 나는 연기, 중국의 한약제제 및 흡연, 산업 스모크 및 화약약품 등이 이에 포함된다. Epstein-Barr 바이러스(EBV)가 비인두암 발생에서 중요한 원인적 역할을 할 것으로 추정된다. 바이러스 게놈이 비인두 점막 세포에 편입하게 되면 어떤 자극에 의해서 세포내에 악성변화를 시작하게된다.

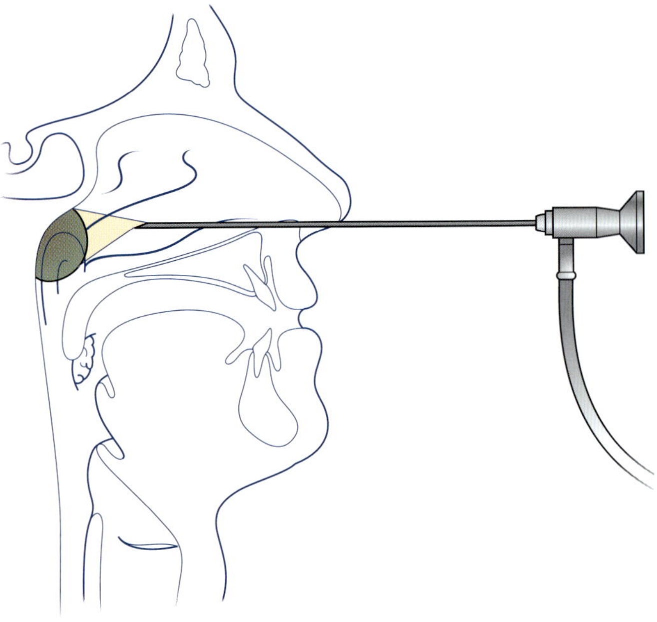

그림 2. **비인두종양을 관찰하기 위해 사용되는 경직성내시경.**

임상양상

대부분의 종양은 Resemuller와에서 발생하고 여러 방향으로 퍼져나가면서 광범위한 잠재적인 증상과 증후를 나타나게 된다. 다양한 뇌신경을 침범할 수 있다. 타원구멍(foramen ovale)를 통한 삼차신경의 침범으로 인하여 안면부통증 및 감각이상을 호소하게된다. Horner증후군(축동, 안검하수 및 무한증)은 경동맥초에 있는 교감신경절을 침범할 때 발생한다. 이관의 비인두 개구부의 침범에 의해서 청력소실과 같은 이과적증상이 유발될 수 있다. 삼출성 중이염을 호소하는 중국인 성인에서 다른 원인이 밝혀지기 전까지 비인두암을 의심하는 것은 필수적이다.

검사

신생물은 일상적인 후비경 검사를 통해서 볼 수 있다. 좀더 진단가치가 높고 신뢰도가 높은 검사는 굴곡형비후두경 또는 경성 비내시경을 통해서 이루어진다. 외래에서 조직검사를 시행할 수 있다. 모든 환자들은 전신마취하에 정식 조직검사가 추천되어진다. MRI는 병변의 범위를 평가하는 데 필수적인 검사로 특히 두개저 및 인두공간으로의 잠재적인 확장을 알아내는 데 좋다. MRI는 연조직 침범여부를 알아내는데 CT보다 우수하지만 골파괴를 보는데는 CT가 우수하다. Epstein-Barr 바이러스 항체가는 치료에 대한 반응을 평가하는데 유용하고 속발성 재발을 찾아내는데 유용한 검사이다.

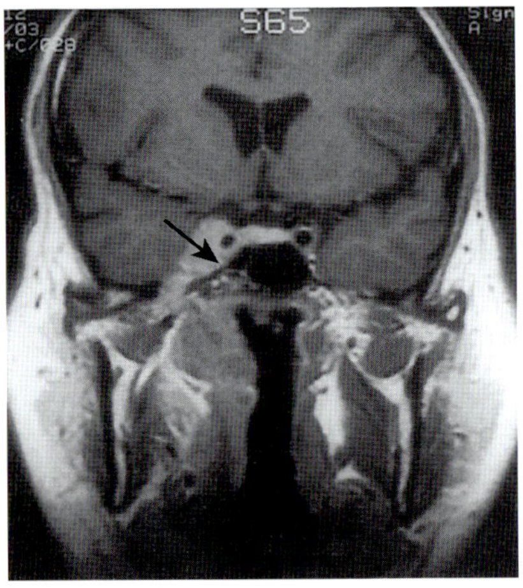

그림 3. **우측 비인두암의 MRI 소견.** 내경동맥주위를 침범.

치료

통상적인 치료는 촉진되는 경부 임파선이 없더라도 비인두 원발 부위와 경부에 대한 방사선치료이다. 근치적경부곽청술 형태의 수술을 시도할 수 있다. 5년 생존율은 약 35%이다.

비인두 혈관섬유종

조직학적으로는 양성이지만 비인두 혈관섬유종은 공격적이며 국소적 확장을 통해서 퍼진다.

후비공부 또는 비인두가 주요 발생부위이며 대부분 젊은 남자환자에서 발생한다. 혈관내피성분및 섬유성 결합조직의 비율은 종양의 각각에 따라 다양하다. 우세한 혈관구조를 가진 종양의 경우 심한 비출혈을 야기하기 쉽다.

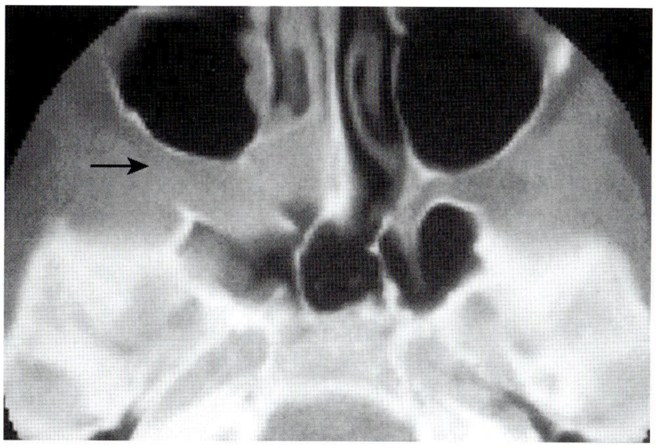

그림 4. **비인두 섬유혈관종의 CT소견.** 화살표는 접구개관의 확장을 보여준다.

임상양상

비폐색 및 비출혈은 가장 흔한 증상이다. 그러나 이과적증상(난청 및 이명), 안구적증상(복시및 안검하수)와 안면부증상(부종) 등도 나타날 수 있다. 종양은 간접경이나 경성 내시경 또는 굴곡형 비후두경을 통해서 쉽게 관찰되어진다. 조직검사는 심한 출혈의 위험성으로 시행하지 않는 것이 좋다.

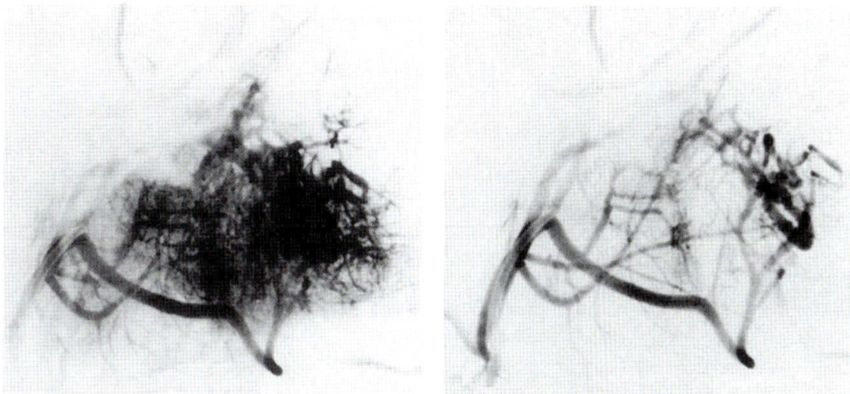

(a) (b)

그림 5. **비인두 섬유혈관종. (a)** 상악동맥으로 조영제가 주입된 후에 혈관종양이 관찰된다. **(b)** 같은 혈관을 통해서 polyvinyl alcohol (PVA)를 이용한 색전술을 시행한 이후에 종양의 혈류가 사라졌다.

검사

방사선학적 검사로 MRI와 CT는 혈관섬유종의 형태와 범위를 잘 보여준다. 혈관조영술을 통해서 종양의 혈관분포를 감소시키기 위한 색전술을 시행할 수 있고 그럼으로써 향후의 수술적으로 제거할 때 출혈을 감소시켜줄 수 있다.

치료

방사선치료는 지연성 육종으로의 변성가능성으로 절제불가능한 병변에 대해서만 시행되어야 한다. 모든 환자는 수술적절제를 받아야하고 적절한 절제를 위해서 경구개접근법, 경상악동접근법 또는 측비절개술, 안면중앙부 노출술 등의 다양한 접근방법을 사용할 수 있다.

기타 종양

비인두종양의 약 10%는 비Hodgkin 종양이다. 이 종양의 경우 B 세포 또는 T 세포 기원발생인지에 대해서 검사가 되어야 하고 병기가 결정되어야 한다. 전신 임파선 종양에 대해서 항암화학요법을 시행해야하며 국소질환에 대해서는 방사선 치료만 시행해도 된다.

척삭종은 매우 드문 천천히 자라는 악성 종양으로 척삭의 잔존물에서 발생한다. 척삭종은 두개경부의 발생부위에서 비인두, 이웃하는 사대(clivus) 및 경추 부위까지 성장할 수 있다. 종양이 방사선에 민감하지 않기 때문에 근치적 수술이나 감압술(decompression)이 필요하다.

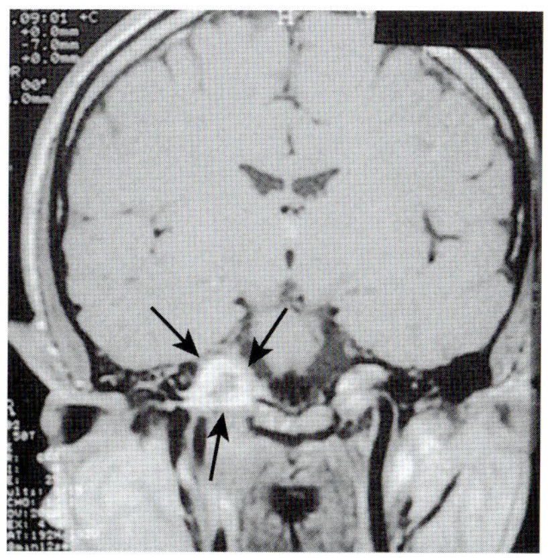

그림 6. **경사대부위에서 발생한 척삭종의 MRI 소견.**

핵심 포인트

- 비인두암은 중국계 사람들에서 가장 흔한 암이다.
- 삼출성 중이염을 호소하는 성인은 이비인후과의사에 의해서 꼭 비인두 검진을 받아야 한다.
- 비인두암은 조기에 전이되며 경부 임파선 전이로 나타난다.
- 편측의 진행성 비폐색과 출혈성 비분비물은 비인두암의 조기 증상이다.
- 젊은 성인에서의 심한 비출혈은 혈관섬유종의 증상 발현일 수 있다
- 청소년기 이후에 아데노이드 비대는 비폐색의 원인이 아니다.
- 방사선 치료가 비인두암에서 주된 조치료다.

비부비동의 종양

비, 부비동 기원의 종양은 전체 악성 종양의 약 1% 정도 밖에 안되는 매우 드문 질환이다. 양성종양이 악성종양 보다 흔한 것으로 보고되고 있다(표 1).

표 1. **비강 및 부비동 종양**

양성	악성
골종	편평상피암
유두종	선암
편평세포	선양낭종암
이행세포	후신경원성 신경모세포종
	흑색종

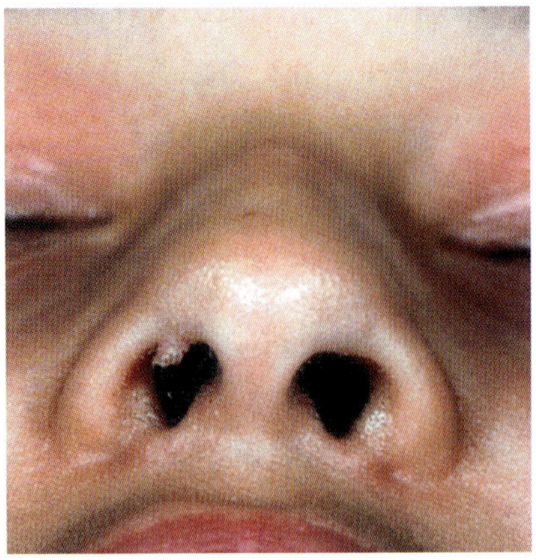

그림 1. **비전정에 발생한 편평유두종.**

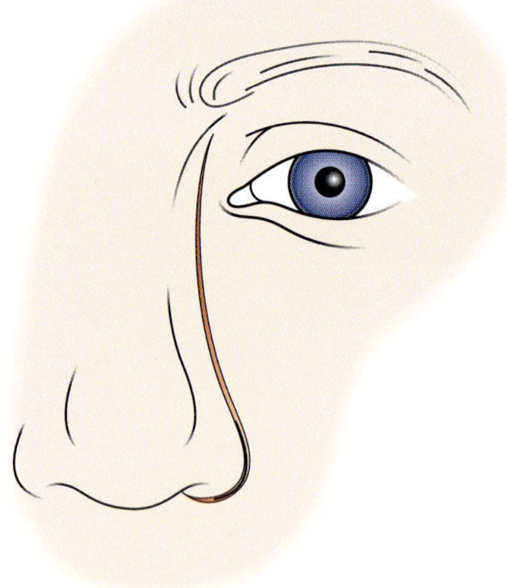

그림 2. **비강 및 부비동 접근을 위한 외비절제술.**

양성 종양

편평 유두종(squamous papilloma)은 매우 흔하며, 대개 비전정에 위치한다(그림 1). 소작술로 쉽게 치료되지만, 재발시 제거되어야 하며 반드시 편평세포암과 감별해야 한다.

이행성 유두종(반전성 유두종 또는 Ringertz 종양)은 보통 비강 외측벽에 기원한다. 비강내 접근법을 통한 단순절제 시 재발을 잘한다. 측비 절개술 또는 안면중앙접근법과 같은 접근법이 보다 효과적일 수 있다. 최근에는 내시경을 이용한 수술이 효과적임이 보고되고 있다. 반전성유두종의 10%에서 편평상피세포암과의 연관성이 보고되고 있으나, 양성 유두종의 악성 변이인지 악성 세포의 새로운 발생인지를 구분하는 것은 불가능하다.

양성 골종은 전두동에서 가장 흔히 발견되는 양성 종양으로 단순 영상 촬영에서 우연히 진단되는 경우가 많다. 종양이 전두동 개구부를 막는 경우에 한해서 증상이 생긴다. 성장 속도는 매우 느리지만, 엄청난 크기로 커지는 경우도 있다. 골종의 절제가 필요한 경우는 매우 드물다

악성종양

병인

특정 인자들이 코와 부비동에서 발암성이 있다고 알려져 있다(표 2). 나무 분진은 사골동의 선암종의 발생과 관련이 있다고 보고되고 있다. 니켈 분진의 흡인은 비강내 편평세포암의 발생과 연관이 있고, 코의 방사선 노출은 피부암을 유발시킨다는 보고도 있다. 반전성 유두종의 약 10%에서 이형세포암과 관련이 있다(표 2).

임상 양상

임상 양상은 악성 종양의 발생 위치에 따라 다양하다. 예를 들어 전두동 종양은 병의 초기 단계부터 안구증상을 유발할 수 있고, 비강내 종양은 비폐색과 비출혈을 쉽게 유발하지만, 안구 증상 등은 진행 병기에서 나타나게 된다.

표 2. **비강 및 부비동암 발생의 원인인자**

니켈 분진	방사선
머스타드가스	이행세포유두종
견목 분진	코담배

대부분의 악성 종양은 상악동에서 발생하게 되며 그림 3과 같은 다양한 증상과 징후 등이 나타날 수 있다.

대개의 상악동 종양의 경우 진행 병기에서 증상인 나타나는데 이는 상악동 내부를 채울 정도로 종양이 자라기 전까지는 증상이 나타나지 않기 때문이다. 비루관 침범시 유루 증상이 생기고, 종양이 하부로 자라나는 경우 치아 교합이 어긋나는 경우도 드물지 않게 발생한다, 종양이 상악동 천장의 안와하신경 또는 삼차신경을 침범하게 되면 안면부 이상감각이 생기며, 종양의 후방 침범에 의한 익돌근 손상시 개구장애가 발생한다.

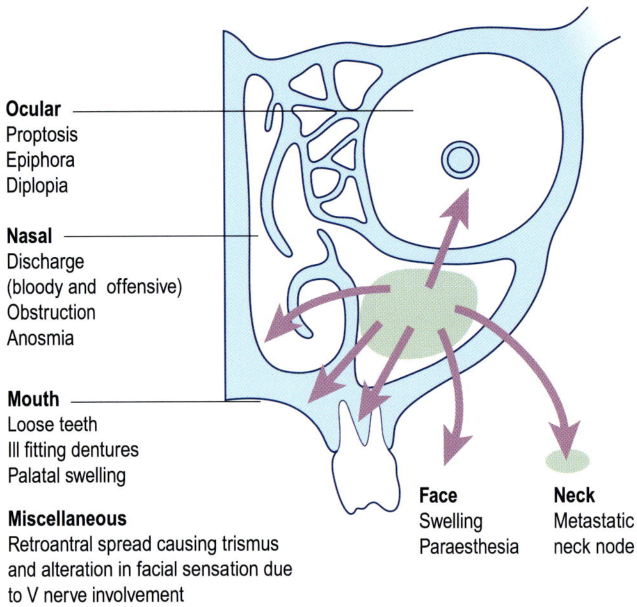

그림 3. **상악동 종양의 증상 및 징후.**

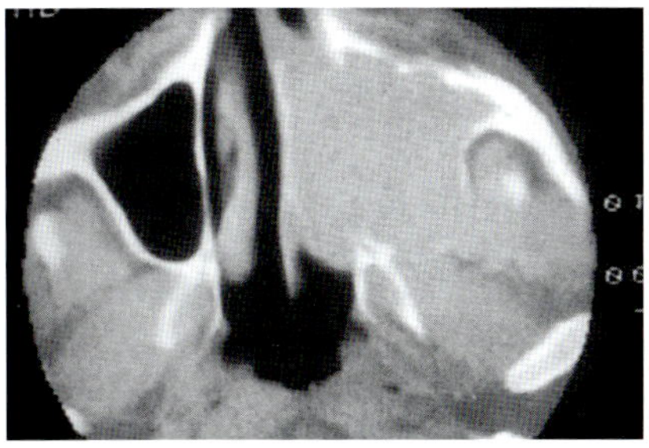

그림 4. **상악동암의 CT 소견.** 병변이 확장되어 비강및 전방으로는 볼과 후방으로는 후상악동을 침범하고 있다.

검사

비강내 종양의 조직학적 검사를 통해 쉽게 진단이 가능하다. 병변의 경계는 관상면과 축상면에서 시행되는 전산화단층촬영을 통해 확인할 수 있으며, 연조직 침범에 대한 유용한 정보를 제공한다(그림 4).

치료

비부비동의 악성 종양의 치료는 조직검사 결과와 병변의 침범 정도에 따라 달라지게 된다. 대부분의 경우 방사선 치료와 수술을 동반되게 되며 전신 항암화학요법은 효과가 좋지 않은 것으로 되어 있다. 어떤 치료라도 시행하지 않으면 병이 서서히 진행해서 미용상 결손을 유발할 것이기 때문에 고식적인 치료는 매우 중요하다.

대부분의 경우 측비절개 접근법을 통해 절제되거나 상악절제술이 시행된다, 사상판 등으로의 상부 침범이 동반된 경우 두개안면절제술이 필요할 수 있다(그림 5). 안와 침범이 있는 경우 안구적출술이 필요하다.

예후

5년 생존률은 약 30% 정도이다. 병의 증상 발현이 늦고 안와나 두개 내용물 등 복잡한 해부학적 구조로 인해 치료가 어려운 경우가 많다. 전산화 단층 촬영을 통해 병의 침범 정도를 확인하는 것이 중요하며 이를 통해 치료 계획을 정하게 된다.

비특이적(non-healing midline) 육아종

비부비동의 비특이적 육아종의 경우 악성 종양의 양상을 보이나 실제로는 악성종양은 아닌 경우이다. 육아종성 병변은 매독, 결핵, 나병 등과 같은 염증성 질환에 기인한다. 하지만 비특이적 육아종은 원인이 잘 알려져 있지 않다. 그러나 최근에는 병리소견이나 임상양상을 바탕으로 다음과 같이 두 부류로 분류한다(표 3).

- 웨게너 육아종
- 치사성 중심선 육아종(중앙안면부 림프종)

웨게너 육아종 (Wegener's granuloma tosis)

웨게너 육아종은 원인 불명의 혈관염으로 호흡기와 신장을 침범할 수 있다. 비강내 두꺼워진 점막과 가피로 인해 비폐색을 유발하게 된다. 환자는 코증상이 별로 없음에도 불구하고, 매우 불편하다. 비강내 조직 검사를 통해 진단이 안될 때가 많다. 흉부 단순촬영을 통한 육아종의 존재 및 신장기능 이상, 혈청 검사를 통한 antineutrophil cytoplasmic antibody test (ANCA)의 확인이 진단에 도움이 될 수 있다. 대개 신부전으로 인해 사망에 이른다. 고용량 스테로이드는 신장기능을 회복시킬 수 있고, cyclophosphamide 같은 면역억제제 치료를 통해 재발을 막을 수 있다. 치료가 성공적이라면 신장이식을 고려할 수 있다.

치사성 중심선 육아종 (중앙안면부 림프종)

치사성 중심선 육아종은 T 세포 림프종으로 병의 진행은 느리지만 코와 안면부의 점진적 파괴를 초래하기도 한다(그림 6). 치료 목적의 방사선 치료와 괴사조직의 수술적 제거가 치료이다.

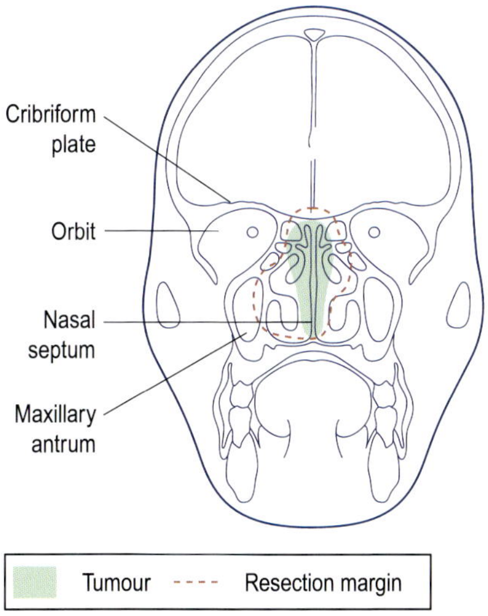

그림 5. **두개안면절제술.** 절제영역은 사골판을 포함하고 안와와 상악골이 포함될 수 있다.

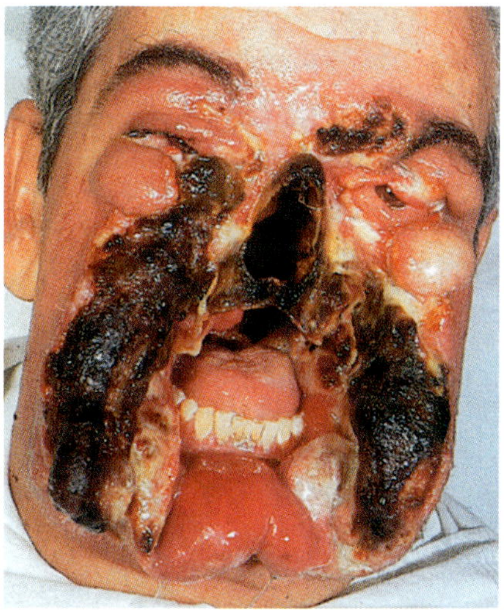

그림 6. **치사중심선육아종.**

표 3. **비강 및 부비동에서 발생하는 2가지 형태의 비특징적 비치료적 육아종의 중요한 특징**

질병	조직학적소견	임상적특징	치료
Wegener 육아종	괴사성 육아종	전신질환	스테로이드와 세포독성제
치사중심선육아종	T 세포 림프종	대부분 한 곳에 국한	방사선치료

핵심 포인트

- 편측 코막힘은 종양, 비강 용종, 비중격만곡 등에서 발생한다.
- 출혈이 있는 비강 용종은 조직검사를 시행하여야 한다.
- 비부비동의 종양은 성장할 공간이 있기 때문에 증상이 늦게 발현되는 경향이 있다.
- 종양의 위치와 진행 방향에 따라서 비강, 구강, 안와, 안면, 익구개와 관련 증상 및 징후가 주로 나타난다.
- 암의 범위는 CT 로 평가하지만, MRI 로 대체할 수 있다.
- 사상판 및 전두개와로 진행된 병변은 두개안면절제술과 같이 두개접근법과 안면접근법을 병합하여 절제할 수 있다.
- 웨게너 육아종(Wegener's granulomatosis)은 상기도, 하기도 및 신장을 침범하는 전신 질환이다.
- 치사성 중심선 육아종은 비강 및 안면중앙부의 T 세포 림프종이며, 방사선치료를 시행한다.

타액선 종양

침샘은 이하선 악하선 설하선 및 부침샘으로 이루어지며 이중 이하선은 전체 침샘의 80%를 차지하고 있다. 대부분의 이하선 종양은 양성이지만 다른 침샘의 경우 악성의 빈도가 높다고 알려져 있다. 표 1에 침샘 종양에 대한 대략적 분류를 나타내었다. 매우 드물지만 임파종, 혈과종 및 전이성 병변이 생기기도 한다.

표 1. **특징에 따른 타액선종양의 분류**

분류	종양
양성종양	양성 다형선종
	단성선종(선림프종: Warthin 종양)
다양한 악성종양	점액표피양 암종
	선방세포종
악성종양	선양낭성암
	악성 다형선종
	선암
	편평상피암
	비호지킨 림프종

타액선 양성 종양

다형성 선종

대부분의 양성 다형성 침샘종양은 이하선에서 발생하며 소수 악하선에서 발생하게 된다. 주증상으로는 무통성의 천천히 성장하는 하악골 후면의 종괴를 호소하는 경우가 대부분이다. 안면부 통증이나 감각이상 마비 등은 악성 종양을 시사하는 소견으로 볼 수 있다. 다형성 선종은 가 피막으로 둘러싸여 있기 때문에 단순 종양 적출술 시행시 잔여 종양이 남을 가능성이 있고 약 10%에서 악성 변환된다고 알려져 있다. 따라서 수술은 대부분의 경우 종양이 포함되어 있는 이하선 천엽 절제술을 통해 이루어지고 심엽에 위치한 경우는 얼굴신경을 보존하며 이하선 전절제술을 시행하게 된다.

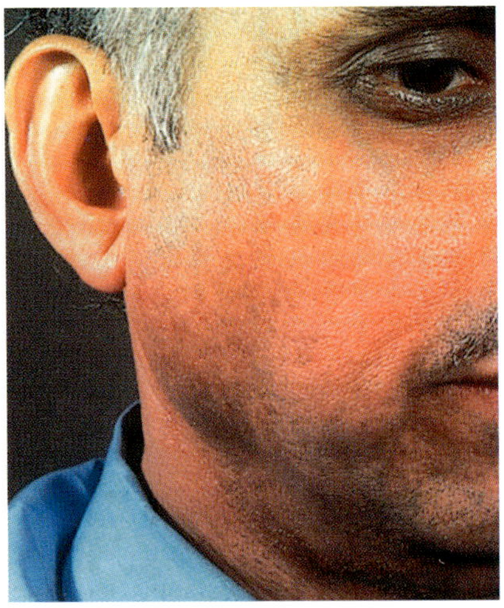

그림 1. **우측 이하선에 발생한 양성 다형선종.**

Whathin's tumor (adenolymphoma)

Whathin 종양은 노령층 남자 환자에게서 흔하게 나타나며 양측성으로 발생하는 경우도 있다. 타원형이고 가동성의 이하선 미부의 종괴가 주증상이다. 상기도 감염 등의 염증 발생시 임파선 종창과 통증을 동반되기도 한다. 다형성 종양과 마찬가지로 이하선 절제술을 통한 수술적 절제술이 필요하다.

다양한 타액선 악성 종양 (Salivary gland tumours of variable malignancy)

점액표피양종양

90% 이상의 점액표피양종양은 이하선에서 발생한다. 부침샘의 경우 구개점막에서 흔하게 발생하며 소아 환자에서 가장 흔한 침샘 종양이다. 종양의 병리학적 성상에 따라 종양의 임상 특징이 나타나게 되는데, 분화도가 좋은 경우는 양성 종양의 성상을 나타내나 분화도가 나쁜 경우 국소 침범, 전신 전이 등의 악성 종양의 특성을 보이게 된다. 중등도의 분화도 종양의 경우 악성화 양상을 나타낼 수 있다.

종양의 분화도는 이하선 절제술 후에 확인이 가능하며 종양이 안면신경 침범 소견을 보일 시 안면 신경절제까지 고려하여야 한다. 술 후 방사선 치료가 동반되어야 한다.

선방세포암종

선방세포암종는 대개 이하선에서 발생하게 된다. 매우 천천히 자라나 약 10%에서 전이의 소견을 보이게 되며 양측성으로 발생하기도 한다. 이하선 절제술을 통해 치료하게 된다.

악성 타액선 종양

선양낭성암종

악성침샘종양 중 가장 흔한 것으로 대개의 경우 악하선에서 발생하며, 설하선과 부침샘에서 발생하기도 한다. 이하선에 발생하는 경우는 매우 드물다. 경부 종창이 주증상이며 통증이 동반되기도 한다. 이하선

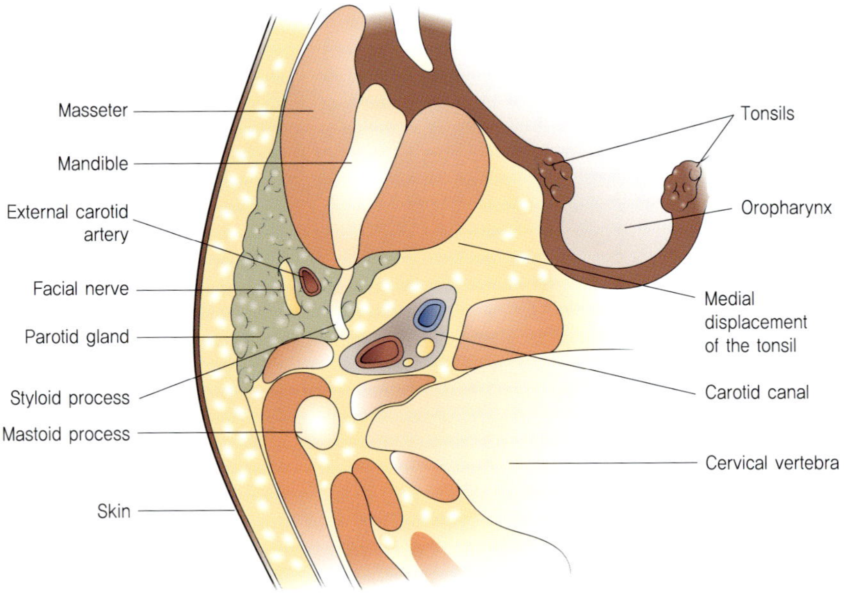

그림 2. **이하선 수술의 원칙.** 이하선 천엽절제술은 안면신경보다 표면에 존재하는 이하선 조직을 모두 제거하는 것이다. 이하선의 심엽은 안면신경 내측에 존재한다. 이 영역의 종양은 구인두방향으로 확장되는 성질이 있어서 편도의 내측편위를 일으킬 수 있다.

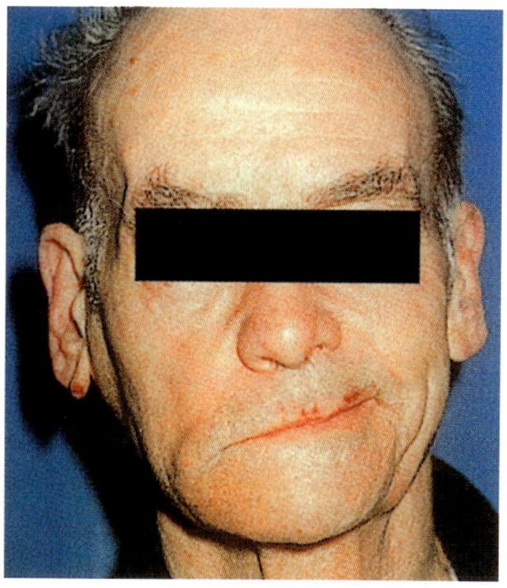

그림 3. **안면신경 침범을 일으킨 선양낭성암.**

에 발생한 경우 안면신경 주위 림프절을 통한 전신 전이가 가능하므로 수술시 안면신경의 절제까지 고려해야 한다. 국소 전이와 흉부 전이가 동반되는 경우가 많다.

경구개 절제술 또는 이하선 전절제술 등의 광범위 절제술이 필요하다. 안면 신경 절제시 신경 이식술등을 통한 보존적 치료가 가능하다. 방사선 치료에 효과적이나 완치되는 경우는 드물다. 5년 생존률은 약 60% 정도이다.

기타 타액선 악성 종양

선암종(adenocarcinoma)과 편평세포암종은 침샘에 발생하는 경우는 매우 드물고 예후 또한 좋지 않다. 광범위 절제술 후 방사선 치료가 필요하다.

이하선의 새로 발생한 악성 다형성 종양은 대부분의 경우 이전의 다형성 선종의 악성 변환으로 발생하게 된다. 안면부 통증과 마비증상이 악성 변환의 징후로 나타날 수 있다. 광범위 절제술 후 방사선 치료가 필요하다.

가장 흔한 침샘의 림프종은 non-Hodgkin 림프종이며 쇼그렌 증후군과 관련성 있는 것으로 알려져 있다. 림프종의 치료는 방사선, 항암 치료를 시행한다.

이하선 절제술의 합병중

이하선 절제술의 합병증을 표 2에 정리하였다.

안면 근육 약화

안면 신경을 보존한 경우 수술후 안면근육 약화의 증상은 일시적이다. 수술시 압력을 가하는 경우나 안면신경의 외상 등으로 인해 발생하게 된다. 전기소작술 시행시 발생하는 열에너지로 인해 나타나기도 한다. 악하선 절제시 발생할 수 있는 변연 하악 분지의 손상은 회복하기 힘들다.

귀의 마취

대이개 신경은 이하선 절제시 손상되는 경우가 흔하며 이개 하방과 주변부 피부 감각의 마비를 가져오게 된다. 시간이 경과되면서 증상은 완화될 수 있으나 완치되는 경우는 드물다.

타액 누공

타액 누공은 잔여 침샘의 타액 과분비로 발생하게 된다. 압박 드레싱과 창상 치료로 치유 가능하다.

프레이 증후군

Frey's syndrome 또는 미주 발한은 이하선 절제술 이후 이하선의 부교감신경과 피부와의 재경로가 형성되어 발생하는 증상으로 식사 등을 할 때 이하선 절제 부위로의 통증, 발한 등의 증상이 생기는 현상을 말한다. 이러한 증상이 6개월 내에 자연적 소실이 생기지 않을 경우 이내 접근법 등을 통한 부교감신경의 절제를 고려해 볼 수 있다.

혀의 위약 및 감각 이상

혀의 위약 또는 감각이상은 하악선 절제시 설하 신경 및 설신경의 손상이 있을 경우 생기게 되며 증상은 영구히 지속되게 된다.

표 2. **타액선 절제술의 합병증**

시술	합병증
이하선절제술	안면근육약화
	이개 감각이상
	타액누공
	Frey 증후군
악하선절제술	안면근육약화
	설근의 약화
	설부 감각이상

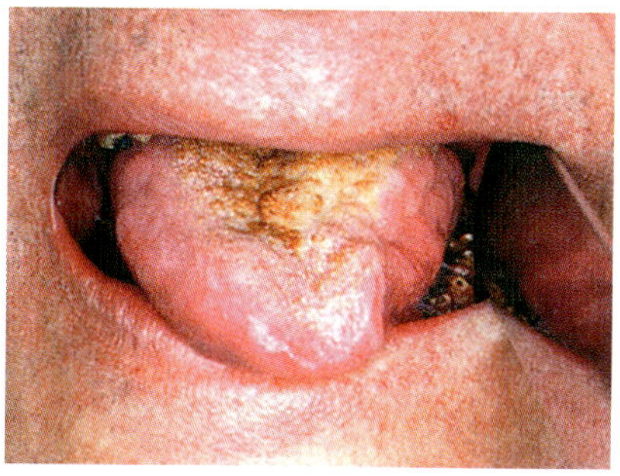

그림 4. **설하신경손상에 의한 편측 설의 위축.**

핵심 포인트

- 양성 타액선 종양은 대개 천천히 자라는 무통성의 종괴로 발현된다.
- 안면 통증이나 위축은 틀림없이 악성 타액선 종양 때문이다.
- 대부분의 양성 종양은 이하선절제술로 치료된다.
- 악성 타액성 종양은 악하선이나 부침샘에서 더 잘 생긴다.
- 암의 침범이 있으면 안면신경을 희생해야 한다. 안면신경을 희생한 경우, 즉각적인 신경 이식술, 혹은 추후 교차 안면신경 문합술을 적절히 이용하여 피할 수 없는 미용적 문제를 극복할 수 있다.
- CT와 MRI 는 악성 타액선 종양의 범위를 평가하는데 매우 중요하며, 특히 이하선과 악하선에서 중요하다.
- 이하선과 악하선 수술을 받는 모든 환자들은 수술 전에 영구적인 안면 신경 마비에 대한 위험성에 대한 설명을 들어야 한다.

귀의 종양

만성 염증은 귀의 종양의 선행 요인이다. 중이의 악성종양은 거의 항상 수년간의 이루의 병력을 가진다. 장기간의 외이도염 역시 외이도 피부의 악성종양을 유발할 수 있다. 창백한 피부를 가진 사람에서 햇빛의 과다 노출이 이개의 기저세포암과 편평세포암의 발생과 연관이 있다.

이개의 종양

이개에 발생하는 흔한 종양은 기저세포암과 편평세포암이다. 드문 종양으로 악성흑색종과 각질가시세포종이 있다.

임상양상

종양은 주로 서서히 진행하는 궤양 혹은 지속적으로 동일 부위에 가피가 생기는 양상을 보인다(그림 1). 많은 예에서 이 병변은 수년간 보여지며 림프절 전이는 흔하지 않다.

치료

이개의 바깥쪽에 국한된 경우 대부분 쐐기절제술과 일차봉합으로 치료가 가능하다. 이는 더 나은 미용적 결과를 보이며 방사선 치료보다 선호된다. 때때로 이개의 전절제가 필요할 경우도 있다. 림프절 전이가 있는 경우 근치적 경부곽청술이 필요하며 이 경우 술후 방사선 치료가 필요하다.

외이도의 종양

외이도의 종양은 드물다. 외이도의 바깥쪽 부분인 연골부에 발생한 경우 이하선과 이개후부로 잘 진행하게 된다(그림 2). 외이도의 안쪽 부분인 골부 외이도는 종양의 전파에 더 잘 저항하나 암종이 내측으로 진행하여 중이를 침범할 수 있다. 외이도의 양성종양은 드물다.

편평세포암종

가장 흔한 종양은 편평세포암으로 주증상은 이루와 난청이며 이루에 피가 섞여 나오는 경우가 많다. 중이를 침범하여 안면신경을 압박하는 경우 안면마비를 보인다. 이통이 있으며 침범정도의 증가에 따라 증가한다. 편평상피암종의 치료는 유양동절제술과 이하선절제술, 측두하악관절의 제거가 필요하며 술후 방사선 치료도 필요하다.

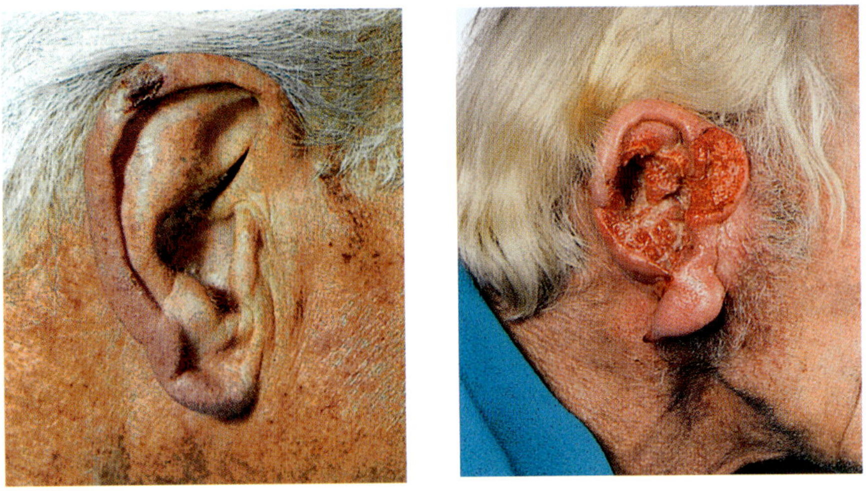

(a) (b)

그림 1. **이개종양은 궤양 또는 가피 형성을 한다.** (a) 기저세포암에 의한 가피병변. (b) 편평상피암에 의한 궤양.

이구선종(귀지샘종)

이구선종은 외이도의 이구선에서 발생하는 모든 양성과 악성종양을 포함하는 말이다(아포크린한선에서 발생한 종양이 부적절한 표현으로 이구선종으로 불리고 있다.). 선양낭성암종이 가장 흔한 이구선종이다. 이는 광범위 절제술과 술후 방사선 치료가 필요하다. 예후는 불량하며 환자는 국소 혹은 전신 전이로 사망하게 된다.

중이의 종양

중이에만 국한된 종양은 드물다. 진단시 외이도로 진행한 경우가 많으며 원발부위를 알기가 어렵다. 대부분의 환자는 오래된 만성중이염과 이루의 병력을 가지고 있다.

편평세포암이 중이의 가장 흔한 종양이며 이는 뼈를 침범하며 진행하여 안면신경, 측두하악관절, 내이미로, 이관을 침범할 수 있다. 또한 중두개와와 두개저로 진행하여 하부뇌신경을 침범할 수 있다.

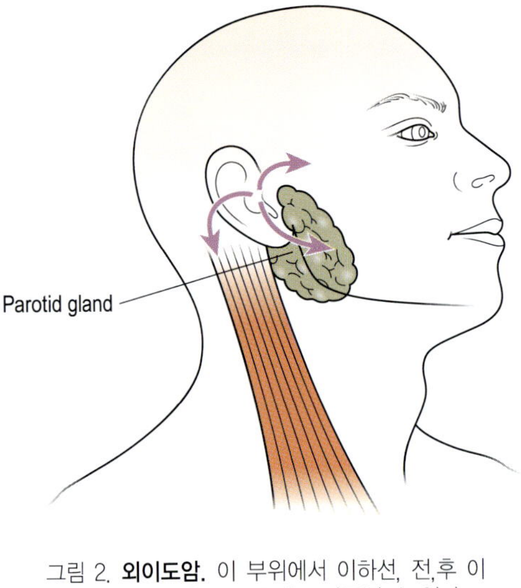

그림 2. **외이도암.** 이 부위에서 이하선, 전,후 이개 림프절과 내측으로 중이로 파급될 수 있다.

임상양상

임상양상은 표 1 에서 설명하였다. 가장 중요한 양상은 수년간 지속된 단순 이루의 증상이 변하는 것이다.

검사

귀의 육아조직이나 용종의 조직검사로 확진된다. 질병의 진행정도는 전산화단층촬영과(그림 3) 자기공명영상으로 진단할 수 있다.

치료

일부 환자들의 경우 전신전이 혹은 약한 전신상태로 인해 치료를 받지 못하는 수도 있다. 가장 선호되는 치료법은 일차적인 수술과 수술 후 방사선 치료이다. 수술은 최소

표 1. **중이암의 특징**

증상 발현 기간	임상양상
수년	점액농성 이루
수주	혈성 이루
	진행하는 이통
	안면마비

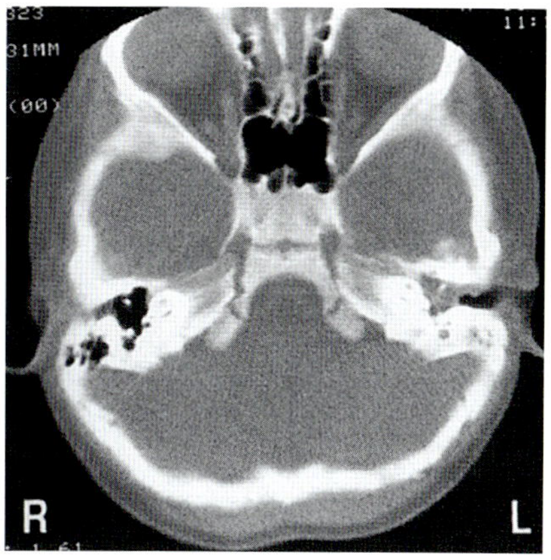

그림 3. **좌측 중이암의 CT 소견.**

한 근치적 유양동 절제술을 시행하면서, 좀 더 광범위한 경우 추체골 절제술까지 시행한다. 후자의 수술의 경우 합병증의 빈도가 높아서 뇌척수액유출, 뇌수막염, 안면마비와 뇌신경 손상 등을 일으킬 수 있다. 5년생존율은 복합치료법의 경우 30%정도이다.

귀의 사구종양

귀의 사구종양은 다양한 곳에 위치하는 부신경절세포(사구체)에서 기원한다(그림 4). 고실 정맥구종양은 중이의 고실갑각에서 발생하며 중이용종으로 보일 수 있다. 경정맥구 종양은 골미란에 의해 중이를 침범하는 경향을 보이며 두개저를 따라 하부 뇌신경(혀인두 신경, 미주신경, 부신경, 혀밑신경)으로 퍼지게 된다. 대부분 안면신경이 가장 먼저 가장 흔하게 침범된다. 진행한 경우 두개내 침범도 드물지 않다.

임상양상

가장 흔한 증상(표 2)은 난청과 박동성 이루이다. 이 증상들은 서서히 진행하므로 환자들은 초기증상 발현 후 수년 뒤 통증 등 후기증상이 생길 때 진료를 받게 되는 경우가 많다. 이경검사 상 중이 용종이 보이거나 고막이 온전한 경우 고막 내로 붉은색 혹은 푸른색의 종창을 볼 수 있다. 조직검사는 심한 출혈을 유발할 수 있다.

검사

병변의 진행정도는 전산화단층촬영과 자기공명영상으로 알 수 있으며 이것으로 고실정맥구 종양과 경정맥구 종양을 구분할 수 있다(그림 6). 혈관조영술은 술전 종양으로의 혈액공급을 확인하는데 유용하다.

치료

고실정맥구 종양은 대부분 고실절개술과 유양동절제술을 통해 제거할 수 있다. 경정맥구 종양은 안면신경의 전위 후 제거할 수 있으나 병변이 광범위하게 진행하였거나 환자의 전신상태가 좋지 않은 경우 제거가 불가능할 수도 있다. 경우에 따라서는 방사선 치료가 유용할 수 있다. 이는 서서히 자라는 종양의 크기와 혈관분포정도를 감소시킬 수 있으며 수년간 효과적일 수 있다.

표 2. **사구종양의 증상**
청력소실
박동성이명
이루(혈성)
현훈
뇌신경기능소실

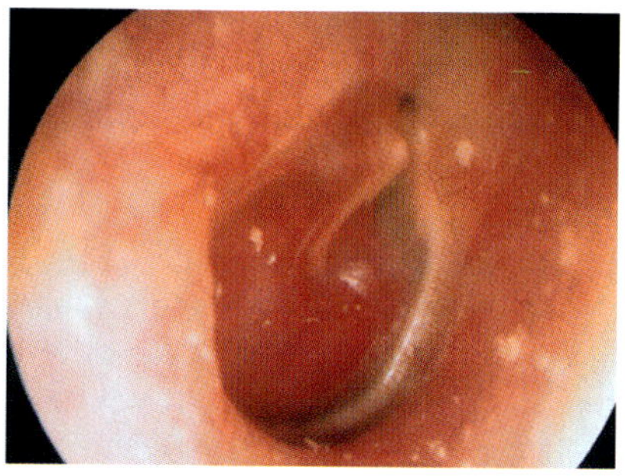

그림 5. **고실정맥구의 이경소견.**

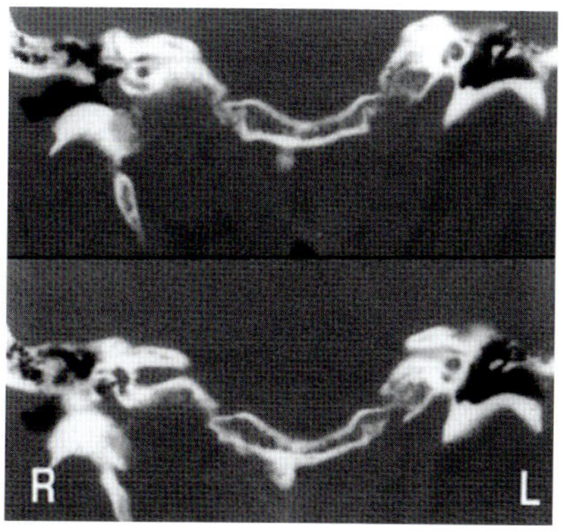

그림 6. **우측 두개저의 골성미란을 일으키고 있는 경정맥구종양의 CT소견.**

핵심 포인트

- 대부분의 이개 종양은 설상절제술과 일차봉합으로 치료할 수 있다.
- 이구선종은 잘못된 명칭이다. 이는 아포크린 한선에서 발생하는 양성과 악성종양들을 통칭하는 표현이다.
- 중이와 유양동의 악성종양은 이미 존재하던 활동적인 만성 화농성 중이염이 있는 경우에 잘 발생한다.
- 만성 이루의 양상의 변화, 이통의 발생, 안면마비는 중이의 악성종양의 발생으로 생길 수 있다.
- CT과 MRI은 중이 악성종양과 사구종양 모두에서 필수적이다.
- 중이 악성종양에서 측두골절제술은 높은 이환율을 가진다.
- 박동성 이명과 난청은 고실정맥구 종양과 경정맥구 종양 모두에서 가장 흔한 증상이다.
- 사구종양의 조직검사는 매우 심한 출혈을 유발할 수 있다.
- 방사선 치료는 사구종양에서 일시적으로 성장을 멈추거나 유의하게 성장을 늦출 수 있다.

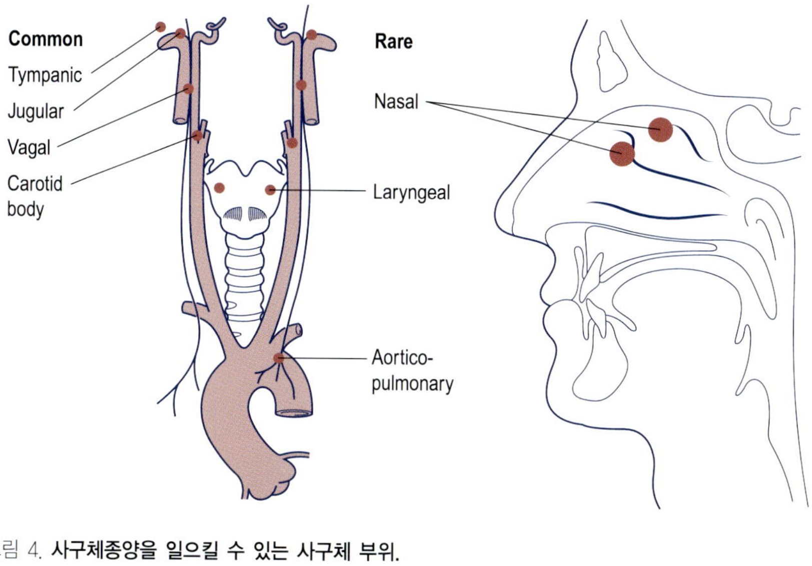

그림 4. **사구체종양을 일으킬 수 있는 사구체 부위.**

말기암 환자의 진료(Terminal care)

두경부 악성 종양은 진단 당시 이미 치료 불가능한 상태이거나 병이 진행될수록 신체적 정신건강적 장애가 동반되기도 하다. 이러한 시점에서의 치료는 환자와 환자의 가까운 보호자들에게 환자의 병의 정확한 상태와 앞으로의 병의 경과에 대하여 알리는 것으로부터 시작되게 된다. 이러한 환자들은 말기 암 환자들을 위한 특화된 치료가 시행되어야 하기 때문에 현재의 병원 시스템은 'terminal care'를 위한 임상의, 간호 인력 등을 갖추어야 하며 또한 지역 사회 기반의 보조 의료인들의 도움 역시 필요하다.

치료 원칙

말기 두경부 암화자의 증상 완화, 정신적 지지를 치료의 원칙으로 생각해볼 수 있다(표 1).

표 1. 말기두경부암에서 조절되어야 하는 주요한 증상

만성통증
호흡부전
연하곤란
발성곤란

통증 조절

통증 치료는 내과적 수술적 방법을 통해 이루어질 수 있는데 완치를 목적으로 하는 수술은 아니지만 고식적 수술을 고려해볼 수 있다. 대부분의 경우 약물치료나 말단 신경 차단등을 통해 통증 조절을 시행한다.

통증의 약물 치료

진통제 부작용이 용인되는 범위 내에서 약물 통증 치료를 할 수 있다. 모든 통증 치료제는 다음과 같은 점들을 고려하여 처방하여야 한다.

- 현재의 통증에 합당한 진통제를 골라야 한다.
- 진정 효과는 가급적 피해야 한다.
- 약물 작용시간이 충분히 길어야 한다.
- 정해진 용량이 정기적으로 투약될 수 있어야 한다.
- 가급적 경구 투여제가 더 선호된다.

통증 치료제는 시작 단계에서는 아스피린, 타이레놀과 같은 경도 진통제를 사용하게 된다. 그러나 필요시 마약성 진통제를 투약할 수 있어야 한다. 가장 흔한 마약성 진통제는 모르핀이며 이는 경구용으로 복용하게 된다. 연하 곤란이 있는 환자의 경우 설하 투여가 선호된다.

표 2. 말기두경부암에서 통증조절을 위한 약물의 사용

통증의 양상	진통제
찌르는 듯한 통증	Carbamazepine
신경압박	스테로이드와 마약성
근육연축	Diazepam
골성 통증	비스테로이드항염증성 약물
	방사선치료

통증의 원인을 확인하는 것은 매우 중요하며 원인에 따라 합당한 진통제를 선택할 수 있다. 단순히 진통제를 증량하는 것만으로는 효과를 볼 수 없으며 적절한 진통제로의 변경이 필요하다(표 3). 골성 침범으로 인한 통증은 방사선 치료를 통해 효과적으로 조절할 수 있는 경우가 많다.

통증의 수술적 치료

고식적 수술은 두경부 악성종양에 의한 중증 통증의 완화에 이용되기도 한다. 수술에 의한 결손 부위의 재건을 위하여 유리피판술이 사용되며 미적 결손과 정신적 손상을 해결할 수 있다. 통증 완화를 위해 자주 사용되는 술식은 말단부 신경 차단술로 삼차신경, 설인두 신경, 미주 및 상부결부 신경총 등의 두경부 지배를 차단하여 통증을 완화하게 된다(표 3).

페놀 또는 알코올을 피하 주입하여 말단부 신경 지배 차단을 하기도 하며 최근에는 고주파 소작술을 이용한다. 후두개와 대뇌 절제술 등으로 뇌신경 차단을 하기도 한다.

표 3. 통증을 일으키는 잠재적인 신경침습

통증부위	신경침습
안면피부, 두피, 구강설의 전방	삼차신경
설기저부 편도, 중이	설인두신경
구인두, 하인두, 후두 및 식도	미주신경
경부피부, 구협	경부상부신경총

호흡 곤란

호흡 곤란은 기도의 물리적 폐쇄, 폐실질 질환, 불안에 의한 호흡곤란으로 원인을 나누어 볼 수 있다. 기도 폐쇄는 기관 및 기관지로의 종양 침습으로 나타나는데 방사선 치료나 기도경유 술식 등을 통해 해결할 수 있다. Corticosteroid는 일시적인 부종을 줄여주는 효과가 있어 추가적인 치료 계획이 없는 경우에서 대용량의 마약성 진통제와 함께 사용되기도 한다.

폐렴 등의 흉부 감염은 흔하며 거동 불능의 환자들에서 기관 흡인 등을 통해 야기되는 경우가 많다. 이러한 환자들은 기관절개구를 통하여 객담을 배출하는데 많은 어려움을 갖게 된다.

불안으로 인한 호흡 곤란은 안정제나 항우울제를 통해 조절한다.

연하 곤란

연하곤란은 악성 변병 또는 칸디다 감염에 의한 통증으로 발생하게 된다. 방사선 치료 후에는 타액의 생성이 감소하며 혀, 인두의 기능이 감소하게 된다. 대개의 경우 고형물 식이가 어려워 환자에게 맞는 유형과 점도의 식이 선택이 필요하다. 모든 칸디다 감염은 철저히 조절되어야 하며 benzydamine이 환자에게 많은 도움이 된다. 구강 청결은 필수적이며 규칙적인 구강 위생이 포함되어야 한다. 얼음 조각을 입에 물고 있는 것은 갈증 해결에 도움을 준다. 연하 곤란은 단기 corticosteroid의 사용으로 호전될 수 있다. 병이 진행될수록 영양 상태는 나빠지며 경관 비경구 식이 등을 통해 영양 보충이 이루어져야만 한다.

의사 소통 장애

의사 소통의 장애는 꽤 흔하며 환자를 고립시키는 결과를 가져오기도 하는데. 이는 환자의 지속적인 관리와 치료를 힘들게 만드는 원인 중 하나이다. 언어치료사들의 도움을 통한 언어 재활이 도움을 주며 기계적 또는 전기 보조구 등을 통해 의사 소통을 진행 하기도 한다.

기타 문제

두경부 말기 암 환자의 경우 여러 종류의 복합적인 문제들을 호소하게 되며 신체적 정신적 안정을 위한 치료들이 필요하게 된다(표 4).

괴저성 조직과 혐기성 감염으로 인해 불결한 냄새를 발생하게 되는데 metronidazole 등을 통한 감염의 치료와 지속적인 창상 치료로 증상을 완화시킬 수 있다. 보기 흉할 정도로 돌출된 병변은 감염과 출혈로 인해 악취를 형성하며 경동맥 차열 등으로 인해 사망하기도 한다.

창상 및 구강 내 청결은 필수적이며 정기적인 치료가 어떤 치료보다도 효과적이다. 청결한 스폰지를 이용한 구강내 이물 제거와 건조된 타액 등의 제거가 구강내 청량감을 주게된다.

표 4. **말기두경부암에서 고통을 주는 문제**
악취
돌출형 종양
구강 및 상처부위의 염증
변비
압박성 괴사

정기적 마약성 진통제의 투약, 전신 쇠약 등은 만성 변비를 초래하는데 Lactulose 등의 완하제를 통해 치료할 수 있다. 피부 괴사는 영양 결핍, 부동성 및 배뇨 배설 조절 능력 상실 등을 통해 발생하며 압박 부위는 지속적인 관리가 필요하다.

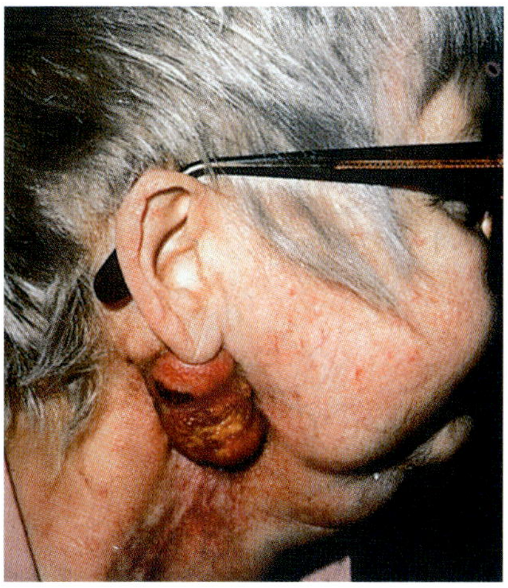

그림 1. **경부 돌출형 종양.** 경동맥이 종양내에 위치해서 경동맥 파열의 위험성이 있다.

고식적 항암치료의 역할

근치적 치료가 불가한 진행된 병기의 환자들에게 항암화학요법을 고려할 수 있다. 종양의 크기를 줄여주고 증상의 완화를 통해 환자의 삶의 질을 호전시키는 것이 고식적 항암화학요법의 목적이다. 치료 시점을 정하는 것이 어려우며 환자의 증상이 없거나 다른 마약성 진통제 등으로 환자의 증상이 조절된다면 고식적 치료는 고려되지 않는다.

항암 화학요법의 부작용은 표 5와 같다. 영양 상태 등의 교정 후에 고식적 항암 화학 요법을 시행하는 것이 바람직하며, 대부분의 항암 화학요법은 정해진 시간과 용량에 따라 진행이 되는데 복합 약제의 사용이 단일 약제 사용에 비해 효과가 우월하지는 않은 것으로 보고 되고 있다. 오심, 구토 등의 대부분의 급성 부작용으로 인하여 치료의 지속이 불가능할 수도 있다.

말기 암 환자 치료는 어디서?

말기 암 환자의 치료 기관은 환자 본인과 가족들과 충분한 상의 후에 결정되어야 한다. 말기 암 환자가 자가 치료를 받을 수 있도록 격려하고 지지를 보내주어야 하며, 가정간호의 경우에서도 환자에게 도움을 줄 수 있는 간호사의 양성이 필요하고 환자 상태에 따라 항상 재입원이 가능한 요양기관도 있어야 한다.

표 5. **고식적 항암치료치료의 금기**
심한 심신악화
부적당한 신장, 간 또는 심장의 기능
골수억제

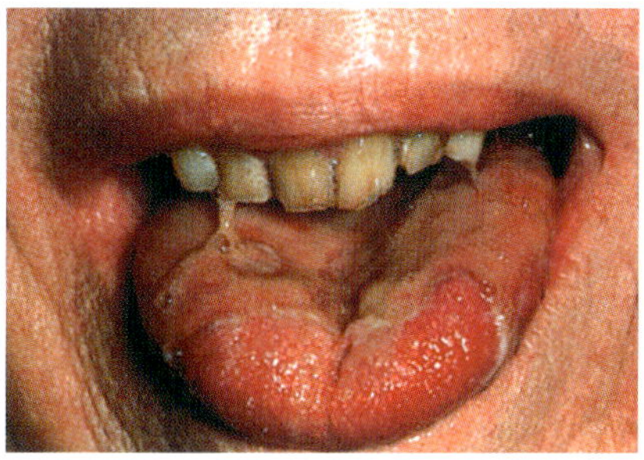

그림 2. **말기두경부암환자에서 매우 불결한 구강내 위생.**

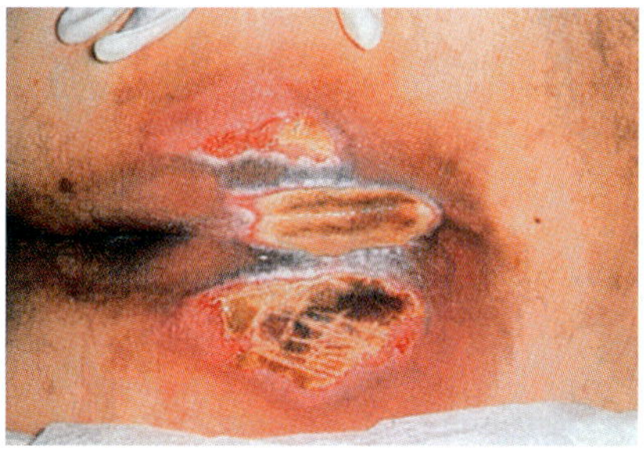

그림 3. **말기두경부암환자의 천골욕창.**

표 6. **고식적 항암치료에 사용되는 약물의 독성**

통증의 양상	**진통제**
신기능 억제	Cisplatin
	Methotrexate
골수억제	Methotrexate
	5-Fluorouracil
폐섬유화	Bleomycin
점막염	Methotrexate

핵심 포인트

- 진행성 두경부암 환자는 심각한 신체적, 정신적 증상을 갖게 된다.
- 말기 두경부암 환자에서 통증 조절이 매우 중요하며, 이를 위해서 내과적 혹은 외과적 방법들이 동원될 수 있다. 통증이 개선된 후 통증이 다시 나타나지 않도록 하는 것도 중요하다.
- 단순한 의학적 수단으로도 연하곤란 및 호흡곤란을 조금은 호전시킬 수 있다.
- 방사선치료는 골성 통증 혹은 돌출형 암종으로 인한 증상을 경감시키기 위해 고려해야 한다.
- 고식적 항암치료는 생존 기간을 연장시킬 수도 있지만, 심각한 합병증이 나타날 수 있어 매우 드문 경우에만 적용될 수 있다.
- 죽어가는 환자를 가장 적절하게 케어(care)할 수 있는 장소를 고려하여야 한다. 병원, 호스피스, 집 등.

찾아보기

ㅈ

A–Z